护理专业学生综合实践能力培养系列教程



# 急危重症护理学
# 综合实践能力训练教程

JIWEI ZHONGZHENG HULIXUE
ZONGHE SHIJIAN NENGLI XUNLIAN JIAOCHENG

主编 李黎明

郑州大学出版社
郑州

**图书在版编目(CIP)数据**

急危重症护理学综合实践能力训练教程/李黎明主编.—郑州:郑州大学出版社,2020.4
护理专业学生综合实践能力培养系列教程
ISBN 978-7-5645-6509-1

Ⅰ.①急… Ⅱ.①李… Ⅲ.①急性病-护理-高等学校-教材②险症-护理-高等学校-教材 Ⅳ.①R472.2

中国版本图书馆 CIP 数据核字(2020)第 038433 号

郑州大学出版社出版发行
郑州市大学路 40 号　　邮政编码:450052
出版人:孙保营　　发行电话:0371-66966070
全国新华书店经销
河南龙华印务有限公司印制
开本:787 mm×1 092 mm　1/16
印张:20.25
字数:492 千字
版次:2020 年 4 月第 1 版　　印次:2020 年 4 月第 1 次印刷

书号:ISBN 978-7-5645-6509-1　　定价:69.00 元

# 编审委员会名单


**陈长英** 郑州大学护理与健康学院

**王丙申** 郑州大学护理与健康学院

**刘延锦** 郑州大学第一附属医院

**张红梅** 河南省人民医院

**张　艳** 郑州大学护理与健康学院

# 编委名单

主　编　李黎明

副主编　柴宇霞　韩晓霞　秦　颖

编　委　（以姓氏笔画为序）

王水雨　朱世超　李　博　李黎明

杨　慧　陈蓓香　岳晓红　金　歌

赵彩霞　秦　颖　柴宇霞　陶　琳

崔嫵嫵　韩晓霞　臧舒婷　裴永菊

秘　书　夏　明

# 编写说明

为深入贯彻新时代高等教育“以本为本”、推进“四个回归”的政策精神，全面振兴护理本科教育，落实郑州大学“加强通识、夯实基础、强化实践、激励创新”的本科人才培养途径，在郑州大学出版社苗萱主任的倡议、鼓励和有力推进下，郑州大学护理与健康学院结合近年护理学专业教育发展的特点，针对“本科临床实践能力相对薄弱、临床思维训练不足”的问题，组织郑州大学护理学科中的骨干人才参与编写“护理专业学生综合实践能力培养系列教程”丛书，拟全方位改革实验实践教学体系，尽快提升护理专业学生、新入职护士的护理临床综合实践能力。

该丛书的编写得到郑州大学护理与健康学院、郑州大学第一附属医院、第二附属医院、第三附属医院、第五附属医院、郑州大学附属人民医院（河南省人民医院）、附属中心医院护理部领导及部分专科护士长们的大力支持，各位编委们认真讨论操作细节、案例编制，精心设计操作图片，为丛书出版付出大量心血。该丛书是郑州大学护理学科临床与教学团队的智慧结晶，也是信息技术与实验教学融合渗透发展的体现。经过多轮讨论，将临床最新护理技术操作流程编写到丛书中，并附上了评分标准。

本丛书最大的特色在于：设置案例引导学生建立临床科研思维模式，并依据教育部《护理专业教学质量标准》的要求，增加了护理研究综合实验设计内容，引导学生进阶式开展科研实践见习、实习反思。此外，依据前期对学生的实验实践教学现状调查及征求学生意见，将在校实训与校外实习、见习内容衔接，体现护理技术操作、临床思维训练“一本通”特点。因此，本丛书也可供在校生、在岗护理人员参考。

鉴于丛书编写时间短，参编人员精力有限，可能在具体编写过程中还有部分细节有纰漏，欢迎广大读者积极提出宝贵的修改建议，编委会全体成员将衷心感谢读者的关注，并愿意修订丛书，为促进郑州大学“双一流”高校建设做出应有贡献。

编委会

2019 年 8 月 28 日

# 前言

急危重症护理起源于20世纪50年代，是随着急诊医学和重症医学的建立而不断发展起来的一门综合性应用学科，着重于为有生命危险随时需要抢救的急危重症患者提供高水平的密切监测和连续性的治疗与护理，通过提供高度个性化、专业化的护理使患者的生理、心理获得最佳的适应性，提高抢救成功率，改善其健康结局。随着医学、护理学理论和技术的发展，急危重症患者的护理工作已成为体现高级护理技术和衡量医院护理质量的一个重要指标，因此也对急危重症护理队伍的综合素质和专业技能提出了更高的要求。为了使急危重症专科护士培训更加标准化、规范化、同质化，实现医院与学校教育的无缝连接，河南省16位急危重症护理专家凝集多年的理论与临床实践经验，经过认真编写、严格审核以及数十次修改，最终凝练出这本适用于在校护生和临床护士的《急危重症护理学综合实践能力训练教程》。

本教程包含6个模块48个项目，内容涉及临床常见的急危重症护理技术。模块一为急危重症基础护理技术，模块二为创伤患者护理技术，模块三为生命支持技术，模块四为气道护理技术，模块五为急危重症特色护理技术，模块六为急危重症综合实践能力训练。本教程不仅适用于在校护生，同时也适用于临床护士。通过对急危重症护理技术系统的理论学习和技能训练，使护生掌握临床常见急危重症护理技术的理论知识及操作要点，缩短进入临床工作后的不应期；对于急危重症护理专业方向的护生尤为适用，全面具体的护理技术培训使其具备对重症患者观察、护理、抢救的能力，实现学校与医院的无缝连接；同时，本教程也可作为急危重症护理人员临床工作很有价值的参考书。

在本教程编写过程中，得到了河南省人民医院、郑州大学第一附属医院、郑州大学第五附属医院、郑州大学护理与健康学院各级领导的关心和支持，同时也得到了急危重症专业同仁的无私帮助，在此深表谢意！因时间仓促、能力有限，书中难免有疏漏和不足，恳请广大读者给予指正。

编　者

2019年7月

# 目录

# 模块一　急危重症基础护理技术

# 项目一 多功能监护仪应用技术

## 【实验学时】

2 学时。

## 【实验类型】

技能型操作。

## 【学习目标】

1. 掌握多功能心电监护仪的各项指标、波形及其代表意义和设备保养方法。
2. 熟练操作心电监护仪。
3. 根据患者实际情况,应用多功能心电监护仪严密监测各项指标。

## 【实验目的】

1. 连续监测患者心率、心律及血压等生命体征变化。
2. 为临床诊断、治疗及护理提供依据。
3. 保证患者安全。

## 【临床案例】

患者张某,男,80 岁,2 h 前突感心前区疼痛、憋气、乏力、出汗,自服“速效救心丸”后无缓解,立即送入医院,入院诊断:急性心肌梗死。遵医嘱给予床旁心电监护。

## 【实验准备】

1. 护士准备:着装整洁,洗手,戴口罩。
2. 用物准备
(1)治疗车上层:多功能心电监护仪、导联线、配套血压袖带、$SpO_2$ 传感器、电极片 7 个、75%酒精棉球、纱布、弯盘 1 个、监护记录单等。
(2)治疗车下层:弯盘、医疗废物桶、生活垃圾桶。
3. 患者准备:平卧位,清洁粘贴部位,必要时备皮。
4. 环境准备:环境整洁、安静,房间内温度适宜,光线充足,周围无电磁波干扰。

## 【操作步骤】

(一)操作前核对、评估、与患者沟通

核对患者床号、姓名、性别等信息。说明操作目的、评估病情、意识状态、皮肤状况并指导患者配合。

(参考解释语)

您好,请问您叫什么名字?请让我核对一下您的腕带吧?是1床张先生吧。张先生,我是您的责任护士,为了进一步了解您的病情,遵医嘱现在为您进行心电监护,需要在您胸前贴几个电极片,同时为您绑上血压袖带,并戴上一个指套来监测您的血氧饱和度,请您配合一下好吗?张先生,我需要检查一下您胸前的皮肤情况。胸部皮肤完好,无皮疹、伤口,无须备皮。张先生,我看看您的左手,您左手手指指甲完好,无破损、污染。一会儿在左手给您戴个指套监测血氧饱和度好吗?让我再看一下您的右臂吧?皮肤完好无破损、肢体活动度良好,一会儿咱们在这个胳膊上量血压。张先生,您需要去卫生间吗?还有别的需要吗?(患者:没有。)请您稍候,我去准备一下马上过来。

(二)操作过程

1. 开机预检

(1)监护仪置于床旁桌上,连接电源,打开开关。

(2)检查监护仪性能。

2. 连接监护仪和插件

(1)连接心电导联线于主机,将电极片连接至导联线上。

(2)连接血压袖带和血氧饱和度传感器于主机。

3. 心电导联线(ECG)连接

(1)清洁皮肤:暴露前胸,75%酒精棉球清洁粘贴电极片处皮肤。

(2)粘贴电极片:正确粘贴电极片,保证电极片与皮肤接触良好。

多功能监护仪应用技术

各电极安放的位置如下。

右上(RA):右锁骨中线第1肋间。

左上(LA):左锁骨中线第1肋间。

右下(RL):右锁骨中线剑突水平处。

左下(LL):左锁骨中线剑突水平处。

胸导(C):胸骨左缘第4肋间。

(参考解释语)

张先生,我现在帮您清洁一下皮肤,保证电极片粘贴牢固。可能会有点凉,我会尽快的!您冷吗?(患者:不冷。)好的,马上就好。

(3)缠绕血压袖带:驱尽袖带内空气后平整缠于患者上臂中部(肘窝上2~3 cm),松紧度以可放入一指为宜。

(4)佩戴血氧饱和度传感器:清洁患者手指指端皮肤和指甲,佩戴血氧饱和度传感器。

4. 设置各项参数

(1)选择导联:选择P波清晰的Ⅱ导联,保证波形清晰、无干扰,调整心电图振幅>0.5 mV。

(2)观察患者心率,设置合理的报警界限,一般为患者心率的±20%。

(3)设置血压测量周期:根据医嘱和病情设置所需的监测周期,按下“血压启动键”,血压测量完毕,根据患者病情调整血压报警界限,一般为患者基础血压的±20%。

(4)根据患者病情调整血氧饱和度的波幅及报警界限,一般设定下限为90%。

(5)根据患者病情设置呼吸报警界限,一般上限设定为30次/min,下限为8次/min。

(6)打开报警开关,将报警开关调至“开”,调整报警音量。

5. 观察及记录

(1)观察各项数值及告知患者注意事项。

(2)根据需要记录各监测指标于护理记录单。

(参考解释语)

张先生,监护已经连接好了,现在您的呼吸有点快,我们还需要继续监测。仪器的各项参数都已经给您调好了,请您和家属不要随意调节。您在活动时幅度不要太大,以免电极片或者导联线脱落。指套戴久了可能会有不适,我会定时为您更换手指佩戴的。您和家属注意不要在监护仪附近使用手机及其他电子产品,以免干扰监测效果。我们会定时过来记录您的各项指标,请您放心。如有任何需要,请按床旁呼叫器,我也会经常来看您的。(患者:好的,谢谢你。)谢谢您的配合。

6. 停止心电监护

(1)核对患者腕带信息并向患者解释。

(2)关闭监护仪,切断电源。

(3)取下血压袖带、血氧饱和度传感器、电极片,纱布清洁患者胸前皮肤。

(4)协助患者取舒适体位,整理床单位。

(5)清洁监护仪,用物分类整理。

(6)洗手,记录。

(参考解释语)

您好,请问您叫什么名字?请让我核对一下您的腕带吧?张先生,您的病情已经稳定,现在遵医嘱给您停止监护,请您配合好吗?请您抬一下右臂,伸出您的左手。现在要为您取下电极片,可能会有点不适,我会动作轻点。痛吗?(患者:不痛。)好,来我帮您躺好。还有其他需要吗?(患者:没有。)如果有需要请及时按呼叫器,我也会经常来看您的,谢谢您的配合。

## 【操作流程图】

洗手,戴口罩,准备用物,核对患者信息,解释目的

↓

患者平卧,接通电源,连接监测插件

↓

打开监护仪开关，检查监护仪性能
↓
心电监测：清洁皮肤，粘贴电极片，连接导联线，选择导联
↓
血压监测：将无创血压袖带绑于合适的部位，松紧适宜
↓
血氧监测：将血氧饱和度传感器安放在患者指（趾）端
↓
设置各项参数及报警界限
↓
观察、记录监护参数

## 【注意事项】

1. 心电监测时注意事项

（1）75%酒精棉球清洁局部皮肤，清除患者皮肤上的皮脂和汗渍，防止电极片接触不良。

（2）心电导联线电极头与电极片连接紧密。

（3）电极片长期应用易脱落，影响准确性及监测质量，需 3～4 d 更换一次，并注意皮肤的清洁。

（4）若存在规则的心房活动，则应选择 P 波显示良好的导联。QRS 振幅应>0.5 mV，以确保能触发心率计数。

（5）心电监测仅能监测心率、心律变化，若需分析 ST 段异常或更详细地观察心电图变化，应做常规导联心电图。

2. 血压监测时的注意事项

（1）袖带导管位置应放在肱动脉处，松紧度以插入一指为宜，过松可能导致测压偏高；过紧可能导致测压偏低，同时会使患者舒适度降低。

（2）测血压时，患者手臂应和心脏保持同一水平，血压袖带充放气时应嘱其保持安静。

（3）测量时需要测正常动脉压的脉搏，如难以测出此脉搏，测量值便不准确。

（4）不应在有静脉输液或创伤的一侧手臂监测，否则会造成血液回流或伤口出血。

（5）对于连续监测无创血压的患者，病情允许时，建议每 6～8 h 更换监测部位，防止造成皮肤损伤和肢体水肿。

3. 血氧饱和度监测时的注意事项

（1）血氧饱和度传感器不应与血压监测在同一侧肢体，否则会影响监测结果。

（2）监测过程中至少每 2～4 h 更换传感器佩戴部位，防止局部组织循环障碍。

(3)影响血氧饱和度准确性的因素:血氧饱和度传感器与手指贴合度差;休克、末梢循环灌注不良、严重低血压;局部皮肤黑色素沉着、染甲或灰指甲;血液因素等。

4. 监护仪的维护

(1)排除干扰(如手机)。

(2)监护仪离墙放置。

(3)其他电器与监护仪要保持一定距离。

(4)地线必须完全接地,避免机器漏电,影响人身安全。

(5)监护仪屏幕每周用95%酒精棉球擦拭。

## 【操作评分标准】

多功能监护仪应用技术操作评分标准见表1-1。

**表1-1　多功能监护仪应用技术操作评分标准**

| 项目 | 操作要求 | 分值 | 考试评分 | 备注 |
| --- | --- | --- | --- | --- |
| 操作前准备(20分) | 仪表端庄,着装整洁 | 2 | | |
| | 核对医嘱、执行单 | 5 | | |
| | 评估:<br>(1)患者病情、意识状态,心前区皮肤、肢体、手指情况<br>(2)患者周围环境、光照情况及有无电磁波干扰,心电监护仪器的性能是否良好<br>(3)解释操作目的,取得患者合作 | 6 | | |
| | 洗手,戴口罩 | 2 | | |
| | 准备用物:心电监护仪、一次性电极片、75%酒精棉球、纱布,必要时备电源插板 | 5 | | |
| 操作要点(65分) | 携用物至床旁,核对床号、姓名 | 3 | | |
| | 向患者告知操作配合要点,取平卧位 | 3 | | |
| | 连接电源,打开开关,连接各种监测插件。检查监护仪是否正常,将电极片连接至监护仪导联线上 | 5 | | |
| | 心电监测:清洁粘贴电极部位皮肤。按照监护仪标识贴于患者胸部正确位置,避开伤口,必要时避开除颤部位。根据情况选择导联;调节振幅。保证波形清晰、无干扰,设定心率报警界限 | 15 | | |
| | 无创血压监测:<br>(1)选择合适的部位,固定血压计袖带<br>(2)按测量键<br>(3)设定测量间隔时间及收缩压、舒张压报警界限 | 6 | | |

续表 1-1

| 项目 | 操作要求 | 分值 | 考试评分 | 备注 |
|---|---|---|---|---|
| 操作要点（65 分） | $SpO_2$ 监测：$SpO_2$ 传感器安放在患者身体合适部位，设定报警界限 | 4 | | |
| | 观察各项数值有无异常 | 5 | | |
| | 整理各导线，放置整齐，协助取舒适体位，整理床单位并告知注意事项，记录 | 5 | | |
| | 向患者告知停止心电监护，取得配合 | 8 | | |
| | 关机、断开电源 | 3 | | |
| | 取下电极片、血压计袖带、$SpO_2$ 传感器等，清洁局部皮肤 | 3 | | |
| | 告知患者注意事项，洗手，记录 | 2 | | |
| | 协助患者取舒适体位，整理床单位 | 2 | | |
| | 按消毒技术规范要求分类整理使用后物品，洗手 | 1 | | |
| 提问(5 分) | 目的、注意事项 | 5 | | |
| 指导患者（10 分） | 1. 告知患者不要自行移动或者摘除电极片<br>2. 告知患者和家属避免在监测仪附近使用手机，以免干扰监测波形<br>3. 指导患者学会观察电极片周围皮肤情况，如有痒、痛应及时告诉医务人员<br>4. 监测期间机器若发出报警声及时通知医护人员 | 10 | | |
| 得分 | | 100 | | |

## 【选择题】

1. 在为患者进行心电监护监测前，除应对患者周围情况和光照进行评估外，还应注意　（　　）
   A. 有无电磁波干扰　　B. 患者的意识状态
   C. 操作者的心理状态　　D. 有无声音干扰
   E. 有无其他人员在场
2. 为保证电极片与皮肤接触良好，应先（　　）患者皮肤
   A. 消毒　　B. 清洁
   C. 润滑　　D. 湿润
   E. 待干
3. 为患者进行心电监护时要做哪些指导　（　　）
   A. 不要自行移动或摘除电极片　　B. 避免在监护仪附近使用手机

C. 皮肤瘙痒及时通知医务人员　　D. 活动时注意幅度不要过大
E. 以上都是

4. 下面哪些因素会影响血氧饱和度的测量精确度　（　　）
A. 低温,药物影响　　B. 染发剂,指甲油
C. 低灌注,贫血　　D. 运动干扰,光干扰
E. 年龄

5. 影响血压测量精确度的因素有哪些　（　　）
A. 袖带大小不合适
B. 测量位置没有跟心脏在同一水平线上
C. 患者刚刚运动过
D. 患者心律失常
E. 袖带的松紧

## 【选择题答案】

1. A　2. B　3. D　4. ABCD　5. ABCDE

## 【评判性思考】

1. 患者家属使用平板电脑或手机,对患者的心电图究竟有什么影响?
2. 去除患者的心电监护电极片时,如何让患者更加舒适?
3. 如何做好交流,让患者放松情绪,更好地配合诊疗与护理?

（李黎明）

# 项目二　输液泵、微量泵、营养泵的使用

## 【实验学时】

2 学时。

## 【实验类型】

技能型实验。

输液泵、微量泵、营养泵的使用

## 【学习目标】

1. 掌握输液泵、微量泵、营养泵的使用目的、设备维护及保养方法。
2. 正确安全使用输液泵、微量泵、营养泵。
3. 与患者交流输液泵、微量泵、营养泵使用的注意事项。

## 【实验目的】

快速、准确地控制和调节给药速度。

### 输液泵的安全使用

输液泵能够准确控制输液滴数或输液流速，保证药物均匀地输入患者体内发生作用，常用于需要严格控制输液量和药量的情况，如应用血管活性药物、抗心律失常药物，婴幼儿输液或静脉麻醉等。

## 【临床案例】

情景一：患者丁某，男，68 岁，因"头晕、头痛、血压高为主诉"入院，患者既往明确诊断为高血压，入院前半个月安静状态下测血压 150/100 mmHg（1 mmHg≈0.133 kPa），后多次非同日监测血压波动在（140～170）/（90～120）mmHg，偶伴头晕、胸闷，无黑矇、晕厥、出冷汗，无心悸、气促等，持续时间数分钟至半个小时不等，现测血压 175/120 mmHg，遵医嘱实施"5% 葡萄糖注射液 500 mL+硝普钠 50 mg 输液泵泵入，降血压治疗"。

## 【实验准备】

1. 护士准备：着装整洁，洗手，戴口罩，了解患者心血管情况、用药方法及目的、药物作用机制及毒副作用。

2. 用物准备：输液泵功能良好、电源转换器、配制好的药液、避光输液泵管及输液用品等。

3. 患者准备:向清醒患者解释用药目的及注意事项。

## 【操作步骤】

(一)操作前核对、评估、与患者沟通

1. 核对患者的床号、姓名、性别等信息。

2. 评估患者的病情、意识状态、生命体征、用药情况、心理状态等。

3. 评估患者注射部位有无瘢痕、感染,静脉情况及肢体活动情况。

4. 评估患者周围环境:安静、整洁、光线好。

(参考解释语)

您好,能告诉我您的床号和姓名吗?是1床丁先生吧。丁先生,为了改善您高血压的情况,缓解您头痛、头晕的不适,遵医嘱现在为您泵入降压药,就是给您扎上针,通过输液泵严格控制输液速度来调节控制您的血压,请您配合一下好吗?请让我检查一下您右手皮肤情况。(护士:患者清醒可配合,穿刺部位无红肿、硬结,无感染及皮肤病。)丁先生,您需要去卫生间吗?还有别的需要吗?(患者:没有。)您这样躺可以吗?好的,请您稍候,我去准备一下马上过来。

(二)操作过程

1. 将输液泵安装固定在输液架或吊塔上,接通电源。

2. 将输液瓶挂至输液架上,排气。

3. 打开电源开关,将输液泵管安装至输液泵的管道槽内,将红外线感光器连接到输液器上。

4. 设置输液速度、时间和总量。

5. 常规穿刺留置针成功后妥善固定。

6. 按输液泵的"开始"键启动输液泵,开始输液并再次核对。

(参考解释语)

丁先生,仪器的各项参数都已经给您调好了,请您和家人不要随意调节好吗?您活动时幅度不要太大,以免针管脱落给您带来不必要的痛苦。(患者:好的,谢谢你。)如有任何需要和不适,请按床旁呼叫器,我也会经常来看您的。谢谢您的配合。

7. 观察仪器运转情况及患者反应,协助患者取舒适卧位,洗手,告知患者注意事项,定期巡查,观察输液情况及患者反应。

8. 根据需要记录用药剂量及各项生命体征。

9. 输液结束,按"停止"键,关闭输液泵电源,取出输液器,常规封管。

(参考解释语)

丁先生,您的血压已经正常了,口服药就可以很好地控制您的血压,现在遵医嘱停止您的降压药泵入,请您配合好吗?请您抬一下右臂,伸出您的右手。现在要为您封管。您这样躺着舒服吗?还有其他需要吗?如果有需要请及时按呼叫器,我也会经常来看您的,谢谢您的配合。

## 【操作流程图】

洗手，戴口罩，准备用物，核对患者，解释目的

↓

患者病情、生命体征、治疗用药、意识状态

↓

物品准备、环境安静、整洁、光线充足

↓

固定输液泵—连接输液器—设置输液速度、时间、总量—皮肤消毒—穿刺并固定—启动输液泵—巡视—关闭—取出输液器

↓

整理：舒适卧位，衣服、床单平整

↓

记录：时间、用药情况、患者状况、签名

↓

评价：使用正确、操作熟练、动作轻巧

## 【注意事项】

1. 加强巡视，观察不良反应

（1）使用输液泵时应加强巡视，观察输液部位有无肿胀、药物外渗，穿刺部位皮肤颜色、皮温度，血管走向有无条索状红线等，若出现以上情况，应立即停止输液，及时更换穿刺部位。

（2）输液泵屏幕绿灯闪亮，提示输液泵运行正常。

（3）需要更换药物及改变速率时应及时记录，并做好交接班。

（4）观察泵管及留置针连接处有无回血，如被血渍污染应及时更换。

（5）观察用药效果及副作用，在治疗过程中若出现不良反应需及时通知医生。

2. 用输液泵时宜单独建立静脉通路，勿在同一静脉通路上输入其他液体，避免受输液速度、压力影响或因注射药物等其他操作影响液体持续泵入，血药浓度受到影响，而引起病情变化，出现不良反应。

3. 血管活性药物推荐从中心静脉导管单独泵入，避免常规液体速度改变后导致血压改变，所以要注意观察患者血压的变化。

4. 更换输液泵管时，要严格无菌操作。输液泵管使用 24 h 后需更换。

5. 心理护理：目前输液泵广泛应用于临床，在输液前需向患者及家属详细介绍使用输液泵的目的、功能、优点、发生报警原因和注意事项，使患者对该仪器有一定了解，消除紧张心理，主动配合治疗，确保药物有效实施。

6. 常见输液泵报警的处理：输液泵报警系统有6种符号闪亮，以便及时做出相应处理。

(1) Air(空气)闪亮，提示输液泵管中有空气，处理时将输液泵管取出重新排气。

(2) Door(门)闪亮，提示输液泵门开启，处理时关闭泵门并锁定。

(3) Dccl(打折)闪亮，提示管路阻塞，检查是否管路折叠、输液泵管调节器关闭、针头阻塞。

(4) Lowbatt(低电量)闪亮，提示输液泵电池量低，此时立刻接上交流电或更换电池。

(5) Empty(空的)闪亮，提示药液瓶/袋已空，需更换液体或停止输液。

(6) Hi(高压)闪亮，提示输液泵至患者端液体管路堵塞，需要检查管路通畅情况。

7. 输液泵的维护与保养

(1) 运行中的输液泵应每日由专人用75%酒精擦拭。

(2) 输液泵用后应清洁除尘，每次用75%酒精纱布擦拭，有胶布污渍用松节油擦净，特别是输液泵管道槽，以免影响输液泵速度的准确性。

(3) 对输液泵进行操作时，勿用湿手接触电源插头，避免漏电。

(4) 使用时滴速传感器插头一定要插紧，否则导致不能正常工作。

(5) 定时请工程技术人员检测输液泵的速度是否准确。

## 【操作评分标准】

输液泵操作评分标准见表1-2。

**表1-2　输液泵操作评分标准**

| 项目 | 操作要求 | 分值 | 考试评分 | 备注 |
|---|---|---|---|---|
| 操作前准备（5分） | 护士准备：着装整洁、洗手、戴口罩 | 2 | | |
| | 用物准备：用物齐全、放置合理 | 3 | | |
| 评估（10分） | 患者的年龄、病情、生命体征、皮肤情况 | 2 | | |
| | 患者的心理状态及合作程度 | 2 | | |
| | 药物药理作用及副作用 | 3 | | |
| | 输液泵的性能 | 3 | | |

续表 1-2

| 项目 | | 操作要求 | 分值 | 考试评分 | 备注 |
|---|---|---|---|---|---|
| 操作要点（65 分） | 准备 | 正确核对患者，向患者解释目的、注意事项 | 3 | | |
| | | 协助患者取舒适体位 | 2 | | |
| | | 根据需要进行皮肤准备 | 2 | | |
| | 连接输液泵 | 将输液泵挂至输液架上，接通电源 | 4 | | |
| | | 设置输液速度、时间和总量 | 5 | | |
| | | 备好胶布 | 3 | | |
| | | 常规消毒皮肤进行穿刺 | 4 | | |
| | | 穿刺成功后，妥善固定 | 5 | | |
| | | 设置输液速度、总量，按输液泵的“开始”键启动输液泵，开始输注 | 3 | | |
| | | 再次查对，观察仪器运转情况及患者反应 | 4 | | |
| | | 患者取舒适卧位，整理床单位和用物 | 3 | | |
| | | 洗手，告知注意事项 | 3 | | |
| | | 定期巡视，观察输注情况 | 5 | | |
| | 停止输液泵 | 输液结束，按“停止”键 | 3 | | |
| | | 关闭输液泵电源，取出输液管 | 3 | | |
| | | 去除胶布，关闭调节器，按规范进行封管 | 3 | | |
| | 操作后终末处置 | 按规定处理用物 | 4 | | |
| | | 输液泵清洁、消毒后备用 | 3 | | |
| | | 整理床单位 | 3 | | |
| 操作后评价（20 分） | | 针对用物的不同种类，依据消毒隔离规范具体要求做相应处理 | 5 | | |
| | | 正确记录时间、内容、签名 | 2 | | |
| | | 声音洪亮、表达流畅，知识点准确 | 3 | | |
| | | 使用正确、操作熟练、动作轻巧 | 3 | | |
| | | 针对患者病情回答灵活自如 | 2 | | |
| | | 无菌观念强，坚持三查七对 | 2 | | |
| | | 输液通畅，局部无肿胀，无不良反应，患者满意 | 3 | | |
| 总分 | | | 100 | | |

## 微量注射泵的安全使用

微量注射泵（简称微量泵）可以将药液精确、微量、均匀、持续地泵入体内，操作便捷、定时定量，能根据病情需要随时调整药物剂量，使药物在体内能保持稳定的血药浓度。安全使用微量泵，是每个重症医学科的护士必备的技术。正确并规范泵入药的配制方法、配制浓度，是抢救危重患者，提高工作效率，安全有效地进行治疗的前提。

## 【临床案例】

情景二：患者经过 1 d 积极治疗，生命体征平稳，今晨查化验示患者血糖：18.7 mmol/L，现遵医嘱实施“0.9%氯化钠注射液 39 mL+胰岛素 40 IU 以 5 mL/h 微量泵泵入”并根据血糖动态调节。

## 【实验准备】

1. 护士准备：着装整洁，洗手，戴口罩，了解患者用药、饮食及血糖情况、用药方法及目的、药物作用机制及毒副作用。

2. 用物准备：微量注射泵功能良好、电源转换器、配制好的药液、延长管、三通及输液用品等。

3. 患者准备：向清醒患者解释用药目的及注意事项。

## 【操作步骤】

（一）操作前核对、评估、与患者沟通

1. 核对患者的床号、姓名、性别等信息。
2. 评估患者的病情、意识状态、生命体征、用药情况、心理状态等。
3. 评估患者注射部位有无瘢痕、感染，静脉情况及肢体活动情况。
4. 评估患者周围环境：安静、整洁、光线好。

（参考解释语）

您好，能告诉我您的床号和姓名吗？是一床丁某吧。丁先生，您以前有没有糖尿病呀，刚查的化验显示您的血糖比较高，为了把您的血糖控制在正常范围，遵医嘱现在为您泵入胰岛素，就是给您扎上针，通过微量注射泵严格控制胰岛素注入速度来调节控制您的血糖，请您配合一下好吗？请让我检查一下您右手皮肤情况。（护士：患者清醒可配合，穿刺部位无红肿、硬结，无感染及皮肤病。）丁先生，您需要去卫生间吗？还有别的需要吗？（患者：没有。）您这样躺可以吗？好的，请您稍候，我去准备一下马上过来。

（二）操作过程

1. 将微量注射泵安装固定在输液架或吊塔上，接通电源。
2. 将连接好延长管的注射器排气后装在微量注射泵槽内。
3. 打开电源开关，设置输液速度、时间和总量。
4. 常规穿刺留置针成功后妥善固定。
5. 按注射泵上的“开始”键启动注射泵，开始泵入药液并再次核对。

（参考解释语）

丁先生，仪器的各项参数都已经给您调好了，请您和家人不要随意调节好吗？您在活动时幅度不要太大，以免针管脱落给您带来不必要的痛苦。（患者：好的，谢谢你。）如有任何需要和不适，请按床旁呼叫器，我也会经常来看您的。谢谢您的配合。

6. 观察仪器运转情况及患者反应，协助患者取舒适卧位，洗手，告知患者注意事项，定期巡查，观察输液情况及患者反应。

7. 根据需要记录用药剂量及各项生命体征。

8. 输液结束，按"停止"键，关闭泵电源，取出注射器，常规封管。

（参考解释语）

丁先生，您的血糖调节得挺好的，口服药就可以很好地控制您的血糖，现在遵医嘱停止您的降血糖药物泵入，请您配合好吗？请您抬一下右臂，伸出您的右手。现在要为您封管。您这样躺着舒服吗？还有其他需要吗？如果有需要请及时按呼叫器，我也会经常来看您的，谢谢您的配合。

## 【操作流程图】

洗手，戴口罩，准备用物，核对患者，解释目的

↓

评估患者病情、生命体征、治疗用药、意识状态

↓

物品准备、环境安静、整洁、光线充足

↓

固定注射泵—连接注射延长管及管路—设置泵药速度、量—皮肤消毒—穿刺并固定—启注射液泵—巡视—关闭—取出注射器

↓

舒适卧位，衣服、床单平整

↓

时间、用药情况、患者状况、签名

↓

使用正确、操作熟练、动作轻巧

## 【注意事项】

1. 安装微量泵时，微量泵与底座必须紧靠。

2. 在调速之前先按暂停，必须使用选定的 20 mL 或 50 mL 注射器，注射器推片应卡入推头的槽内。

3. 正确设定输液速度及其他参数，防止设定错误延误治疗，及时更换药液，保持使用药物的连续性。

4. 随时查看微量泵的工作状态，及时排除报警、故障，防止液体输入失控。

5. 输注避光药液时，管路要采取避光处理；输入降压药时，应先将泵调好再给患者泵入，防止泵入药液过量产生不良反应。

6. 注意观察穿刺部位皮肤情况，防止发生液体外渗，发生外渗时及时给予相应处理。

7. 注射泵的维护和保养(同输液泵)。

## 【操作评分标准】

微量泵操作评分标准见表 1-3。

表 1-3　微量泵操作评分标准

| 项目 | | 操作要求 | 分值 | 考试评分 | 备注 |
|---|---|---|---|---|---|
| 操作前准备(5 分) | | 护士准备：着装整洁、洗手、戴口罩 | 5 | | |
| 评估（15 分） | | 患者的诊断及治疗、心肺功能、心血管状况、用药方法及目的 | 5 | | |
| | | 是否已建立或需重新建立静脉通路 | 4 | | |
| | | 患者对使用微量泵的目的知晓和接受程度 | 3 | | |
| | | 微量泵性能及使用状况 | 3 | | |
| 操作要点（60 分） | 准备 | 用物：微量泵及电源线、50 mL(或 20 mL)注射器、药物、延长管、基础注射盘、治疗单、必要时备三通管、输液药物 | 2 | | |
| | | 环境整洁、宽敞，治疗室、病房有电源及插座 | 2 | | |
| | | 协助患者排尿，取舒适卧位 | 4 | | |
| | | 连接电源，打开开关，检查微量泵是否正常 | 2 | | |
| | 连接微量泵 | 携用物至床旁，核对 | 3 | | |
| | | 告知患者使用方法及目的，取得合作，检查输液部位 | 4 | | |
| | | 微量泵稳妥固定 | 3 | | |
| | | 接通电源，打开开关，微量泵开始自检 | 3 | | |
| | | 按压 RUN 键进行排气 | 4 | | |
| | | 按照微量泵使用说明，正确调试微量泵，打开微量泵开关。根据医嘱设置输液速度(mL/h) | 5 | | |
| | | 将延长管与患者静脉通路相连，按开始键启动微量泵，与输液器合用同一静脉通道时，可用三通转换开关。若无静脉输液通路，按照静脉输液法重新建立 | 5 | | |
| | | 再次核对 | 3 | | |
| | | 观察泵入是否通畅及患者生命体征。若需改变输液速度，按停止键，设置新的注射速度后按开始键，微量泵按新设的速度泵入液 | 5 | | |

续表 1-3

| 项目 | | 操作要求 | 分值 | 考试评分 | 备注 |
| --- | --- | --- | --- | --- | --- |
| 操作要点（60 分） | 停止微量泵 | 输液结束，按“停止”键，关闭泵电源，取出注射器及延长管，再次核对 | 3 | | |
| | | 协助患者取舒适卧位休息，继续治疗 | 3 | | |
| | | 整理用物：擦拭微量泵并充电备用，其他用物依据《消毒技术规范》和《医疗废物管理条例》的具体要求做相应处理 | 3 | | |
| | | 护士规范洗手 | 3 | | |
| | | 将用药情况正确记录在危重病护理记录单上 | 3 | | |
| 操作后终末处置（10 分） | | 整理用物，整理床单位 | 5 | | |
| | | 能灵活正确运用微量泵 | 2 | | |
| | | 记录用药时间和内容在危重病护理记录单上 | 3 | | |
| 操作后评价（10 分） | | 患者能说出使用微量泵的目的，并能接受 | 2 | | |
| | | 与患者沟通有效，配合良好，告知相关知识，达到治疗目的 | 2 | | |
| | | 操作规范，熟练，无菌观念强 | 2 | | |
| | | 微量泵运行良好，输液通路无扭曲打折 | 2 | | |
| | | 患者床单位整洁，卧位舒适 | 2 | | |
| 总分 | | | 100 | | |

## 肠内营养泵的安全使用

肠内营养泵是一种由电脑精确控制肠内营养输注速度的装置，可以有效减少因肠内营养液速度不恒定造成的胃肠道不良反应，提高肠内营养支持的耐受性，有利于血糖的控制。

### 【临床案例】

情景三：患者丁某，男，78 岁，汉族，以“进行性吞咽困难 1 个月为主诉入院”，诊断：食管癌，为改善患者恶病质，营养不良：低于机体需要量状况，现遵医嘱实施“肠内营养液 1 000 mL 肠内营养泵以 30 mL/h 泵入”进行肠内营养治疗。

### 【实验准备】

1. 护士准备：着装整洁，洗手，戴口罩，了解患者胃肠道情况、营养液剂量及种类、输注途径、输注速度。

2. 用物准备：肠内营养泵功能良好、电源转换器、配制好的肠内营养液及与肠内营养泵相匹配的肠内营养管。

3. 患者准备:给清醒患者解释用药目的及注意事项。

## 【操作步骤】

(一)操作前核对、评估、与患者沟通

1. 核对患者的床号、姓名、性别等信息。

2. 评估患者的病情、意识状态、生命体征、心理状态等。

3. 评估患者周围环境:安静、整洁、光线好。

(参考解释语)

您好,现在请让我核对您的床号和姓名吧?是1床丁某先生吧。丁先生,因为您不能很好地进食,为了保证充足的营养和维持良好的胃肠道功能,遵医嘱现在为您泵入肠内营养液,就是把营养液通过一根管子连在您的胃管上,让营养液缓慢匀速的进入到您的胃内,过程中没有什么不适,请您配合一下好吗?让我检查一下您的胃管(护士:患者清醒可配合,胃管固定良好,胃内容物量少。)丁先生,您需要去卫生间吗?还有别的需要吗?(患者:没有。)您这样躺可以吗?好的,请您稍候,我去准备一下马上过来。

(二)操作过程

1. 将肠内营养泵安装固定在输液架或吊塔上,接通电源。

2. 将连接好肠内营养泵管的营养液挂在输液架上,排气。

3. 按要求将滴壶内液面保持在适当位置并正确固定肠内营养泵管。

4. 打开电源开关,设置输液速度、时间和营养液总量。

5. 少量温开水冲洗肠内营养导管,将营养泵管与患者所留置的肠内营养导管(胃管、胃造瘘、空肠营养管、空肠造瘘管)相连,避免弯曲打折。

6. 按营养泵上的"开始"键启动营养泵,开始泵入营养液并再次核对。

(参考解释语)

丁先生,仪器的各项参数都已经给您调好了,请您和家人不要随意调节好吗?您在活动时幅度不要太大,以免管道脱落给您带来不必要的麻烦。(患者:好的,谢谢你。)如有任何需要和不适,请按床旁呼叫器,我也会经常来看您的。谢谢您的配合。

7. 观察仪器运转情况及患者反应,协助患者取舒适卧位,洗手,告知患者注意事项,定期巡查,观察输液情况及患者反应。

8. 记录:记录肠内营养液种类、剂量、泵入速度及各项生命体征。

9. 输入结束,按"停止"键,关闭泵电源,取出肠内营养泵管,冲洗并夹闭胃管。

(参考解释语)

丁先生,您的营养液已经泵完了,现在遵医嘱要撤掉营养泵管,请您配合好吗?现在要为您冲洗胃管。您这样躺着舒服吗?还有其他需要吗?如果有需要请及时按呼叫器叫我,我也会经常来看您的,谢谢您的配合。

## 【操作流程图】

洗手，戴口罩，准备用物，核对患者，解释目的

↓

患者病情、生命体征、意识状态

↓

物品准备、环境安静、整洁、光线充足

↓

固定营养泵—连接营养泵管及管路—设置营养液量、速度—连接肠内营养导管—启动营养泵—巡视—检查胃潴留情况—冲洗并夹闭胃管—取出肠内营养管

↓

舒适卧位、衣服床单平整

↓

时间、使用肠内营养情况、患者状况、签名

↓

使用正确、操作熟练、动作轻巧

## 【注意事项】

1. 肠内营养泵的适用范围

（1）危重患者（如急性胰腺炎、短肠综合征、肠瘘等）及重大手术后的患者刚开始接受肠内营养时。

（2）对接受 2～3 周及以上肠内营养支持或长期采用 PEG（胃造瘘）进行肠内营养的患者。

（3）血糖波动较大的患者。

（4）对老年卧床患者进行肠内营养时。

（5）对输入肠内营养液的速度较为敏感的患者。

（6）输注肠内营养液黏稠度较高（如高能量密度的肠内营养液）、进行直接的十二指肠或空肠喂养时、需要严格控制输注速度时、输注大剂量高渗透压的营养液时、家庭肠内营养支持时。

2. 使用中的注意事项

（1）不同的肠内营养泵因结构和功能的不同，在输注速率和输注总量方面存在不同，在使用前应注意校正其输注速率和输注总量。

（2）肠内营养输注泵管需 24 h 更换。

(3)应特别强调的是护士必须密切观察患者的情况及患者对肠内营养输注的反应,按时检查有无胃潴留情况发生。

(4)常见肠内营养泵的报警处理如下。①nutrition bags empty(营养袋已空):检查输注泵管管路中液体是否已输注完毕,如输注完毕,可根据医嘱进行冲洗肠内营养导管后夹闭导管;②catheter blockage(管路阻塞):检查理顺管路,避免打折、受压,检查患者肠内营养导管是否通畅;③pipeline installation(请安装泵管):检查输注泵管安装是否正确;④heater fault(加温器故障):关机,待加温器自然冷却后重新开机使用加温器,若反复出现加温器故障提示,应联系工程技术人员进行检查维修;⑤suspend timeout(暂停超时):按返回键继续使用肠内营养泵或关机;⑥task completed(任务已完成):按返回键继续使用肠内营养泵或关机。

## 【安全使用重点提示】

1. 使用肠内营养泵时,注意定时冲洗患者的肠内营养导管,避免堵塞。如患者肠内营养导管堵塞,可用 20 mL 注射器抽取温开水反复冲洗直至通畅。若肠内营养导管难以疏通,可选用 5% 碳酸氢钠溶液进行冲洗。

2. 肠内营养液温度应用加温装置控制在 38 ~ 40 ℃,避免营养液温度过高,导致消化道损伤;营养液温度过低,导致患者腹泻。

3. 肠内营养输注泵报警,应及时处理。

## 【操作评分标准】

肠内营养泵操作评分标准见表 1-4。

**表 1-4　肠内营养泵操作评分标准**

| 项目 | 操作要求 | 分值 | 考试评分 | 备注 |
|---|---|---|---|---|
| 操作前准备(5 分) | 护士准备:着装整洁、洗手、戴口罩 | 5 | | |
| 评估(10 分) | 患者的病情、年龄、意识状态及胃肠道情况 | 3 | | |
| | 环境整洁、明亮、宽敞,符合无菌操作要求 | 2 | | |
| | 营养管道通畅 | 3 | | |
| | 肠内营养泵性能良好 | 2 | | |
| 准备(5 分) | 准备:营养泵及电源线、营养液、温开水、加温器、治疗巾、注射器、电源线、输液架、纱布、75% 酒精 | 3 | | |
| | 用物齐全、放置合理 | 2 | | |

续表 1–4

| 项目 | 操作要求 | 分值 | 考试评分 | 备注 |
|---|---|---|---|---|
| 操作要点（60 分） | 在治疗室根据医嘱取正确的营养液 | 5 | | |
| | 携用物至床旁，核对 | 3 | | |
| | 向患者解释使用方法和目的，取得合作 | 3 | | |
| | 检查营养导管是否通畅 | 5 | | |
| | 营养泵固定在输液架上或置于床边合适位置 | 2 | | |
| | 连接电源 | 2 | | |
| | 按正确的方法将泵管内空气排净 | 5 | | |
| | 泵管与营养导管相接，打开泵门，将营养泵管安装到营养泵 | 5 | | |
| | 打开电源开关 | 3 | | |
| | 设置营养液总量和输液速度 | 5 | | |
| | 按营养泵“开始”键启动营养泵 | 2 | | |
| | 若改变营养液输入速度，先按停止键“停止”营养泵，再按消除键消除原营养液速度，调整所需速度后按“开始”键 | 4 | | |
| | 若停止喂养，按“停止”键 | 2 | | |
| | 冲洗营养导管 | 3 | | |
| | 关机，打开泵门，取下营养泵管，切断电源 | 3 | | |
| | 用 75% 酒精溶液擦洗营养泵，保持清洁，备用 | 5 | | |
| | 告知患者相关知识，查对 | 3 | | |
| 操作后终末处置（5 分） | 整理用物，整理床单位 | 2 | | |
| | 将用药情况正确记录在危重病护理记录单上 | 1 | | |
| | 观察患者治疗后的反应 | 2 | | |
| 操作后评价（15 分） | 患者了解使用营养泵的目的，并能接受 | 3 | | |
| | 与患者沟通有效，配合良好，告知相关知识，达到治疗目的 | 3 | | |
| | 操作规范，熟练，无菌观念强 | 3 | | |
| | 营养泵运行良好，营养通路无打折、扭曲 | 3 | | |
| | 患者床单位整洁，无污渍 | 3 | | |
| 总分 | | 100 | | |

## 【选择题】

1. 使用输液泵，当“DOOR”指示灯闪烁时，提示报警　　　　（　　）

A. 泵门未关紧
B. 流量错误
C. 输液已完成设定输液限定量
D. 输液管路混入气泡
E. 电池欠压

2. 输液泵适应于哪类患者 ( )
A. 需快速补液患者
B. 准确记录出入量患者
C. 限定时速的药物
D. 大量输血患者
E. 休克患者

3. 使用输液泵、微量泵时,下列哪项不属于护士观察的内容 ( )
A. 随时查看输液泵的工作状态
B. 注意观察穿刺部位皮肤情况
C. 随时询问患者的饮食情况
D. 观察输入药物的名称及速度
E. 观察患者对药物的反应

4. 除下列哪项均为告知患者的内容 ( )
A. 输入药物的名称
B. 输入的液体量
C. 机器报警的原因
D. 使用输液泵的目的
E. 以上均是

5. 正确设定输液速度及其他必要参数,防止设定错误而 ( )
A. 液体输入失控
B. 延误治疗
C. 液体外渗
D. 引发纠纷
E. 发生输液反应

6. 输液泵、微量泵的使用技术注意事项中不正确的是 ( )
A. 正确设定输液速度
B. 护士无须巡视,等待报警提示即可
C. 报警时及时排除故障
D. 发生药液外渗时及时给予相应处理
E. 及时观察患者对药物的反应

7. 下列哪项不是应用输液泵、微量泵的目的 ( )
A. 防止液体外渗
B. 使药物速度均匀
C. 用量准确并安全进入患者体内发生作用
D. 准确控制输液速度
E. 限制患者的输入水量

8. 关于输液泵、微量泵的使用技术,下列说法中不正确的是 ( )
A. 按照医嘱设定输液速度和量
B. 当输液时患者肢体不可剧烈运动
C. 注意观察穿刺部位皮肤情况
D. 机器报警时患者可自行关闭输液泵
E. 报警时及时排除故障

## 【选择题答案】

1. A　2. C　3. C　4. E　5. A　6. B　7. A　8. D

## 【评判性思考】

1. 不同输液泵使用过程中有何区别和注意事项?
2. 针对不同文化背景的患者,如何达到更好的护患交流效果?
3. 科室较多患者需要用输液泵,如何合理安排?

（陈蓓香）

# 项目三 血气分析仪应用技能

## 【实验学时】

2 学时。

## 【实验类型】

技能型实验。

## 【学习目标】

1. 掌握血气分析的目的、收集方法、设备维护及保养方法等。
2. 熟练使用血气分析仪。
3. 掌握良好的沟通技巧,适时进行健康教育。

## 【实验目的】

1. 迅速准确监测出动脉血、静脉血、毛细血管血液及体液中的 pH 值、$PaCO_2$、$PaO_2$、$K^+$、$Na^+$、$Ca^{2+}$、BE 等指标。

2. 能够更好地指导医护人员进行对症治疗及护理。

## 【临床案例】

患者王某,女,66 岁,因“发热、咳嗽、咳痰 1 周,加重伴气促、痰中带血 1 d”入院,入院诊断为重症肺炎。入院时患者神志清,精神差,体格检查:口唇发绀,双肺可闻及散在湿啰音,心率 121 次/min,血氧饱和度 88%,入院后医嘱给予抗感染、化痰、平喘、雾化吸入、吸氧等治疗,现遵医嘱急查血气分析。

## 【实验准备】

1. 护士准备:着装整洁,洗手,戴口罩。

2. 用物准备:血气分析仪、治疗车及常规物品(消毒液、棉签、弯盘、治疗盘、速干手消毒剂、医疗废物盛放容器、生活垃圾桶等)、一次性动脉采血针、体温表、医嘱单。

3. 患者准备:给清醒患者解释操作目的及注意事项。

## 【操作步骤】

(一)操作前核对、评估、与患者沟通

1. 核对患者的腕带信息、床号、姓名、性别等信息。

2. 评估患者病情、配合程度、目前氧疗方式及吸氧浓度、体温。

(参考解释语)

您好，请让我核对一下您的床号和姓名吧？是1床王某吧。王女士，为了了解您的身体状况，尽快地为您解除痛苦，提供精准治疗，遵医嘱现在要为您抽动脉血样，和扎针差不多，只是选择的是动脉血管，操作会有点痛，我会尽量动作轻柔，请您配合一下好吗？(患者：好的。)请您稍候，我去准备一下马上过来。

(二)操作过程

1. 检查血气分析仪处于良好备用状态(界面上所示项目均为绿色，测试包量确认充足)。

2. 准备一次性动脉采血针或经肝素涂层的采血器采血。抗凝剂用肝素锂或肝素钠抗凝，禁用EDTA、枸橼酸钠、草酸盐、氟化钠抗凝。

3. 向患者解释后成功采集大于0.5 mL动脉血样本，有气泡者排出针管内气泡，立即封堵针头隔绝空气。

4. 马上将针管在手中搓动20 s，将样本上下掉转方向搓动20 s，充分令样本匀质(1～2 min)保证样本与抗凝剂充分混合防止凝集。

5. 取一块纱布，去掉针头后推出一滴样本，以排除可能在针颈部发生的凝集块。

6. 在主屏幕点击"开始"键，若血气分析仪在自检或冲洗，请稍后再使用。

7. 将充分混匀的样本放置采血针前待检，点动脉或静脉血键(根据采血部位)。

8. 采样针出来后插入注射器内的中底部中间位置(不碰到管壁、底部)，确保充分吸够血样(请勿空吸)，选择"OK"键启动吸样，听到"滴滴"声后移开血样。

9. 输入患者住院号、体温、氧浓度等内容，点"OK"键，进入2 min检测结果倒计时。

10. 等待结果显示后在打印机上导出血气分析结果并打印。将主机与打印机连接好，先将打印机电源打开，再按PRT键即可打印。

11. 记录检测结果于血气分析记录单上，如有异常报告医生。

血气分析仪应用技能

## 【操作流程图】

机器性能良好，处于备用状态

↓

物品齐全，环境安静、整洁、光线充足

↓

采样—注入血样—血气分析—打印结果—记录

↓

整理用物、洗手

↓

监测结果记于血气分析记录单,签名

↓

血气分析仪清洁,结果准确

(参考解释语)

王女士,您的血气分析结果已经出来了,医生也已经处理过了,药已经给您用上了,现在您就好好休息吧,您这样躺着舒服吗?还有其他需要吗?如果有需要请及时按呼叫器,我也会经常来看您的,谢谢您的配合。

## 【注意事项】

1. 确保仪器 24 h 通电,如断电请 30 min 内恢复或致电工程师。

2. 仪器应设定一定的定标时间。

3. 为了更准确地了解患者的血气情况,在做血气分析前认真评估患者病情,例如吸氧情况(包括吸氧浓度、吸氧时间等)。

4. 采血后须尽快进行检测,以免时间过长,从而导致结果的偏差。

5. 怀疑测试结果存在误差应重新定标机器,重新测试。必要时请专业人士校准机器。

6. 正确的标本处理是上机前一定要充分混匀,标本在采集后 15 min 内进行检测,不提倡将标本放入冰箱内,如果将标本长时间放入冰箱内会使其 pH 值下降,$PO_2$ 下降,$PCO_2$ 上升。

7. 采血后要不断地用手捻搓采血器,使血液与采血针内的肝素钠充分接触,以免血液凝集。

## 【操作评分标准】

血气分析技术操作评分标准见表 1–5。

表 1–5　血气分析技术操作评分标准

| 项目 | 操作要求 | 分值 | 考试评分 | 备注 |
|---|---|---|---|---|
| 操作前准备<br>(8 分) | 护士准备:着装整洁、洗手、戴口罩 | 4 | | |
| | 用物准备:用物齐全、放置合理 | 4 | | |
| 评估<br>(11 分) | 血气分析仪性能良好、呈备用界面 | 5 | | |
| | 评估标本采血量充足、无气泡,标签清晰,并记录采血时间,患者体温和吸氧浓度 | 6 | | |

续表 1-5

| 项目 | 操作要求 | 分值 | 考试评分 | 备注 |
|---|---|---|---|---|
| 操作要点（49 分） | 正确匀质血样标本 | 5 | | |
| | 根据采血部位选择合适的标本性质（静脉或动脉） | 3 | | |
| | 按要求正确排出采血器前端 1～2 滴血 | 6 | | |
| | 能根据血气分析仪提示，正确完成标本抽吸和检测 | 10 | | |
| | 审核结果 | 4 | | |
| | 正确打印化验结果 | 5 | | |
| | 关注血气分析结果，有异常报告医生 | 6 | | |
| | 知晓患者血气分析各指标正常值和参考范围 | 10 | | |
| 操作后终末处置（12 分） | 整理用物，垃圾分类处理 | 3 | | |
| | 七步洗手法规范洗手 | 5 | | |
| | 将检测结果正确地记录在急危重病护理记录单上 | 4 | | |
| 操作后评价（20 分） | 熟悉血气分析仪性能，正确使用血气分析仪 | 5 | | |
| | 手法正确、操作熟练、动作轻巧 | 4 | | |
| | 无菌观念强 | 3 | | |
| | 体现人文关怀，满足患者身心需要 | 3 | | |
| | 患者知晓血气分析的目的 | 5 | | |
| 总分 | | 100 | | |

## 【选择题】

1. 血气标本在室温中由于细胞代谢可造成　　　　（　　）
   A. $PO_2$ 和 pH 值降低，$PCO_2$ 升高
   B. $PO_2$ 和 $PCO_2$ 降低，pH 值升高
   C. pH 值和 $PCO_2$ 降低，$PO_2$ 升高
   D. $PO_2$、pH 值和 $PCO_2$ 均降低
   E. $PO_2$、pH 值和 $PCO_2$ 均升高
2. 血气标本在空气中暴露或抽血时混入气泡，会使结果　　　　（　　）
   A. $PO_2$ 和 pH 值降低，$PCO_2$ 升高
   B. $PO_2$ 和 $PCO_2$ 降低，pH 值升高
   C. pH 值和 $PO_2$ 升高，$PCO_2$ 降低
   D. $PO_2$、pH 值和 $PCO_2$ 均降低
   E. $PO_2$、pH 值和 $PCO_2$ 均升高

3. 对于呼吸困难的患者,医护人员判断病情及缺氧程度最准确的依据是 ( )
A. 吸氧浓度
B. 口唇颜色
C. 体位
D. 血氧饱和度及血气分析
E. 患者自身感受

4. 通常情况下,呼吸衰竭的诊断标准为 ( )
A. $PaO_2$<60 mmHg,$PaCO_2$≥50 mmHg
B. $PaO_2$<50 mmHg,$PaCO_2$≥60 mmHg
C. $PaCO_2$≥50 mmHg
D. $PaO_2$<60 mmHg
E. $PaCO_2$≥60 mmHg

5. 在血气分析结果中,若 AB(实际碳酸氢盐)降低,提示 ( )
A. 代谢性酸中毒
B. 代谢性碱中毒
C. 代谢性碱中毒或代谢性碱中毒代偿
D. 代谢性酸中毒或呼吸性碱中毒代偿
E. 代谢性碱中毒或呼吸性碱中毒代偿

## 【选择题答案】

1. A 2. C 3. D 4. D 5. C

## 【评判性思考】

1. 患者还存在哪些容易忽视的护理问题?
2. 针对不同文化背景的患者,如何达到更好的护患交流效果?
3. 科室较多患者需要做血气分析,如何合理安排?

(陈蓓香)

# 项目四　中心静脉压的监测及导管维护技术

## 【实验学时】

2 学时。

## 【实验类型】

技能型实验。

## 【学习目标】

1. 掌握测量中心静脉压(central venous pressure,CVP)及中心静脉导管的维护方法。
2. 了解中心静脉压的临床意义及影响因素。
3. 能熟练地与患者交流,适时有效地进行健康教育。

## 【实验目的】

1. 单次监测患者的中心静脉压,了解血容量和右心功能。
2. 对不明原因的急性循环衰竭进行鉴别。
3. 为评估患者病情及采取护理措施提供依据。

## 【临床案例】

患者丁某,男,76 岁。因“反复胸痛、胸闷 13 年,间断呼吸困难 4 年,加重 1 周”入院,患者既往明确诊断为冠心病,陈旧性前间壁、前壁心肌梗死,全心衰,心功能Ⅳ级。此次入院为心衰加重 1 周。体格检查:口唇发绀,颈静脉怒张,双肺可闻及散在干、湿啰音,心率 60 次/min,心律失常,第一心音强弱不等,入院后给予强心、利尿、神经内分泌拮抗剂、抗心律失常等治疗,现遵医嘱实施“中心静脉压监测”。

## 【实验准备】

1. 护士准备:着装整洁,洗手,戴口罩。

2. 用物准备:简易中心静脉测压(10 mL 注射器 2 具、无菌棉签、消毒液、1 套一次性输液器、无菌巾、0.9% 生理盐水 100 mL 1 瓶、输液架、无菌手套 1 副、敷贴、测压尺、三通管、测压管、执行单、无菌治疗盘、弯盘、快速手消毒液);心电监护仪测压法(一次性压力传感器、压力导线、压力模块、0.9% 生理盐水 500 mL、肝素钠 1 支、输液架、传感器固定架、弯盘、无菌巾、碘伏、无菌棉签、加压袋、10 mL 注射器)。

3. 环境准备:安静、整洁、光线充足。

4. 患者准备：向清醒患者解释操作目的及注意事项。排空大小便，取合适体位。

## 【操作步骤】

（一）操作前核对、评估、与患者沟通

1. 核对患者的床号、姓名、性别、执行单等信息。

2. 评估患者病情、意识状态、临床表现、手术、血压、用药情况、有无使用呼吸机、PEEP值等。

3. 评估患者周围环境。

4. 摆好体位，取平卧位。

（参考解释语）

您好，请让我核对一下您的床号和姓名吧？是1床丁某吧？丁先生，为了进一步了解您的病情，遵医嘱现在为您测量中心静脉压，请您配合一下好吗？丁先生，您需要去卫生间吗？还有别的需要吗？（患者：没有。）好的，此操作比较简单，仅需要您短时间内保持平卧，然后连接您的静脉输液通路就可以测得数值，没有痛苦。请您稍候，我去准备一下马上过来。

（二）操作过程

1. 评估中心静脉导管

（1）评估中心静脉导管穿刺处皮肤情况及置入深度。

（2）洗手，10 mL注射器抽取生理盐水，消毒中心静脉导管输液接头处，10 mL注射器回抽有回血，检查导管通畅，脉冲式正压冲管，夹闭中心静脉导管。

中心静脉压的监测及导管维护技术

（参考解释语）

（护士：中心静脉穿刺处无红肿、无渗出，敷贴固定良好，无潮湿、无卷边，置入深度14 cm）。丁先生，请您平卧，刚刚评估了中心静脉导管，现在我来为您测中心静脉压。您这样平躺着可以吗？（患者：可以。）

2. 测压法

（1）简易中心静脉测压

1）准备输液测压管道：①开启输液瓶，常规消毒瓶塞。②检查输液器质量，连接生理盐水，排空气体后接三通管。

2）测量中心静脉压：①在中心静脉导管接口处铺无菌治疗巾（戴无菌手套），消毒CVP接口。将三通一端接中心静脉导管，另一端接测压管并固定于输液架上。②测压尺零点平卧时对准腋中线第4肋间水平，先将中心静脉端夹闭，打开连接输液器的导管，测压管与中心静脉端相通，此时测压管内的液面迅速下降，当液面达到一定水平不再下降时，平视液面所对应的刻度即为患者的中心静脉压值。③测压结束，关闭三通。

（2）心电监护仪测压法：连接测压装置

1）将压力传感线连接于监护仪测压模块，设定标明“CVP”，设置最合适标尺，按无菌技术操作打开一次性压力传感器外包装。

2）消毒生理盐水瓶口，将生理盐水与压力传感器上的输液器连接，打开冲管阀，排尽传感器与整个连接管道的气体,无菌生理盐水放置压力袋内加压至 150~300 mmHg,并悬挂于输液架上。

3)在中心静脉接口处铺无菌治疗巾(戴无菌手套),消毒 CVP 接口。将压力传感器与患者的中心静脉置管相连接。

4)将传感器与传感线连接。各连接处用无菌治疗巾包裹。

3. 测量中心静脉压

(1)打开冲管阀,冲洗测压装置及管道,确定管道通畅。

(2)校零,压力传感器与患者腋中线第 4 肋间(右心位置)呈同一水平,调节三通,关闭传感器与患者通道,打开三通使传感器接大气,在监护仪压力归"零"模块中点击"归零 CVP"校零。当屏幕显示 CVP 为"0"时,关闭该大气相通的通道。

(3)转动三通使传感器与患者相通,监护仪显示 CVP 波形及数值稳定在一定水平,记录测压值。

(4)打开传感器冲管阀,冲管。消毒输液各连接处,用无菌治疗巾包裹。

4. 封管:夹闭中心静脉导管,10 mL 注射器抽取生理盐水,撤去输液管道,消毒中心静脉导管连接处,回抽有回血,检查导管通畅,脉冲式正压封管,夹闭中心静脉导管,用生理盐水预冲输液接头,连接输液接头。

5. 整理床单位,交代注意事项。

(参考解释语)

丁先生,已为您测得中心静脉压为 xx $cmH_2O$。中心静脉压是指血液流经右心房及胸腔内上下腔静脉的压力,正常值是 5~12 $cmH_2O$,是反映右心房充盈压和血容量的指标,您测的值偏×,我会告知医生,立即做出相应处理。(患者:好的,谢谢你。)请您注意翻身时动作缓慢,不要扯到中心静脉导管,如果穿刺处有痒、痛症状时立即告诉我,我会做出相应处理。如有任何需要,请按床旁呼叫器,我也会经常来看您的。谢谢您的配合。

6. 洗手,记录:记录中心静脉压于危重患者护理记录单上,并且记录中心静脉导管穿刺处皮肤情况及置入深度,根据需要记录患者生命体征。

## 【操作流程图】

简易中心静脉测压法:

核对患者信息,评估中心静脉导管

↓

洗手,消毒,回抽中心静脉导管,脉冲式正压冲管

↓

悬挂液体,连接三通管

↓

测压尺零点对准第 4 肋间腋中线水平

↓

中心静脉端夹闭,打开连接输液器的导管,测压管与中心静脉端相通,开始测压

↓

测压结束,关闭三通

↓

洗手,记录

心电监护仪测压法:

核对患者信息,评估中心静脉导管

↓

连接压力监测套件,排尽管道内及传感器内气体

↓

将生理盐水放入加压包内,连接传感器与传感线

↓

打开三通与大气相通,校准零点

↓

关闭大气相通道,压力传感器于第 4 肋间腋中线水平
心电监护仪显示值即为 CVP

↓

测压结束,中心静脉导管脉冲式正压封管

↓

洗手,记录

## 【注意事项】

1. 严格执行无菌操作,预防感染。操作中注意遵循无菌原则,连接或冲洗管道时均用吉尔碘棉签消毒导管接口。

2. 根据患者病情定时监测 CVP,并做好记录。

3. 双腔或三腔中心静脉导管应选择主腔通道测量,侧腔通道置入浅,CVP 偏高。

4. 测量时患者宜安静平卧位,若患者躁动、咳嗽、呕吐或用力时,均影响 CVP 值,应在患者休息 10~15 min 后再行测压。

5. 使用呼吸机正压通气、PEEP 治疗、吸气压>25 $cmH_2O$ 时胸内压增加,影响 CVP 值,测压时视患者病情脱机。

6. 导管应保持通畅,测压前禁止应用血管活性药物和胶体类液体,注意使用生理盐水冲洗测压管路,以保持通畅。长期置管,输注肠外营养及封管不正确导致导管堵塞,附

壁血栓形成，影响 CVP 结果。

7. 防止污染，消毒静脉穿刺部位并更换敷料，定时更换测压管道，严格无菌操作，尽量减少抽血、静脉注射机会。

8. CVP 正常值为 5 ~ 12 $cmH_2O$，中心静脉压低并且血压低时，提示有效血容量不足，血压低伴中心静脉压高，提示存在明显心功能不全，有发生肺水肿的可能，应及时报告医生。

9. 管腔的肝素帽固定牢靠，防止阀门端口持续开放，导致血液丢失及空气进入导管造成空气栓塞。

10. 简易中心静脉测压时，当液面下降较快，中心静脉压可能为负值，此时应及时关闭导管夹，防止空气进入静脉导管。

11. 采用心电监护仪测压时

（1）熟悉三通使用方法，正确紧密连接测压管及测压装置，保证测压管路通畅无扭曲打折，排尽传感器与整个连接管道的气体；加压袋压力加压至 300 mmHg，确保以 3 ~ 5 mL/h速度进入，防止血液凝固导致堵塞。

（2）每次测压前及患者改变体位时，均应重新校准零点，保持测压管零点及压力传感器始终与右心房同一水平。

## 【导管维护】

1. 下列情况及时更换透明敷贴：穿刺后第一个 24 h，正常情况下至少每 7 d 更换一次，有渗血、潮湿、松动或贴膜卷边，怀疑污染时及时更换等。

2. 严格遵循无菌原则，每次连接 CVP 时，应对输液接头进行至少 15 s 机械擦拭，并充分待干。

3. 冲洗导管：在每一次输液之前，作为评估导管功能的一个步骤；在输液结束后，应该封管，以减少导管阻塞的危险。

4. 妥善固定中心静脉导管，勤检查各管道有无折叠扭曲，接头处有无连接不紧密、松动、进气、回血等情况，每班测量导管外露长度。

5. 升压药、扩血管药及其他急救药物尽量不从测中心静脉压通路给药，因测中心静脉压时停止给药，会引起病情变化。

6. 使用 10 mL 以上注射器冲管，小于 10 mL 的注射器产生巨大压力，如遇堵塞，可致导管破裂。

7. 心电监护仪测压法监测中心静脉压时应注意以下事项。

（1）保持中心静脉导管的通畅，每次测压完毕后，将导管内血液冲洗干净，防止堵塞管腔。

（2）应确保测压管与换能器或三通管紧密连接，避免脱出造成出血，注入冲洗液时，严防气泡进入造成空气栓塞。

（3）压力传感器及冲管用无菌生理盐水或肝素钠无菌生理盐水每 24 h 更换一次。

## 【操作评分标准】

简易中心静脉测压法和心电监护测压法测量中心静脉压操作评分标准见表 1-6、表 1-7。

**表 1–6　简易中心静脉测压技术操作评分标准**

| 项目 | | 操作要求 | 分值 | 考试评分 | 备注 |
|---|---|---|---|---|---|
| 操作前准备（10 分） | | 护士准备:着装整洁、洗手、戴口罩 | 5 | | |
| | | 用物准备:用物齐全、摆放合理 | 5 | | |
| 评估（9 分） | | 患者的年龄、病情、生命体征、皮肤情况 | 5 | | |
| | | 患者的心理状态及配合程度 | 2 | | |
| | | 患者周围环境 | 2 | | |
| 操作要点（64 分） | 准备 | 确认有效医嘱 | 5 | | |
| | | 正确核对患者,向患者解释操作目的、注意事项 | 5 | | |
| | | 协助患者取舒适体位 | 2 | | |
| | 测量中心静脉压 | 评估中心静脉导管穿刺处皮肤情况及置入深度,观察有无脱出 | 5 | | |
| | | 洗手,10 mL 注射器抽取生理盐水,消毒中心静脉导管输液接头处 | 5 | | |
| | | 10 mL 注射器回抽有回血,检查导管通畅,脉冲式正压冲管,夹闭中心静脉导管 | 5 | | |
| | | 开启输液瓶瓶塞,常规消毒瓶塞。检查输液器质量,按照静脉输液法连接生理盐水与输液器,挂于输液架上备用 | 5 | | |
| | | 用无菌纱布衬垫取下中心静脉导管输液接头,消毒,输液器螺口端接中心静脉导管 | 5 | | |
| | | 拔出输液器管道,拉直并垂直于患者第 4 肋间腋中线 | 2 | | |
| | | 定测压零点,助手持直尺,直尺平行于输液器管道,零点对准平卧时腋中线第 4 肋间水平 | 5 | | |
| | | 打开输液器调速器到最大,观察输液器管道内液面下降速度,当水柱停止下降不再波动时,平视液面所对应的刻度即为患者的中心静脉压值 | 5 | | |
| | | 夹闭中心静脉导管,10 mL 注射器抽取生理盐水,撤去输液管道,消毒中心静脉导管连接处 | 5 | | |
| | | 10 mL 注射器回抽有回血,检查导管通畅,脉冲式正压封管,夹闭中心静脉导管 | 5 | | |
| | | 生理盐水预冲输液接头,连接输液接头 | 5 | | |
| 操作后终末处置（7 分） | | 整理用物,整理床单位 | 2 | | |
| | | 在护理记录单上正确记录中心静脉压,导管穿刺处皮肤情况及置入深度,记录生命体征 | 5 | | |
| 操作后评价（10 分） | | 根据中心静脉压正确治疗护理 | 5 | | |
| | | 患者了解中心静脉导管使用的注意事项 | 5 | | |
| 总分 | | | 100 | | |

**表 1–7　心电监护测压法测量中心静脉压操作评分标准**

| 项目 | | 操作要求 | 分值 | 考试评分 | 备注 |
|---|---|---|---|---|---|
| 操作前准备（10 分） | | 护士准备:着装整洁、洗手、戴口罩 | 5 | | |
| | | 用物准备:用物齐全、摆放合理 | 5 | | |
| 评估（9 分） | | 患者的年龄、病情、生命体征、皮肤情况 | 5 | | |
| | | 患者的心理状态及配合程度 | 2 | | |
| | | 患者周围环境 | 2 | | |
| 操作要点（64 分） | 准备 | 核对 | 5 | | |
| | | 正确核对患者信息,向患者解释操作目的、注意事项 | 5 | | |
| | | 协助患者取舒适体位 | 2 | | |
| | 测量中心静脉压 | 评估中心静脉导管穿刺处皮肤情况及置入深度,观察有无脱出 | 5 | | |
| | | 洗手,10 mL 注射器抽取生理盐水,消毒中心静脉导管输液接头处 | 5 | | |
| | | 10 mL 注射器回抽有回血,检查导管通畅,脉冲式正压冲管,夹闭中心静脉导管 | 5 | | |
| | | 将压力传感线连接于监护仪测压模块,按无菌技术操作打开一次性压力传感器外包装 | 4 | | |
| | | 消毒生理盐水瓶口,连接无菌生理盐水与压力传感器上输液器 | 2 | | |
| | | 将无菌生理盐水放置压力包内加压至 150 ~ 300 mmHg,悬挂于输液架上 | 2 | | |
| | | 打开冲管阀,排尽传感器与整个连接管道的气体 | 2 | | |
| | | 在中心静脉接口处铺无菌治疗巾,消毒 CVP 接口,将压力传感器连接患者端;连接传感器与传感线,连接处用无菌治疗巾包裹 | 2 | | |
| | | 打开冲管阀,再次冲洗测压装置及管道,确定管道是否通畅 | 2 | | |
| | | 校零:压力传感器与患者第 4 肋间腋中线(右心位置)呈同一水平,关闭深静脉与传感器通道,打开传感器与大气相通(打开三通使传感器接大气),在监护仪压力归零模块中点击“归零 CVP”校零。当屏幕显示 CVP 为“0”时,关闭该大气相通的通道 | 5 | | |
| | | 转动三通使传感器与患者相通,监护仪显示 CVP 波形及数值稳定在一定水平,记录测压值 | 5 | | |
| | | 打开传感器冲管阀,冲管。消毒输液各连接处,用无菌治疗巾包裹 | 3 | | |
| | | 10 mL 注射器回抽有回血,检查导管通畅,脉冲式正压封管,夹闭中心静脉导管 | 5 | | |
| | | 生理盐水预冲输液接头,连接输液接头 | 5 | | |

续表 1-7

| 项目 | 操作要求 | 分值 | 考试评分 | 备注 |
|---|---|---|---|---|
| 操作后终末处置（7 分） | 整理用物，整理床单位 | 2 | | |
| | 在护理记录单上正确记录中心静脉压，导管穿刺处皮肤情况及置入深度，记录生命体征 | 5 | | |
| 操作后评价（10 分） | 根据中心静脉压测得值给予相应的治疗护理措施 | 5 | | |
| | 患者了解中心静脉导管使用的注意事项 | 5 | | |
| 总分 | | 100 | | |

## 【选择题】

1. 中心静脉压的正常值范围是 （　　）
   A. 15 ~ 20 $cmH_2O$　　B. 5 ~ 12 $cmH_2O$
   C. >26 $cmH_2O$　　D. 1 ~ 4 $cmH_2O$
   E. 10 ~ 15 $cmH_2O$
2. 中心静脉压 CVP 降低的常见原因有 （　　）
   A. 使用呼气末正压 PEEP　　B. 心源性休克
   C. 血容量不足　　D. 肺动脉高压
   E. 咳嗽
3. 测量 CVP 时，零点位置位于 （　　）
   A. 腋前线水平　　B 与患者胸部平行
   C. 锁骨中线水平　　D 腋中线第 4 肋间
   E 腋中线第 2 肋间
4. 中心静脉置管封管时选用的注射器不得少于 （　　）
   A. 2 mL　　B. 5 mL
   C. 10 mL　　D. 20 mL
   E. 50 mL
5. 深静脉置管的首选部位 （　　）
   A. 股静脉　　B. 贵要静脉
   C. 锁骨下静脉　　D. 颈外静脉
   E. 颈内静脉
6. 中心静脉置管日常维护冲管方式为 （　　）
   A. 10 mL 生理盐水，直冲式冲管　　B. 10 mL 生理盐水，脉冲式冲管
   C. 10 mL 肝素盐水，直冲式冲管　　D. 10 mL 肝素盐水，脉冲式冲管
   E. 20 mL 生理盐水，直冲式冲管

## 【选择题答案】

1. B　2. C　3. D　4. C　5. C　6. D

## 【评判性思考】

1. 中心静脉压可以指导液体复苏吗？
2. 患者体位的改变对中心静脉压监测有什么影响？
3. 更换患者中心静脉导管敷料时，如何让患者更加舒适？
4. 不同穿刺部位对测量结果有什么影响？
5. 如何挖掘该患者的中心静脉压波形变化大数据？

（王水雨）

# 项目五 有创动脉血压监测及导管维护技术

## 【实验学时】

2 学时。

## 【实验类型】

技能型实验。

## 【学习目标】

1. 掌握有创动脉血压监测的操作流程。
2. 掌握有创动脉血压监测的导管维护技术。
3. 熟悉有创动脉血压监测的用物准备。
4. 了解有创动脉血压监测的目的及重要性。

## 【实验目的】

1. 动态监测各种类型的大出血、休克、呼吸衰竭、心脑及其他大手术后及亚低温治疗患者的动脉血压。

2. 实时准确监测血压,及时发现患者的血压变化并指导用药。

3. 方便采集动脉血标本。

## 【临床案例】

患者张某,女,38 岁,主诉:头晕 3 年,加重 1 周。

现病史:患者 3 年前无诱因出现头晕,无头痛及肢体瘫痪,测血压 160/90 mmHg,间断服用尼卡地平片降压,血压控制不详(不常测血压),近月改为口服依那普利片 10 mg/d,吲达帕胺片 2.5 mg/d。仍有头晕,伴乏力,为进一步治疗来诊。无胸痛,无发热,无活动时气短,无呕吐及腹泻。现遵医嘱为患者实施有创动脉血压监测,以经皮桡动脉穿刺置管法为例。

## 【实验准备】

1. 护士准备:着装整洁,洗手,戴口罩。

2. 用物准备:动脉套管针,无菌贴膜,无菌纱布,消毒物品,压力套装,压力传感线,加压输液袋,监护仪,0.9%氯化钠注射液 250 mL,肝素钠 1 支,1 mL 注射器。

3. 患者准备

(1)向患者解释操作目的和意义,以取得其配合。

(参考解释语)

您好,请让我核对一下您的床号和姓名吧？您是1床张某女士吧。为了进一步了解您的病情,遵医嘱现在为您进行动脉置管,这个管路可实时准确监测血压以便及时调整药物剂量。还可以方便采集动脉血标本。让我检查一下您的桡动脉和尺动脉的血运情况。(护士:我需要压迫您的桡动脉和尺动脉,请您反复握拳直至手掌发白,以便于我观察您的手部循环及颜色恢复情况。)右手 Allen 试验阴性,一会儿在右手给您置入管路好吗？皮肤完好无破损、肢体活动度良好,动脉血运良好适合穿刺。张女士,您需要去卫生间吗？还有别的需要吗？(患者:没有。)好的,请您稍候,我去准备一下马上过来。

(2)检查尺动脉侧支循环情况,Allen 试验阴性者(改良 Allen 试验)可行桡动脉置管。

Allen 试验:有关桡动脉和尺动脉侧支循环的检查。

操作过程:检察者压迫患者的桡动脉和尺动脉并要求患者反复握拳直至手掌发白,检查者松开患者的桡动脉或尺动脉并观察患者手部循环及颜色恢复情况。

有创动脉血压的监测及导管维护技术

结果:7 s 内变红,尺动脉侧支代偿供血良好;8 ~ 14 s 变红为可疑;>14 s 变红为异常。

改良 Allen 试验(图 1-1):①检查者将患者手举过头部并要求患者紧握拳约 30 s;用手指分别同时按压尺动脉与桡动脉,终止其血流。②将患者手下垂,并自然伸展手指与手掌,松开对尺动脉的压迫,但是保持对桡动脉压迫,观察手指与手掌颜色恢复情况。③一般认为:5 s 内变红,尺动脉侧支代偿供血良好。如果手指与手掌颜色在 5 ~ 15 s 内变红或恢复正常,认为 Allen 试验正常,即 Allen 试验阴性;如果手指与手掌颜色在 5 ~ 15 s 内未变红或恢复正常,认为 Allen 试验异常,即 Allen 试验阳性,提示该侧尺动脉不足以保障该手部血供,该侧桡动脉不宜进行穿刺或置管。

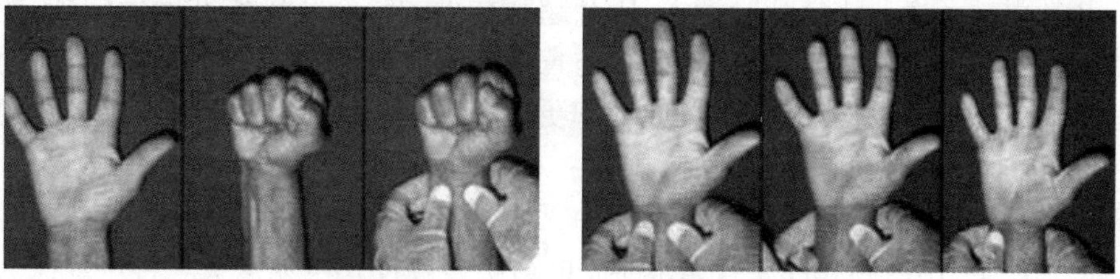

图 1-1　改良 Allen 试验

此方法大大简化了传统操作,但是它也存在一些问题:如手掌松开时手掌过伸,可能会引起掌弓循环血供减少,造成 Allen 试验“假阴性”;另外压迫尺动脉可能会在动脉减压后引起短暂的反射性扩张所造成 Allen 试验“假阳性”。

## 【操作步骤】

(一)操作前核对、评估、与患者沟通

1. 核对患者的腕带床号、姓名、性别等信息。
2. 评估患者的病情、意识状态、皮肤状况。

3. 评估患者周围环境、光照情况及有无电磁波干扰。

（二）操作过程

1. 接通电源，打开监护仪开关。

2. 将压力传感器与配制好的肝素盐水连接紧密并将肝素盐水或0.9%氯化钠注射液250 mL放入加压袋内（肝素盐水配制：抽取0.1 mL的肝素钠加入0.9%氯化钠注射液250 mL）。

3. 穿刺与置管

（1）患者常采用仰卧位，上肢外展于托手架上，穿刺者位于穿刺侧，患者手臂平伸外展20°~30°，手掌朝上，手指指向穿刺者，将纱布卷放置患者腕部下方，使腕关节抬高5~8 cm，并且保持腕关节处于轻度过伸状态。

张女士，请您平躺，现在我来为您连接心电监护仪。您这样躺着可以吗？我先给您清洁一下皮肤，有点凉，请您不要紧张！（患者：好的。）现在为您穿刺动脉置管。

（2）摸清桡动脉搏动，常规消毒皮肤，手术者戴无菌手套，铺无菌巾，在桡动脉搏动最明显的远端用1%普鲁卡因做浸润局麻至桡动脉两侧，以免穿刺时引起桡动脉痉挛。

1）直接穿刺法：确定动脉的搏动部位和走向，选好进针点，在动脉旁皮内与皮下注射局麻药或全麻诱导后用20 g留置针进行桡动脉穿刺。针尖指向与血流方向相反，针体与皮肤夹角依据患者胖瘦程度而异，一般为30°~45°角，缓慢进针，当发现针芯有回血时，压低穿刺针并再向前推进2~3 mm，针芯仍有回血，略退针芯，仍见持续回血，可向前推送外套管，随后撤出针芯，此时套管尾部应向外搏动性喷血，说明穿刺置管成功。

2）穿透法：进针点、进针方向和角度同上。当见有回血时再向前推进1~2 mm（撤出针芯无回血即可），然后撤出针芯，将套管缓慢后退，当出现喷血时停止退针，并立即将套管向前推进，送入时无阻力感且持续喷血，说明穿刺成功。

3）B超引导下桡动脉穿刺置管术：床旁超声技术的诊断及操作准确度较高，能减轻患者焦虑及不适，减少操作相关并发症。与盲法下穿刺置管相比，超声引导下桡动脉穿刺置管穿刺尝试次数少，节省时间且成功率更高。为便于评估血管，超声探头的频率范围保持在5~13 MHz。

a. 消毒超声探头：一人用蘸有消毒液的无菌纱布擦拭超声探头，另一人在不污染无菌手套的情况下，用内侧底部涂有无菌凝胶的透明袋接过并包裹探头。将包裹探头的透明袋中空气挤出，以免影响成像。

b. 穿刺部位的选择：保证探头在5~13 MHz的频率下开始评估血管。确保探头左侧所处部位的显影在屏幕左侧。自腕部起，对前臂侧面进行横向扫描，在桡骨茎及桡侧腕屈肌之间确定桡动脉及伴随静脉。必要时应用光压鉴别动脉及静脉（静脉是塌陷的，而动脉是充盈的）；确定桡动脉后，进一步调整探头，使血管与周围组织对比更分明。调整探头深度，使桡动脉成像处于屏幕中央位置，使血管清晰可见。从腕部扫描至肘窝，注意观察是否存在动脉迂曲及钙化。穿刺部位选在血管直径最大及钙化程度最低部位。优先选择近腕部、远肘部的位置穿刺。

c. 横断面定位下置管：确定穿刺点后，移动探头位置使桡动脉成像处于屏幕中央位置。对穿刺部位皮肤进行局部麻醉后，以45°~60°角插入留置针。轻微挑动留置针，并调整探头保证针头在屏幕上清晰显影。

针尖向动脉推进过程中，注意倾斜探头，保证针尖一直可见。每隔一段时间确定针尖位置，保证其一直位于动脉血管上方。留置针插入血管腔后，检查其反应，或有无血液回流，确定针尖位置正确。调整留置针至水平，以再次确定针尖位于血管内。保持留置针内针芯位置不变，将套管继续向前推进，随后撤出留置针内针芯，并将压力传感器与留置针套管连接。

d. 纵向定位下置管：纵向定位的情况下也可进行置管。超声探头纵向确定血管位置。桡动脉成像处于屏幕中央位置后，旋转探头90°。在屏幕中央可见动脉，并确定长轴及血管最大直径处，以15°～30°角进针，使针尖与血管长轴保持平行向前推进。如果屏幕上不见针头显影，其可能是在血管壁或血管外，回撤留置针，但不完全撤出，只调整角度使针尖显影可见于屏幕。再次向前推进针尖，直至其进入管腔，并见回血。保持留置针内针芯位置不变，将套管继续向前推进，其后撤出留置针内针芯，并将压力传感器与留置针套管连接。

将压力传感器置于无菌治疗巾中防止污染。局部消毒并更换1次治疗巾。

妥善固定好穿刺针，必要时用小夹板固定手腕部。

4. 连接测压装置

（1）测压装置与动脉连接。

（2）加压袋充气至300 mmHg，保证肝素盐水持续冲洗管道（3～5 mL/h），及时检查加压袋压力是否充足（加压充气时间是否在穿刺前）。

5. 校零

（1）摆放患者舒适体位。

（2）用肝素盐水脉冲式冲洗导管。

（3）将压力传感器置于右心房水平（腋中线第4肋间）。

（4）调节三通，关闭患者端，使压力传感器与大气相通。三通置于压力传感器同一水平高度。

（5）按监护仪的归零键，直至屏幕显示动脉压力为“0”，显示归零成功，调节三通，关闭大气端，进行测压。

（6）观察心电监护仪上显示的压力波形（正常的动脉压波形如图1-2所示），设置报警范围（根据患者病情及基础血压设置报警范围）。

（参考解释语）

张女士，仪器的各项参数都已经给您调好了，请您和家人不要随意调节好吗？请勿剧烈活动，以免动脉置管回血或脱落。（患者：好的，谢谢你。）您和家属注意不要在监护仪附近使用手机，以免干扰监测的效果。如有任何需要，请按床旁呼叫器，我也会定时来看您的。谢谢您的配合。

6. 帮助患者取舒适体位，整理用物。

7. 洗手，记录。根据需要记录各检测指标和危重病护理记录单，还可以冻结屏幕进行观察和导出以往该患者的参数资料并打印。

8. 拔除动脉导管，停止有创动脉压监测。

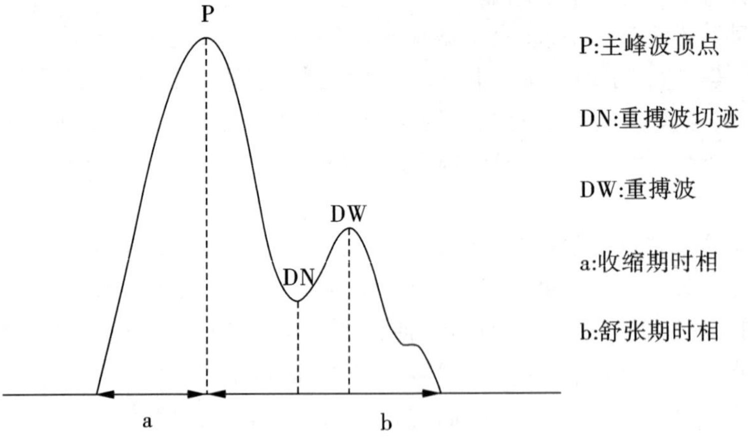


图 1–2 正常的动脉压波形

（参考解释语）

您的病情基本稳定，现在遵医嘱停止您有创动脉压的监测，需要将动脉导管拔除，请您配合好吗？请您伸出右手，拔管无任何不适。穿刺部位需要加压包扎，30 min 后可以去除，请注意不要过度活动右手，您这样躺着舒服吗？还有其他需要吗？（患者：没有。）我会经常过来看您的，谢谢您的配合。

## 【操作流程图】

洗手，戴口罩，准备用物，核对患者，解释目的

↓

仪器插好电源，处于备用状态，患者取平卧位

↓

选择动脉穿刺位置，消毒皮肤，穿刺

↓

止血封管，连接监护仪，妥善固定

↓

记录穿刺日期

↓

调试监护仪，观察穿刺部位、记录监护参数

## 【注意事项】

1. 穿刺前应评估近端动脉搏动以确定没有血栓形成。
2. 选择正确穿刺部位是操作成功的关键，末梢循环不良时应更换穿刺部位。
3. 注意无菌操作，做好动脉导管维护，尽量减轻动脉损伤。

4. 连接管路选择大口径尽可能短的硬质导管，口径最好>3 mm，一般 2 ~ 3 mm 内径，长度 60 cm 最佳，最多不超过 100 ~ 120 cm。

5. 换能器零点校正时，应保证换能器与心脏水平位置一致，以保证测定数值的准确，改变患者体位时始终保持换能器与心脏水平一致。

6. 必须彻底排空压力传感器内空气，否则会导致数据失真。

7. 对于凝血机制较差的患者可以根据具体情况选择生理盐水或浓度较低的低分子肝素(8 U/mL)溶液冲洗动脉导管。

8. 注意观察穿刺肢体的血运情况(肢体有无肿胀、颜色、温度异常)，局部不宜包扎过紧，及时发现血管痉挛、血栓、巨大血肿等并发症，一旦发现血栓形成和远端肢体缺血时必须立即拔除测压导管，必要时可手术探查取出血凝块，挽救肢体。

9. 当动脉波形出现异常、低钝、消失时，考虑动脉穿刺针处有打折或血栓堵塞现象。

10. 为了防止感染，每次抽血标本时，严格无菌操作。

## 【使用及维护】

1. 严防动脉内气栓的形成，在调试零点取血等操作中严防气体进入桡动脉造成气栓形成，定时检查管道内有无气泡。

2. 预防动脉内血栓形成

(1)每次经测压管抽取动脉血后，均应立即用肝素盐水进行冲洗，以防凝血。

(2)管道内如有血块堵塞时应及时予以抽出，切勿将血块推进，以防发生动脉血栓栓塞。

(3)动脉置管时间长短与血栓形成呈正相关，在患者循环功能稳定后应尽早拔除。

3. 为保证动脉测压管的通畅应用 1% 肝素盐水定时冲洗，加压袋的压力要大于 300 mmHg，可以达到 3 ~ 5 mL/h 自动冲洗效果。

(1)防止管路漏液，测压管路的各个接头应连接紧密，各个三通应保持性能完好。压力袋内的肝素盐水瓶漏液时应及时更换，以确保肝素盐水的滴入。

(2)保持测压管路通畅，妥善固定套管、延长管及测压肢体，防止导管受压或扭曲。三通开关保持在正确方向，最好持续冲洗，条件不足可 2 h 冲洗一次，保证管路内不能有任何气泡及血凝块。

(3)保证动脉穿刺点的局部干燥，穿刺部位每 24 h 消毒及更换敷料 1 次，并用无菌敷料覆盖，防止污染，若有渗血应及时更换敷料，消毒穿刺点，范围应大于皮肤保护膜的范围。测压管路系统应始终保持无菌状态。

(4)防止穿刺针及测压管脱落，穿刺针及测压管应牢固固定，尤其是患者烦躁时严防非计划性拔管。

(5)有创血压监测置管留置时限，桡动脉置管时间一般为 2 ~ 3 d，最长不超过 7 d，应做好动脉置管、拔管的动态评估。

(6)拔除动脉置管时应注意向患者家属解释，使患者采取舒适卧位，解除外固定，减去肝素盐水压力，置管处垫治疗巾，去除敷料，左手使用无菌纱布按压穿刺点，右手快速拔除管道，检查管道完整性，动脉置管拔除后，局部按压大于 5 min，观察无渗血时，用无菌纱布及弹力绷带加压包扎，30 min 后去除。

## 【动脉置管并发症预防】

1. 远端肢体缺血，主要原因是血栓形成，其他如血管痉挛及局部长时间包扎过紧等也可引起。血栓的形成与血管壁损伤、导管太硬太粗及置管时间长等因素有关，应做好预防工作。

(1) 穿刺动作轻柔稳准，避免反复穿刺造成血管壁损伤，必要时行直视下桡动脉穿刺置管。

(2) 选择适当的穿刺针，切勿太粗及反复使用。

(3) 密切观察置管侧远端手指的颜色与温度，当发现有缺血征象如肤色苍白、发凉及有疼痛感等异常变化，应立即拔管。

(4) 固定置管肢体时，切勿行环形包扎或包扎过紧。

2. 局部出血、血肿、穿刺失败及拔管后要有效地压迫止血，尤其对应用抗凝药的患者，应压迫 5 min 以上，并用宽胶布加压覆盖。必要时局部用绷带加压包扎，30 min 后予以解除。

3. 动脉置管后可并发局部感染，严重者也可引起血流感染，应积极预防。

(1) 所需用物必须经灭菌处理，置管操作应在严格的无菌技术下进行。

(2) 置管过程应加强无菌操作观念。

(3) 加强临床监测，每日至少监测体温 4 次，查血常规 1 次。如患者出现高热、寒战，应及时寻找感染源。必要时，取创面物培养或做血培养以协助诊断，并合理应用抗生素。

(4) 置管时间一般不应超过 7 d，一旦发现感染迹象应立即拔除导管。

## 【操作评分标准】

有创动脉血压监测及导管维护技术操作评分标准见表 1-8。

**表 1-8　有创动脉血压监测及导管维护技术操作评分标准**

| 项目 | 操作步骤 | 分值 | 考试评分 | 备注 |
|---|---|---|---|---|
| 目的<br>(5 分) | 通过有创的手段对各种波形、压力、氧合等数据进行测量和分析以判断患者的循环功能状态 | 5 | | |
| 操作前准备<br>(9 分) | 着装规范，洗手，戴口罩 | 4 | | |
| | 用物准备：监护仪、模块、导线（根据换能器的不同，有不同的设置）、压力传感器、500 mL 肝素生理盐水溶液、加压袋、动脉留置针、敷贴、治疗盘、手套、胶布；压力传感器用肝素盐水排气 | 5 | | |
| 核对<br>(6 分) | 携用物至患者床旁 | 2 | | |
| | 核对（用两种方法核对患者身份） | 2 | | |
| | 解释 | 2 | | |

续表 1-8

| 项目 | 操作步骤 | 分值 | 考试评分 | 备注 |
|---|---|---|---|---|
| 操作步骤（67 分） | 安装动脉测压装置：<br>（1）连接模块、导线<br>（2）压力传感器插入固定架 | 2 | | |
| | 动脉穿刺： | 2 | | |
| | （1）戴手套 | 2 | | |
| | （2）选择合适的动脉：常用部位为桡动脉（桡动脉穿刺前做 Allen 试验，阴性者方可穿刺） | 4 | | |
| | 消毒皮肤：以穿刺点为中心，消毒范围大小 8 cm×8 cm | 3 | | |
| | （4）穿刺：消毒一只手示指与中指，按穿刺点上方动脉搏动最强处，另一只手持针，穿刺角度 30°～45°，见回血后送入套管，按压动脉，防止血液流出，退针芯，连接压力传感器 | 5 | | |
| | （5）固定：消毒皮肤待干后，用敷贴及胶布妥善固定动脉留置针 | 3 | | |
| | 连接测压装置：<br>（1）测压装置与动脉连接 | 5 | | |
| | （2）加压袋充气至 300 mmHg | 5 | | |
| | 校零：<br>（1）安置患者体位 | 5 | | |
| | （2）用肝素生理盐水脉冲式冲洗导管 | 5 | | |
| | （3）将换能器置于右心房水平（第 4 肋间腋中线） | 5 | | |
| | （4）调节三通，关闭患者端，使换能器通大气。三通置于换能器同一水平高度 | 5 | | |
| | （5）按监护仪的归零键，直至屏幕显示动脉压力为“0”，调节三通，关闭大气端，进行测压 | 3 | | |
| | 设置报警范围（根据患者病情及基础血压设置报警范围） | 3 | | |
| | 整理用物 | 5 | | |
| | 洗手 | 5 | | |
| 操作后评价（13 分） | 患者能说出使用有创动脉压力监测的目的，并能接受 | 3 | | |
| | 态度认真、沟通良好 | 3 | | |
| | 操作熟练，有条不紊，无菌观念强 | 5 | | |
| | 注意保护患者的隐私并保暖 | 2 | | |
| 总分 | | 100 | | |

## 【选择题】

1. 关于有创动脉血压监测,错误的说法是 （　　）
   A. 正常动脉压波形分为升支、降支和重搏波
   B. 有创动脉血压收缩压正常值为 100～140 mmHg,舒张压为 60～90 mmHg
   C. 股动脉的收缩压比主动脉高　　D. 下肢动脉的收缩压比上肢高
   E. 一般认为足背动脉的收缩压比桡动脉约高 30 mmHg
2. 进行有创动脉血压测量时,应避免进行穿刺的是 （　　）
   A. 外伤者　　B. 脉管炎者
   C. 形成动静脉瘘侧肢体　　D. 桡动脉穿刺侧支循环试验阳性者
   E. 以上均有
3. 创伤性动脉压监测通常选用 （　　）
   A. 桡动脉　　B. 股动脉
   C. 颈内动脉　　D. 锁骨下动脉
   E. 腋动脉
4. 有创伤性动脉压监测是监测哪个部位的压力 （　　）
   A. 右心室　　B. 右心房
   C. 左心室　　D. 外周动脉
   E. 主动脉
5. 有创血压监测的优点是 （　　）
   A. 直接动脉压力监测为持续的动态变化过程,不受人工加压、袖带宽度及松紧度影响,准确可靠,随时取值
   B. 根据动脉波形变化来判断分析心肌的收缩能力
   C. 患者在应用血管活性药物时无法及早发现动脉压的突然变化
   D. 避免反复采集动脉血气标本,减少患者疼痛
   E. 动脉有创血压让麻醉安全更加有保障

## 【选择题答案】

1. E　2. E　3. A　4. D　5. ABDE

## 【评判性思考】

1. 正常人动脉波形是怎样的？有哪些异常波形？
2. 传感器位置怎样放置？它与右心房的关系如何？
3. 如何护理才能避免有创动脉监测的并发症？
4. 什么是动脉导管拔除的“黄金时间”？
5. 经动脉导管中采集的血气分析标本,对结果是否有影响？

（王水雨）

# 项目六　急危重症患者的转运技术

## 【实验学时】

2 学时。

## 【实验类型】

技能型实验。

## 【学习目标】

1. 掌握转运前患者病情评估的方法。
2. 掌握转运中危急情况的处理方法。
3. 掌握转运后的护理措施。

## 【实验目的】

1. 掌握急危重症患者转运技术。
2. 制定急危重症患者安全转运流程。
3. 能对转运过程中出现的并发症做出迅速且熟练的处理。

## 【临床案例】

患者李某，男，47 岁。因"腹痛 2 d"为主诉入院。入院后查体诊断为"胆囊结石、急性坏疽性胆囊炎"。入院 2 d 后在全麻下行"开腹胆囊切除术+腹腔积液冲洗术"，术后因血压低、全麻未醒、留置气管插管转入 ICU。转入 ICU 时另带入双腔右颈内中心静脉置管，右侧桡动脉导管、左右腹腔引流管各一根。转入第 2 天患者神志清醒，自主呼吸及呛咳能力恢复，主管医师及呼吸治疗师进行相关评估后，由主管医师给予患者拔除经口气管插管。转入第 3 天患者血压正常，左右腹腔引流管引流液逐渐减少。转入第 5 天由 ICU 主管医师及手术医师评估病情，患者已具备转入普通病房条件。现遵医嘱给予患者整理用物，在医护人员的陪同下转入肝胆胰腺外科继续进行专科治疗。

## 【实验准备】

1. 医师准备：转运前将转运的必要性、转运潜在风险告知患者及其家属，征得知情同意并签字，使其有思想准备，减少纠纷发生。携带患者的影像资料及纸质病历。

2. 护士准备：做好转运前的评估工作，通知接收科室，准备相关用物及用药。

3. 患者分级：Ⅰ级患者具有随时危及生命的临床问题，采取相应的医疗支持后生命体征仍不平稳，GCS 评分<9 分，人工气道支持（PEEP≥8 $cmH_2O$，$FiO_2$≥60%），应用两种以上血管活性药物；Ⅱ级患者具有可能危及生命的临床问题，采取相应的医疗支持后生命体征相对平稳，GCS 评分 9～12 分，需要人工气道支持（PEEP<8 $cmH_2O$，$FiO_2$<60%）及血管活性药物支持；Ⅲ级患者呈慢性病程，生命体征尚平稳，GCS 评分>12 分，无人工气道支持及血管活性药物治疗。

4. 转运药品及设备准备：外出抢救箱（内含抢救物品和药品）、简易呼吸器、心电监护仪器、氧气袋、转运平车，必要时备转运呼吸机、气管插管包及除颤器。确认转运设备工作状态正常。

## 【操作步骤】

（一）转运前核对、评估、与患者沟通

联系接管科室，确认能否转科及转科时间，告知患者的病情、特殊用药、性别及所需物品（如果是多重耐药患者应提前告知接收科室细菌类型并准备单间，压疮高风险患者应告知接收科室准备气垫床）。

1. 核对患者的床号、姓名、性别等信息，评估患者的病情、意识状态、皮肤及其他特殊情况等。

2. 检查患者引流管是否清洁通畅，标识是否清晰，伤口敷料是否清洁干燥。转运过床前夹闭患者引流管，引流袋放置合适位置。

3. 检查患者静脉穿刺部位情况，保持静脉通路通畅，所用药物标识明确。

4. 评估转运患者周围环境、天气、光照。

5. 评估转运设备工作状态，氧气储备是否足够全程所需。

6. 整理患者用物，携带用药，完成核对检查纸质病历，通知医生开立转科医嘱。

7. 再次通知接管科室，确认转科时间及所需仪器、物品准备情况。

8. 再次核对患者，用医用过床易（医用过床易是将患者从手术台、推车、病床、CT 台进行换床或移位的最佳工具，可使患者平稳、安全地过床，并减轻其被搬运时所产生的痛苦）帮助患者转至转运车上，准确记录转运过程。

（参考解释语）

您好，我是您今天的责任护士××，请告诉我一下您的床号姓名，1 床李先生，我看一下您的腕带，1 床李某。李先生，您的病情已经稳定，经手术医师及 ICU 主管医师对您病情的共同评估，您已经可以转出 ICU，转回普通病房继续进行相关治疗了。我已经为您整理好您的相关用物及用药，也已经告知了您的家人，还有什么别的需要吗？（患者：没有。）在转运过程中您有什么不舒服请及时告诉我。

（二）转运途中

1. 病情监测：转运过程中护士需站于患者头侧，密切监测患者的意识、生命体征、呼吸形态并观察供氧情况，及时发现患者病情变化。

2. 安全护理：确保患者输液通畅，以便抢救时用药。如患者病情加重，根据不同转运级别，按如下原则处理：Ⅰ级患者就地抢救；Ⅱ级患者进行初步处理后病情平稳可继续转运，否则须尽快返回病室抢救；Ⅲ级患者须尽快返回病室处理。

3. 管道护理：妥善固定引流管并保持通畅，注意观察引流液的颜色、性质、量，放置位置低于伤口位置以防逆行感染。对达不到高度要求的应先夹闭引流管。对于有特殊要求的引流管（如脑室引流管，转运前倾倒引流液，以防打湿引流管顶部的换气孔），严格按要求放置。

急危重症患者的转运技术

4. 心理护理：及时关注患者及其家属的心理变化。对于清醒患者，积极告知转运途中的注意事项，保持语言沟通，评估患者疼痛和舒适度（可能有些转运科室距离较远、急诊电梯未及时到达、转运途中天气变化、转运途中人多拥挤等都会造成患者及家属的焦虑及不安，要及时发现并给予解释及安慰，稳定情绪）。

（三）转运交接

1. 接收科室：应做好充分准备，按照 ICU 提供的患者需求准备用物，检查仪器、设备，准备过床用物。

2. 关注患者病情：交接时患者最易发生病情变化，特别是过床时。

3. 交接内容：转运人员应与接收科室/医院负责接收的医务人员进行正式交接并落实治疗的连续性。交接内容包括患者病史、重要体征、实验室检查、治疗经过、引流管情况、皮肤情况，以及转运中有意义的临床实践，患者纸质病历及影像学资料，交接后应书面签字确认。

（参考解释语）

先生，我们已经到达肝胆外科普通病房了，您在这里安心养病，有什么需求或者不明白的地方可以询问护士。谢谢您这几天在 ICU 对我们工作的配合，祝您早日康复。

（四）患者转运后

1. 携带转运用物返回 ICU。

2. 对床单位进行终末消毒备用。

【转运流程图】

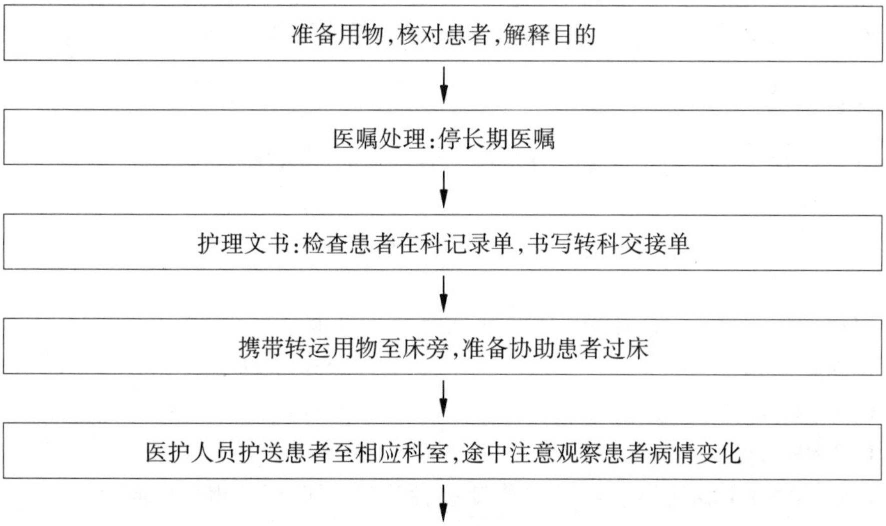

到达病房,床旁交接

↓

携转运用物返回 ICU,进行终末消毒处理

## 【注意事项】

1. 对患者的病情和转运人员的能力进行分级,转运人员分工明确。

2. 转运前确保转运设备正常运行,医生、护士熟练操作且能够处理转运过程中突发情况。

3. 沟通贯穿整个转运过程。

4. 充分的准备,指对仪器设备、医护人员两方面的准备。

5. 搬运颈髓损伤或骨折患者,在损伤部位固定良好的情况下可以使用过床易,搬运过程中注意保持肢体轴线水平,防止躯干扭曲。两侧均需用双手固定患者的头、颈、肩及臀部,使身体保持一条直线。

6. 转运过程中严密监测,保证患者安全。

7. 转运并发症有:死亡;低氧($SpO_2$ 下降>10% 超过 10 min);低血压(血压下降>20 mmHg 超过 10 min);呕吐物致呼吸道梗阻;人工气道移位、脱出等,需要人工通气或再次插管;内脏二次出血(失血量>250 mL);心律失常,伴有血流动力学改变或需要紧急治疗;监测用动/静脉导管脱出;胸腔引流管/导尿管/外科引流管等导管移位;神经系统变化(颅内高压、神经系统定位体征、颅内出血)。

8. 妥善固定引流管并保持通畅,注意观察引流液的颜色、性质、量,放置位置低于伤口位置以防逆行感染,对达不到高度要求的应先夹闭引流管。

9. 能对转运过程中发生的危及患者生命的首要问题及时做出评估,后迅速进行处理,缩短急救时间,保持沉着冷静。

10. 转运人员应与接收科室负责接收的医护人员进行正式交接并落实治疗的连续性。交接内容包括患者病史、重要体征、实验室检查、治疗经过、引流管情况、皮肤情况,以及转运中有意义的临床实践,患者纸质病历及影像学资料,交接后应书面签字确认。

## 【选择题】

1. 转运过程中如果患者发生意外应把患者第一时间送往　　(　　)

A. 原科室　　B. 接收科室

C. 就近科室　　D. 急诊科室

E. 原地抢救

2. 对于多重耐药患者的床单位终末处理消毒剂的剂量是　　(　　)

A. 500 mg/L　　B. 1 000 mg/L

C. 1 500 mg/L　　D. 2 000 mg/L

E. 2 500 mg/L

3. 转运前将主管医师应将(　　)告知患者及其家属,以获得知情同意书。

A. 转运的必要性　　B. 转运科室
C. 潜在风险　　D. 转运护士及医师
E. 以上都对

4. 转运过程中护士需站于患者(　　)方位。
A. 头侧　　B. 尾侧
C. 右侧　　D. 左侧
E. 以上都对

5. 转运充分的准备是指(　　)方面的准备。
A. 医护人员与患者　　B. 医护人员与仪器设备
C. 医护人员　　D. 医护人员、仪器设备与患者
E. 以上都对

6. 搬运颈髓损伤或骨折患者,搬运过程中应注意保持患者肢体　　(　　)
A. 功能位　　B. 轴线水平
C. 舒适位　　D. 便于搬运
E. 以上都对

7. 搬运颈髓损伤或骨折患者,两侧均需用双手固定患者　　(　　)
A. 头、颈　　B. 头、颈及肩
C. 颈、肩　　D. 头、颈、肩及臀部
E. 头、肩

## 【选择题答案】

1. C　2. B　3. A　4. A　5. B　6. B　7. D

## 【评判性思考】

1. 如何更好地交流,让患者及家属放松情绪,配合转运?
2. 转运前如何过床才能让患者更加舒适?
3. 怎样才能快速地完成转运工作?

(杨　慧)

# 项目七 ICU 肺部听诊及胸部物理治疗技术

【实验学时】

2 学时。

【实验类型】

技能型实验。

【学习目标】

1. 掌握听诊方法，判断患者呼吸音及肺部情况。
2. 掌握合理有效的肺胸部物理治疗方法。

【实验目的】

1. 了解患者肺部情况。
2. 促进患者痰液排出，保持呼吸道通畅。
3. 提高患者舒适度，降低肺部感染的发生概率。

【临床案例】

患者，王某，男性，30 岁，因“咳嗽、咳痰 10 余天”由门诊收住入院。患者 10 余天前受凉后出现反复咳嗽，阵发性连声咳，咳黏液脓性痰，病初有发热，体温最高 38.5 ℃，患者进食少，睡眠欠佳，大小便正常。入院查体：体温 38 ℃，脉搏 88 次/min，呼吸 20 次/min，血压 120/80 mmHg，神志清，口唇发绀，双侧瞳孔等大等圆，对光反射灵敏，颈浅静脉无怒张。辅助检查：CT 示右肺中叶、下叶炎症。初步诊断肺炎。现遵医嘱实施“肺部听诊及肺部物理治疗”改善肺部情况。

【实验准备】

1. 护士准备：着装整洁，洗手，戴口罩。

2. 用物准备：监护仪、听诊器、吸氧装置、治疗盘（听诊器、水杯、吸管、痰杯各 1 个，纸巾 1 盒）；护理记录单、翻身卡各 1 个，软枕 3 个、浴巾 1 条、抢救车、吸痰装置、多功能排痰仪。

3. 患者准备：给清醒患者解释使用目的及注意事项。

## 肺部听诊术

【操作步骤】

（一）操作前核对、评估、与患者沟通

1. 核对患者的床号、姓名、性别等信息。

2. 评估患者

(1)年龄、体重、病情、意识、皮肤、肢体活动能力及合作程度、有无骨折、牵引、管道、伤口敷料及目前氧疗方式及流量。

(2)评估患者需要翻身的体位、操作环境及用物准备情况。

(3)评估患者自主咳痰能力及痰液黏稠度。

(参考解释语)

先生您好，请让我核对一下您的床号和姓名吧？是1床王某先生吧。王先生，您好，我是您的责任护士，请您跟我一起核对一下腕带信息好吗？腕带信息正确。王先生，您今天感觉怎么样？还是有痰咳不出来吗？别担心，我先来听听肺部情况怎么样，然后帮您翻身、叩背做体疗，帮您把痰咳出来，请您配合我，好吗？(患者，好的。)请您稍候，我去准备一下马上过来。

(二)操作过程

1. 患者取舒适卧位。

2. 观察皮肤及管道固定情况。

3. 听诊、根据结果协助患者取健侧卧位。

4. 听诊方法：嘱受检者微张口，稍做深呼吸，注意每个部位听诊1～2个呼吸周期。听诊顺序：一般由肺尖开始，自上而下，从外向内，从左向右，由前胸到侧胸及背部(前胸、侧胸在每个肋间，至少应听诊3个部位，后胸每个肋间至少2个部位)，左右对称部位进行对比听诊。

ICU肺部听诊及胸部物理治疗技术

5. 向患者或家属说明听诊结果及配合治疗的方法。

6. 根据听诊结果协助患者取侧卧位。

7. 洗手，做记录。

(参考解释语)

您现在感觉怎么样？您配合得很好，现在我们可以慢慢躺下来了，您的肺部情况我已经了解了，那您先好好休息，有什么需要我帮忙的随时按枕边的呼叫器叫我，我也会经常来看您的，谢谢您的配合！

## 【操作流程图】

洗手、戴口罩、准备用物、核对患者

↓

解释目的、取得合作

↓

取合适体位、正确听诊

↓

根据听诊结果指导患者卧位

↓

| 整理用物、洗手 |
| --- |
| ↓ |
| 做好记录 |

## 【注意事项】

1. 体位：患者最好采取坐位、姿势端正，肌肉放松，体弱患者可侧卧位，并应转换体位检查。

2. 让患者做均匀的深呼吸动作，必要时让患者咳嗽几声，这样易察觉呼吸音及附加音的改变。

3. 注意区别外来杂音的干扰，如衣服、听诊器与皮肤的摩擦音，寒冷引起的肌肉震颤音、胃肠道的蠕动音等。

4. 听诊时注意呼吸音的性质、强度、音调高低以及时相的长短，有无啰音、摩擦音等。

5. 呼吸音：①支气管呼吸音，正常人在喉部、胸骨上窝和背部第6、7颈椎及第1、2胸椎附近可听到此种呼吸音。如在其他部位听到支气管呼吸音，则为异常。②肺泡呼吸音，正常人除了支气管呼吸音及支气管肺泡音分布部位外，其余肺部均为肺泡呼吸音。肺泡呼吸音增强、减弱或消失，呼气音延长，呼吸音增粗均为异常。③支气管肺泡呼吸音，此种呼吸音为支气管呼吸音与肺泡呼吸音的混合呼吸音。正常人在胸骨两侧第1、2肋间隙，肩胛间区第3、4胸椎水平以及肺尖前后部可听到此种呼吸音。如在其他部位听到支气管肺泡呼吸音则为异常。

常见异常呼吸音有以下几种。

（1）局部呼吸音减弱或消失：与肺泡内的空气流量减少或进入肺的空气流速减慢及呼吸音传导障碍有关，见于支气管阻塞、局部炎症、胸廓活动受限或肿瘤等。

（2）啰音是呼吸音以外的附加音，正常情况下可分为湿啰音和干啰音。①湿啰音是由于吸气时气体通过呼吸道内的分泌物如渗出液、痰液、血液、脓液等，形成的水泡破裂所产生的声音，故又称水泡音。或认为小支气管壁因分泌物黏着而陷闭，当吸气时突然张开重新充气所产生的爆裂音。②干啰音是由于气管支气管或细支气管狭窄或部分阻塞，空气吸入或呼出时发生湍流所产生的声音。发生于双侧肺部的干啰音，常见于支气管哮喘、慢性支气管炎和心源性哮喘。局限性干啰音，是由于局部支气管狭窄所致，常见于支气管黏膜充血水肿或分泌物增加。

（3）语音共振：嘱受检者用一般的声音强度重复发“yi”长音。正常可听到柔和、模糊的声音。检查时要在两侧胸部对称部位比较听诊，如发现增强、减弱则为异常。

（4）胸膜摩擦音：听诊胸膜摩擦音通常部位是腋中线胸部的下部，正常人无胸膜摩擦音。

## 【操作评分标准】

肺部听诊技术操作评分标准见表1-9。

表 1–9　肺部听诊技术操作评分标准

| 项目 | 操作要求 | 分值 | 考试评分 | 备注 |
|---|---|---|---|---|
| 操作前准备（5 分） | 护士准备:着装整洁、洗手、戴口罩 | 5 | | |
| 评估（15 分） | 患者的病情、年龄、意识状态及生命体征 | 4 | | |
| | 听诊部位的皮肤情况 | 3 | | |
| | 吸痰指征:患者不能自行咳出痰液 | 3 | | |
| | 心理状态:情绪反应、合作程度 | 3 | | |
| | 环境:安静、整洁、光线好 | 2 | | |
| 准备（5 分） | 用物准备:听诊器 | 2 | | |
| | 听诊环境安静 | 3 | | |
| 操作要点（55 分） | 携用物至床旁,核对 | 4 | | |
| | 向患者解释使用方法和目的,取得合作 | 3 | | |
| | 协助患者取坐位,解开上衣,暴露听诊部位 | 3 | | |
| | 嘱受检者稍张口做均匀呼吸,必要时进行深呼吸 | 4 | | |
| | 正确使用听诊器 | 3 | | |
| | 听诊从肺尖开始沿肋间自上而下、前胸、侧胸、背部 | 15 | | |
| | 左右对称部位对比 | 4 | | |
| | 指出正常呼吸音在体表分布部位,描述正常呼吸音种类、特点 | 4 | | |
| | 口述:<br>支气管呼吸音:分布在喉部、胸骨上窝、背部 6、7 颈椎及第 1、2 胸椎部附近;特点:呼气时间长、音强、调高,声音似将舌抬高,张口呼气时发出的“哈—”音 | 5 | | |
| | 口述:<br>肺泡呼吸音:分布在除支气管呼吸音和支气管肺泡呼吸音以外的肺泡部位;特点:吸气时间长音强,调高,声音似上齿咬下唇吸气时发出的“呋—”音 | 5 | | |
| | 口述:<br>支气管肺泡呼吸音:分布在胸骨角附近及肩胛间区 3、4 胸椎水平;特点:吸气音似肺泡呼吸音的吸气音,音略强,调略高;呼气音似支气管呼吸音的呼气音,但音略弱,调略低;吸气和呼气时间响度、音调大致相等 | 5 | | |
| 操作后终末处置（5 分） | 整理用物,整理床单位 | 2 | | |
| | 做好记录 | 3 | | |

续表 1-9

| 项目 | 操作要求 | 分值 | 考试评分 | 备注 |
|---|---|---|---|---|
| 操作后评价（15 分） | 与患者沟通良好，患者知晓听诊的目的和配合方法 | 3 | | |
| | 操作规范，熟练，正确 | 3 | | |
| | 语言流畅 | 3 | | |
| | 态度认真 | 3 | | |
| | 患者床单位整洁，卧位舒适 | 3 | | |
| 总分 | | 100 | | |

## 胸部叩击技术

胸部叩击和胸部震颤都是促进气道清洁的重要手段，常与体位引流一起应用。适用于慢性支气管炎、慢性阻塞性肺气肿、肺炎、哮喘、支气管扩张症、留置人工气道患者、昏迷患者等。

### 【操作步骤】

（一）操作前核对、评估、与患者沟通

1. 患者病情、血气分析结果、胸片结果等。

2. 评估患者生命体征。

3. 向患者解释操作目的，取得理解和配合。

（参考解释语）

王先生，您好，刚才听诊您的右肺确实有痰，现在我来帮您翻身，然后再给您叩背，协助您把痰咳出来，请您配合我，好吗？（患者：好的。）请您稍候。

（二）操作前准备

1. 环境准备：请无关人员回避，关闭门窗，调节室温，适当遮挡。

2. 物品准备：听诊器、软枕等协助患者摆放合适体位的物品。

3. 患者准备：停止鼻饲、进食患者需休息 2 h 再进行。

（三）操作方法与步骤

1. 协助患者坐位或侧卧位。

2. 胸部叩击是将双手指并拢，使手掌呈杯状，然后双手交替对胸部病变部位进行节律性叩击。以患者能承受的力量、使用腕关节的力量，以 40 ~ 50 次/min 的频率，由下至上、由外至内叩击。叩击时产生的压缩空气释放机械能，通过胸壁传导至肺部的能量使黏附于气管壁的痰液松动，有利于分泌物向外移动。

3. 叩拍时配合体位引流，避免痰液引流入健侧肺。

4. 操作后指导患者深吸气后用力咳痰。咳嗽时嘱患者身体略向前倾，腹肌用力收缩,在深吸气后屏气 3 ~5 s 再咳嗽,重复数次。

5. 咳嗽后注意心率,有无缺氧,听诊呼吸音。如果心率增加 20 次/min,喘息、缺氧则应暂缓咳痰,并予以吸氧。

6. 若患者咳嗽反应弱,则在吸气后给予刺激按压及横向滑动胸骨上窝的气管,促进咳嗽。

7. 咳痰前可进行雾化吸入。

## 【操作流程图】

患者病情、意识状态、排痰指征、心理状况

↓

物品齐全、环境安静、光线充足

↓

核对、解释,取得患者配合

↓

摆放体位进行叩背

↓

备好吸痰装备,有效咳嗽或吸痰

↓

整理用物、合理体位

↓

记录操作时间、痰液性质,呼吸情况

↓

患者呼吸道通畅,感觉舒适

## 【注意事项】

1. 患者进食后卧床休息 2 h,方可胸部叩击和胸部震颤。

2. 操作前评估患者痰液部位,根据痰液潴留部位进行叩击。

3. 根据临床情况,每天进行 2 ~6 次。

4. 评价痰液量、听诊结果、患者对治疗的反应、血氧饱和度、动脉血气分析等。

5. 重点提示:循环状况极不稳定的患者应避免胸部叩击;叩击会增加缝合切口张力,做植皮和脊柱手术的患者应特别注意。

## 【操作评分标准】

胸部叩击技术操作评分标准见表 1-10。

**表 1-10　胸部叩击技术操作评分标准**

| 项目 | 操作要求 | 分值 | 考试评分 | 备注 |
|---|---|---|---|---|
| 操作前准备（8 分） | 护士准备：着装整洁、洗手、戴口罩 | 4 | | |
| | 用物准备：用物齐全、放置合理 | 4 | | |
| 评估（12 分） | 患者生命体征、疼痛耐受度、无禁忌证 | 6 | | |
| | 患者的胸片情况、痰液性状、进食情况 | 6 | | |
| 操作要点（55 分） | 携用物至床旁 | 3 | | |
| | 核对患者身份及医嘱 | 4 | | |
| | 询问或协助患者大小便 | 6 | | |
| | 做好解释工作并指导患者有效咳嗽的方法（取坐位，双脚着地，身体前倾，进行数次深呼吸后，用力深吸一口气，屏气 3 ~ 5 s，进行 2 ~ 3 次短促有力的咳嗽） | 8 | | |
| | 根据患者病情选择合适的体位，坐位较理想，若患者不耐受或因治疗受限制（如行机械通气者），也可选择侧卧位来进行 | 8 | | |
| | 手掌合成杯状，拇指紧贴四指，用腕部力量，对肺部有节奏的叩击 | 8 | | |
| | 叩击由下至上，由外向内，每肺叶反复叩击 1 ~ 3 min。力度适中，以不引起患者疼痛为宜，同时叮嘱患者进行有效咳嗽 | 8 | | |
| | 叩击同时观察患者面色及主诉，有监护的患者注意观察血氧饱和度、心率、心律、血压的变化 | 6 | | |
| | 协助患者取舒适卧位 | 4 | | |
| 操作后终末处置（8 分） | 整理用物，垃圾分类处理 | 2 | | |
| | 规范洗手 | 2 | | |
| | 做好记录 | 4 | | |
| 操作后评价（17 分） | 能对患者或家属进行良好的健康教育 | 5 | | |
| | 手法正确、操作熟练、动作轻巧 | 2 | | |
| | 患者呼吸道分泌物被有效排出，感觉舒适 | 2 | | |
| | 体现人文关怀，满足患者身心需要 | 3 | | |
| | 患者能说出肺部叩击的目的和注意事项 | 5 | | |
| 总分 | | 100 | | |

## 机械振动排痰仪的操作技术

排痰仪是一种通过振动松动痰液而利于痰液咳出的仪器，根据物理定向叩击原理设计提供垂直力和水平力，根据患者的病情、体重指数调节振动频率传导到深部组织，作用于深部的细小气道，有效排出深部组织的痰液，从而改善肺通气状况。

### 【操作步骤】

（一）操作前评估、与患者沟通

1. 评估患者病情、胸片结果等。

2. 评估患者意识状态、缺氧程度、背部和胸部皮肤。

3. 向患者解释操作目的，取得理解和配合。

（参考解释语）

王先生，您好请让我核对一下您的床号和姓名吧？是1床王某吧？王先生，您好，经过我们的翻身叩背，您大气道的痰液基本已经排出，为了更好地促进您深部细小气道痰液的排出，现在遵医嘱要给您做机械振动排痰，过程中没有特殊不适，请您配合我，好吗？（患者：好的。）请您继续保持左侧卧位。

（二）操作前准备

1. 环境准备：关闭门窗，调节室温，适当遮挡。

2. 物品准备：检查排痰仪完好状态、吸痰装置良好备用。

3. 患者准备：停止鼻饲、进食患者需休息2 h再进行。

（三）操作过程

1. 携用物至床旁。

2. 协助患者侧卧位（患侧高位）或俯卧位。

3. 根据需要叩击的部位选择合适的叩击头，罩上叩击罩。

4. 接通电源，根据患者病情、耐受度选择频率，一般为20～30次/s（对于体弱或术后患者，建议从较低频率开始），定时10～20 min。

5. 仪器开始工作，将叩击头抵至患者胸部。

6. 一只手握住叩击头的手柄，另一只手引导叩击头轻加压力，使叩击头与患者皮肤紧密贴合。

7. 按照由外向内、由下向上循环进行振动排痰，每个位置持续振动1～2 min。

8. 操作后指导患者深呼吸及有效咳痰，必要时吸痰并观察痰液的颜色、性状和量的变化。

9. 整理床单位，协助患者取舒适卧位。

### 【操作流程图】

| 洗手，戴口罩，准备用物 |
| --- |

↓

评估患者病情、意识状态、听诊确定排痰指征、心理状态

↓

物品齐全、环境安静、整洁、光线充足

↓

核对患者、解释目的

↓

选择合适叩击头及振动频率、准备吸痰装备

↓

正确体位、开始叩击

↓

根据患者情况指导其有效咳嗽

↓

必要时吸痰

↓

密切观察患者病情变化及痰液颜色、性状、量

↓

整理床单位,整理用物,洗手,记录

## 【注意事项】

1. 每日治疗 2 ~4 次,操作时间安排在餐前 1 ~2 h 或餐后 2 h 进行,排痰仪的叩击头应避开胃肠和心脏。

2. 对于感染较重的部位,应延长叩击时间,增加频率,并用手对叩击头增加压力,促进深部痰液排出。

3. 痰液黏稠的先进行雾化吸入,适当湿化气道,在操作过程中严密观察患者情况,如听到痰鸣音,可先行吸痰,稳定后再继续操作。

4. 治疗后用消毒液擦拭叩击头、机箱、导线等,定期专人进行机器维护和保养。

5. 患者病情重、管道多、监测导联线多,应注意管道的固定及生命体征的监测。

6. 治疗 3 d 后可再次评估患者,比较满意的疗效标准为:痰液减少,病变部位呼吸音改善,无啰音,胸片改善。

## 【操作评分标准】

机械振动排痰仪技术操作评分标准见表 1-11。

**表 1-11　机械振动排痰仪技术操作评分标准**

| 项目 | | 操作要求 | 分值 | 考试评分 | 备注 |
|---|---|---|---|---|---|
| 操作前准备（5 分） | | 护士准备:着装整洁、洗手、戴口罩 | 2 | | |
| | | 用物准备:排痰仪、吸痰装置等用物齐全、放置合理 | 3 | | |
| 评估（10 分） | | 患者的年龄、病情、生命体征、缺氧程度、炎症的性状,背部或胸部皮肤情况 | 3 | | |
| | | 患者的心理状态及合作程度 | 2 | | |
| | | 环境:安静、整洁、光线好 | 2 | | |
| | | 机械振动排痰仪的性能良好 | 3 | | |
| 操作要点（65 分） | 准备 | 携用物至床旁,正确核对患者 | 2 | | |
| | | 向患者或家属解释使用排痰仪的目的、注意事项,取得配合 | 3 | | |
| | | 检查吸痰装置处于完好状态 | 3 | | |
| | | 正确检查排痰仪,仪器处于完好状态 | 2 | | |
| | 机械振动排痰 | 协助患者取侧卧位 | 3 | | |
| | | 根据需要叩击的部位选择合适的叩击头 | 3 | | |
| | | 将叩击器一端旋进装配头的面板,另一端接上叩击头,罩上叩击罩 | 3 | | |
| | | 将卫生纸放于患者床头可取之处,并向患者解释。不能自行咳痰的患者或有气管插管和气管切开者准备吸痰装置 | 4 | | |
| | | 打开开关,根据病情和体质情况调节振动的频率,一般是 20 ~ 30 次/s | 3 | | |
| | | 定时 10 ~ 15 min | 3 | | |
| | | 仪器开始正常工作 | 2 | | |
| | | 将叩击头放置在需要叩击的部位 | 2 | | |
| | | 按照由外至内、由下向上的顺序循环进行振动排痰 | 5 | | |
| | | 叩击头与患者皮肤充分紧密贴合 | 5 | | |
| | | 每一位置持续振动 1 ~ 2 min,1 ~ 2 min 后叩击头移动继续持续振动,注意振动位置避开伤口 10 cm | 5 | | |
| | | 倾听患者主诉,振动过程中,观察患者的面色、呼吸是否改善,吸出物的性状、生命体征、血氧饱和度情况等 | 5 | | |
| | | 指导患者咳嗽,不能自行咳嗽者进行吸痰 | 4 | | |
| | | 如需暂停治疗,向左旋转速度控制旋钮直至暂停即可。继续治疗时,向右旋转速度控制旋钮,划过暂停位置直至所要求的速度设定值即可 | 2 | | |
| | | 设定时间到,仪器自动停止振动,然后自动断电 | 2 | | |
| | | 治疗完毕,进行肺部听诊,评估效果,口述比较满意的疗效标准为:痰液较少、病变部位呼吸音改善、无啰音、胸片改善 | 4 | | |

续表 1-11

| 项目 | 操作要求 | 分值 | 考试评分 | 备注 |
| --- | --- | --- | --- | --- |
| 操作后终末处置（6 分） | 协助患者取舒适卧位 | 2 | | |
| | 查对，整理用物 | 1 | | |
| | 记录排痰仪使用的时间、频率，记录患者痰液的性质、量、颜色，血氧饱和度、呼吸音、心率的变化情况 | 3 | | |
| 操作后评价（14 分） | 患者了解使用排痰仪的目的并配合操作 | 2 | | |
| | 患者呼吸道分泌物被有效排出，感觉舒适 | 4 | | |
| | 用物：针对用物的不同种类，依据消毒隔离规范具体要求做相应处理 | 2 | | |
| | 体现人文关怀，满足患者身心需要 | 2 | | |
| | 操作过程严密观察患者的生命体征 | 2 | | |
| | 手法正确、操作熟练 | 2 | | |
| 总分 | | 100 | | |

## 【选择题】

1. 常见的异常呼吸音不包括 (　　)
   A. 局部呼吸音减弱或消失
   B. 啰音
   C. 语音共振
   D. 胸膜摩擦音
   E. 支气管呼吸音
2. 胸部物理治疗技术有 (　　)
   A. 体位引流　B. 胸部叩击
   C. 咳嗽功能训练　D. 胸腔闭式引流
   E. 胸部震颤
3. 下列哪类患者慎用胸部叩击法 (　　)
   A. COPD 患者　B. 肺不张患者
   C. 肺出血患者　D. 气管插管患者
   E. 脑出血术后患者
4. 胸部物理治疗的时间不恰当的是 (　　)
   A. 饭前 2 h　B. 饭后 2 h
   C. 吸痰前　D. 吸痰后
   E. 气道雾化后

5. 胸部物理治疗的目的不包括（　　）

A. 改善患者氧合　　B. 促进患者痰液排出

C. 降低呼吸道感染率　　D. 改善患者预后

E. 降低患者痰液黏稠度

6. 男性，65 岁，既往有慢性支气管炎，近 1 个月来出现发热，咳嗽，于医院就诊，请结合提供的听诊内容，选择最恰当的选项（　　）

A. 正常呼吸音　　B. 中湿啰音合并呼气相哮鸣

C. 双下肺的湿啰音　　D. 支气管肺泡呼吸音

E. 右下肺中湿啰音

7. 肺部听诊时，开始部位宜在肺听诊区的（　　）

A. 上 1/3　　B. 中 1/3

C. 下 1/3　　D. 前 1/3

E. 后 1/3

## 【选择题答案】

1. E　2. D　3. C　4. D　5. D　6. B　7. A

## 【评判性思考】

1. 如何判断患者是否需要排痰？
2. 患者排痰过程中血氧饱和度下降应该怎么处理？
3. 操作过程中患者还可能发生哪些病情变化？

（陈蓓香）

# 模块二　创伤患者护理技术

# 项目一 创伤患者止血技术

## 【实验学时】

2 学时。

## 【实验类型】

技能型实验。

## 【学习目标】

1. 能根据患者出血部位和特点正确选择最优的止血方式。
2. 能正确进行各种止血操作。

## 【实验目的】

1. 完成创伤患者院前急救中的止血操作。
2. 为创伤患者后续的综合救治打好基础。

## 【临床案例】

护士小李和小陈是急诊科的护士，接急救中心电话后，被派往交通事故现场，参与急救。患者张先生，男，36 岁，神志清楚，诉疼痛，头顶有 4 cm 左右头皮裂伤伤口、流血量大。患者王女士，45 岁，神志清楚，左前臂中段掌面有一 8 cm×10 cm 大小软组织缺损创面，广泛渗血，中央有喷射性出血。

## 【实验准备】

1. 护士准备：着装整洁，戴手套，戴口罩。
2. 用物准备

（1）常用止血材料：无菌纱布、各种止血带（橡皮止血带、卡式止血带、充气式止血带、旋压止血带）、三角巾、绷带等。

（2）院外紧急情况下，使用毛巾、手绢、围巾、衣服等。

## 【操作步骤】

（一）操作前评估、与患者沟通

1. 评估环境是否安全、适合抢救。

2. 戴手套，评估患者生命体征，受伤情况，安抚患者，告知操作目的、配合事项。

（参考解释语）

您好，能告诉我您的姓名吗？张先生您好，请您不要紧张，我是医院急诊科的护士小李，您伤在哪？您别紧张，放松、深呼吸，我先给您检查一下。您现在头部/左胳膊受伤，伤口出血，我会尽快帮您止血，包扎伤口，包扎时我会稍稍用力，这样才能更好地止血，您可能会感觉有一点痛，请您忍耐一下，这是暂时的，到医院之后会重新处理伤口的。我现在帮您止血，如果在过程中有任何不适，请您立即告诉我。

（二）操作过程

1. 协助患者取半卧位或坐位。

2. 准备好敷料等用物。

3. 选择合适的止血方法。

（1）指压止血法：用手指、手掌或拳头压迫伤口近心端动脉，以阻断动脉血运，达到临时止血的目的。实施指压止血法时应准确掌握按压部位，压迫力度适中，以伤口不出血为宜，且压迫时间不宜过长。本案例中，在准备敷料、绷带、三角巾、止血带等物品时，可由助手先采用此方法止血。

（2）加压包扎止血法：对于体表及四肢的小动脉，中、小静脉或毛细血管出血，可采用此法。操作时，将无菌敷料或衬垫覆盖在伤口上，覆盖面积要超过伤口周边至少 3 cm，用手或其他材料（如绷带、三角巾、网套等）在伤口上施加一定压力，从而达到止血的目的，同时抬高出血部位肢体以提高止血效果。张先生的案例适用此方法。

（3）屈肢加垫止血法：对四肢出血量较大、肢体无骨折或无关节脱位者可选用此方法，但应每隔 40～50 min 缓慢放松 3 min 左右，同时注意观察肢体远端的血液循环，防止肢体缺血坏死。

创伤患者止血技术

1）上臂出血：在腋窝处放置纱布垫或毛巾等，前臂屈曲于胸前，再用绷带或三角巾将上臂固定于前胸。

2）前臂出血：在肘窝处放置纱布垫或毛巾等，屈曲肘关节，再用绷带或三角巾屈肘位固定。

3）小腿出血：在腘窝处放置纱布垫或毛巾等，屈曲膝关节，用绷带或三角巾屈膝位固定。

4）大腿出血：在大腿根部放置纱布垫或毛巾等，屈曲髋关节与膝关节，再用绷带或三角巾将腿与躯干固定。

（4）填塞止血法：对四肢有较深、较大的伤口或盲管伤、穿透伤可用消毒的纱布等敷料填塞在伤口内，再用加压包扎法包扎。躯干部出血禁用此法。

（5）止血带止血法：止血带止血法适用于四肢有较大血管损伤或伤口大、出血量多，采用加压包扎等其他方法仍不能有效止血时。目前常用的止血带有橡皮止血带、卡式止血带、充气式止血带和旋压止血带等，在紧急情况下也可使用绷带、三角巾、布条代替止血带。止血带不能直接扎在皮肤上，使用止血带前，应先在止血带下放好衬垫。王女士的案例适用此方法。

1）橡皮止血带：以左手的拇指、示指和中指持止血带的头端，将长的尾端绕肢体一圈后压住头端，再绕肢体一圈，用左手示指和中指夹住尾端后将尾端从两圈止血带下拉出，形成一个活结。如需放松止血带，只需将尾端拉出即可。

2）卡式止血带（表带式止血带）：将止血带缠在衬垫上，一端穿进扣环，一只手固定扣环，另一只手拉紧止血带至伤口不出血。需要放松时用手按压扣环上按钮，解开按压开关即可。

3）充气式止血带（气囊止血带）：依据血压计袖带原理，有显示止血带压力大小的装置，压力均匀可调，止血效果好，有手动充气和电动充气等种类。使用时将止血带缠在衬垫上，充气后起到止血作用。

4）旋压止血带：由摩擦带扣、旋棒、固定带、自黏带和C形锁扣组成，使用时将止血带环套于肢体，拉紧自黏带，转动旋转加压并固定于C形锁扣内。旋压止血带通过旋转绞棍增加布带局部压力达到止血目的。

5）布料止血带：在没有专业止血带的紧急情况下可临时使用。布料止血带的止血原理与旋压止血带类似。使用时将三角巾、围巾或领带等布料折成带状，绕伤肢一圈，打个活结，取绞棒（小木棍、竹棍、笔等）穿在布带的外圈内，提起绞棒拉紧，将绞棒按顺时针方向拧紧，将绞棒一端插入活结环内，最后拉紧活结并与另一头打结固定。

（参考解释语）

张先生，您头部的伤口已经包扎好了，您现在感觉怎么样？好的，请您不要紧张，暂时原地休息，马上会有急救人员来帮助您转移到救护车上。我会一直在您身边，有任何不适，请您告诉我。

## 【操作流程图】

评估环境，安抚患者、沟通解释

↓

评估伤情，选择合适的止血方法

↓

物品准备、护士准备

↓

正确进行止血操作

↓

操作后安抚患者，等待进一步救援

## 【注意事项】

1. 指压止血法

（1）因动脉血供往往有侧支循环，故指压止血法效果有限，属于应急止血措施。例如，手指出血时为增加止血效果，可同时按压指根部双侧指动脉。

(2)条件许可时，抬高肢体，提高止血效果。

2. 加压包扎止血法

(1)伤口处应先覆盖无菌纱布等敷料，不可直接用手按压止血。

(2)敷料大小要超出伤口边缘，但是不应超出外包扎物。

(3)若伤口中有异物，应暂时保留异物，不可当时取出。

3. 止血带止血法

(1)选择合适的物品：能显示压力的充气式止血带止血效果最好，应急情况下可以使用毛巾、围巾等，但禁止使用铁丝、电线等代替止血带。

(2)选择合适的部位：止血带应扎在伤口的近心端，并尽量靠近伤口。

(3)选择合适的压力：止血带的松紧度要适中，以出血停止、摸不到远端动脉搏动、止血带压力最小为宜。一般的压力标准为上肢 250 ~ 300 mmHg，下肢 300 ~ 500 mmHg。

(4)选择合适的标记：带有止血带的患者，应在其手腕或胸前衣服上做明显的标记，注明止血带使用的时间(24 h 制)，以便后续医护人员继续处理。

(5)选择合适的放松时间：扎止血带的时间越短越好，以免造成神经、软组织或肌肉损伤。总时间不应超过 5 h。应用过程中应 0.5 ~ 1 h 放松一次，每次放松 2 ~ 3 min，放松止血带期间采用其他方法临时止血。再次扎止血带时，应稍高于原平面(不可在同一部位反复扎止血带)。

(6)选择合适的时机松解：松解止血带前应补充血容量，做好抗休克和止血器材、用物的准备。

## 【操作评分标准】

止血技术操作评分标准见表 2-1。

**表 2-1　止血技术操作评分标准**

| 项目 | 操作要求 | 分值 | 考试评分 | 备注 |
|---|---|---|---|---|
| 评估(15 分) | 环顾四周评估环境安全并报告 | 3 | | |
| | 表明身份、安抚患者 | 3 | | |
| | 简单快速评估患者的生命体征 | 3 | | |
| | 评估患者受伤部位、出血量 | 3 | | |
| | 解释、指导患者配合 | 3 | | |
| 操作前准备(5 分) | 护士准备：着装整洁、洗手、戴口罩 | 2 | | |
| | 用物准备：用物齐全、放置合理 | 3 | | |

续表 2-1

| 项目 | | 操作要求 | 分值 | 考试评分 | 备注 |
| --- | --- | --- | --- | --- | --- |
| 操作过程（65 分） | 加压包扎止血法 | 选择合适大小的敷料 | 5 | | |
| | | 无菌原则取敷料 | 5 | | |
| | | 创面覆盖完整（超过伤口） | 5 | | |
| | | 加压均匀、适中，患者无强烈痛感等不适 | 5 | | |
| | | 包扎平整、不松垮，能维持适当的压力 | 5 | | |
| | | 敷料无外露 | 5 | | |
| | 止血带止血法 | 一只手抬高伤肢 2 min | 5 | | |
| | | 用另一只手左手四指压迫肱动脉止血 | 5 | | |
| | | 伤口上方扎止血带部位放衬垫（三角巾等） | 5 | | |
| | | 正确选择止血带部位（伤口近心端） | 5 | | |
| | | 选择合适的止血带压力（均匀、适度） | 5 | | |
| | | 检查止血效果（桡动脉搏动消失，伤口出血停止） | 5 | | |
| | | 正确标记并注明止血带使用时间 | 5 | | |
| 操作后终末处置（5 分） | | 告知患者注意事项，整理用物，正确处理使用后敷料等物品 | 5 | | |
| 整体评价（10 分） | | 操作熟练、动作规范 | 5 | | |
| | | 患者感觉舒适、安全 | 2 | | |
| | | 操作中体现爱伤观念 | 3 | | |
| 总分 | | | 100 | | |

## 【选择题】

1. 某患者因外伤出血，血色鲜红，从伤口处随心跳一股一股地涌出，此时应采取的急救办法是 （　　）
   A. 手指压迫出血部位　　B. 止血带或绷带从远心端压迫止血
   C. 止血带或绷带从近心端压迫止血　　D. 消毒后用纱布包扎
   E. 伤口处涂抹止血药物
2. 对于没有骨折或者关节损伤的上肢或者小腿出血患者，首选的止血方法是（　　）
   A. 指压止血法　　B. 屈肢加垫止血法
   C. 加压包扎法　　D. 填塞止血法
   E. 止血带止血法
3. 止血带止血连续使用的时间不应超过 （　　）

A. 15 min
B. 30 min
C. 45 min
D. 60 min
E. 90 min

4. 使用止血带的时间应尽量缩短，连续使用最长不超过 ( )
A. 1 h
B. 2 h
C. 3 h
D. 4 h
E. 5 h

5. 包扎止血不能用的物品是 ( )
A. 绷带
B. 三角巾
C. 止血带
D. 麻绳
E. 围巾

## 【选择题答案】

1. C 2. B 3. D 4. E 5. D

## 【评判性思考】

1. 如何判断出血类型？
2. 如何处理持续性活动性出血？

（秦 颖）

# 项目二 创伤患者包扎技术

## 【实验学时】

2 学时。

## 【实验类型】

技能型实验。

## 【学习目标】

1. 能根据患者创伤部位正确选择最优的包扎方式。
2. 能正确进行各种包扎方法操作。
3. 能够运用所学知识对患者进行现场包扎救护。

## 【实验目的】

1. 完成创伤患者院前急救中的包扎操作。
2. 为创伤患者后续的综合救治打好基础。

## 【临床案例】

护士小李和小陈是急诊科的护士,接急救中心电话后,被派往交通事故现场,参与急救。患者刘先生,男,40 岁,神志欠清,面色苍白,腹部开放性伤口,可见部分肠管脱出。

## 【实验准备】

1. 护士准备:着装整洁,戴手套,戴口罩。

2. 用物准备:①常用包扎材料包括无菌敷料、尼龙网套、各种绷带、三角巾、四头带或多头带、胸带、腹带、胶布、别针或夹子等。可能用到的辅助材料有治疗碗等。②院外紧急情况下,使用毛巾、手绢、围巾、衣服、干净的碗盆等。

## 【操作步骤】

(一)操作前评估、与患者沟通

1. 快速戴手套,评估环境是否安全、适合抢救。

2. 评估患者生命体征、受伤情况,对清醒患者进行沟通解释。

(参考解释语)

刘先生!您不要紧张,我是医院急诊科的护士小李,我先给您检查一下,马上给您处理伤口,如果在过程中有任何不适,请您立即告诉我。

（二）操作过程

1. 协助患者取平卧位。

2. 快速戴手套，准备好敷料、腹带等用物。

3. 处理伤口，止血，无菌敷料覆盖伤口。

4. 选择合适的包扎方法。

（1）尼龙网套包扎法：尼龙网套具有较好的弹性，适用于头部及四肢。包扎前先用敷料覆盖伤口并固定，再将尼龙网套套在敷料上，避免网套移位。

（2）绷带包扎法：常用的有纱布绷带、弹力绷带等。弹力绷带尤其适用于关节部位损伤的包扎。在使用绷带包扎时，应先以无菌敷料覆盖伤口，一只手拿绷带的头端并将其展平，另一只手握住绷带卷，由伤肢的远端向近端包扎，用力均匀。开始包扎时先环绕2圈，并将绷带头折回一角在绕第2圈时将其压住。包扎完毕后在同一平面环绕2～3圈，然后将绷带末端剪成两股打结或用胶布固定。绷带包扎的常用方法、适用范围见表2-2。

表2-2 绷带包扎的常用方法、适用范围

| 名称 | 包扎方法 | 适用范围 |
|---|---|---|
| 环形包扎法 | 将绷带做环形缠绕 | 1. 包扎的开始和结束时<br>2. 包扎粗细均匀的部位：颈、腕、胸、腹等处 |
| 蛇形包扎法 | 以环形包扎法起始，再以绷带宽度为间隔，斜行向上，各周互不遮盖 | 固定夹板、简单固定或需要由一处迅速延伸至另一处 |
| 螺旋形包扎法 | 以环形包扎法起始，再稍微倾斜螺旋向上缠绕，环绕时每周压住前一周的1/3～1/2 | 包扎直径基本相同的部位：四肢、躯干等 |
| 螺旋反折包扎法 | 以环形包扎法起始，再螺旋向上缠绕时每一圈均将绷带向下反折，并遮盖上一周的1/3～1/2。反折时，以左手拇指按住绷带上面的正中处，右手将绷带向下反折，向后绕并拉紧。反折部位应位于同一轴线并避开伤口或骨隆突 | 肢体上下直径不等部位的包扎，如小腿、前臂 |
| "8"字形包扎法 | 在伤处上下，将绷带自下而上再自上而下，重复做"8"字形旋转缠绕，每周遮住上一周的1/3～1/2 | 直径不一致的部位或屈曲的关节处，如肘、手掌、踝、膝盖等。选用弹力绷带最佳 |
| 回返式包扎法 | 由助手或自己的一只手在后面将绷带固定住，反折后绷带由后部经肢体顶端或截肢残端向前，也由助手或自己一只手在前面将绷带固定住，再反折向后，如此反复包扎，每一来回均覆盖前一周的1/3～1/2，直至包住整个伤处顶端，最后将绷带再环绕数周把反折处压住固定 | 头顶部、肢体末端或断肢部位 |

(3)三角巾包扎法：常用三角巾为底边 130 cm，两边各 85 cm 的等腰三角形，顶角上有一长约 45 cm 的带子。使用三角巾，注意边要固定，角要抓紧，中心伸展，敷料贴实。在应用时可按需要折叠成不同的形状，运用于不同部位的包扎。①条带式：将三角巾的顶角折向底边中央，根据需要折成 3 指或 4 指宽的条带；②燕尾式：将三角巾的两底角对折并错开，形成夹角；③蝴蝶式：将两块三角巾顶角打结在一起可成。

1)头面部

a. 头顶部包扎法：将三角巾的底边叠成约 2 横指宽，边缘置于患者前额齐眉处，顶角向后位于脑后，将三角巾的两底角经两耳上方拉向头后部交叉并压住顶角，并绕回前额打结。最后将顶角拉紧，折叠后掖入底边内。

b. 风帽式包扎法：在顶角、底边中点各打一个结，将顶角结放在额前，底边结置于枕后，然后将两底边拉紧并向外反折数道折后，交叉包绕下颌部后绕至枕后，在预先做成的底边结上打结。

创伤患者包扎技术

c. 面具式包扎法：三角巾顶角打结套在颌下，罩住面部及头部，将底边两端拉紧至枕后交叉，再绕回前额打结。在眼、鼻、口处各剪一小口。

d. 下颌部包扎法：将三角巾折成约 4 指宽的带状，留出顶角的带子，置于枕后，两端分别经耳下绕向前，一端托住下颌，至对侧耳前与另一端交叉后在耳前向上绕过头顶，另一端交叉后向下绕过下颌经耳后拉向头顶，然后两端和顶角的带子一起打结。此法亦可用于下颌骨骨折的临时固定。

2)肩部

a. 单肩燕尾巾包扎法：将三角巾折叠成燕尾式，燕尾夹角约 90°，燕尾夹角对准侧颈部，大片在后压小片，放于肩上。燕尾底边两角包绕上臂上部并打结，拉紧两燕尾角，分别经胸、背部至对侧腋下打结。

b. 双肩燕尾巾包扎法：将三角巾折叠成两燕尾等大的燕尾巾，燕尾夹角约 100°；燕尾披在双肩上，燕尾夹角对准颈后正中部；燕尾角过肩，由前往后包肩于腋下，于燕尾底边打结。

3)胸部和臀部

a. 胸部三角巾(单侧)包扎法：将三角巾顶角越过伤侧肩部，垂于背后，使三角巾底边中央位于伤部下方，底边反折约 2 横指，两底角拉至背后打结，再将顶角的带子与底角结打至一起。

b. 胸部燕尾巾(双侧)包扎法：将三角巾折叠成燕尾式，燕尾夹角约 100°，底边反折一道后横放于胸前，夹角对准胸骨上凹，两燕尾角向上过肩，分别放在两肩上并拉到颈后打结，再用顶角带子绕至对侧腋下打结。此法也可用于背部包扎，只需把燕尾巾调到背部即可。

c. 单臀(腹部)三角巾包扎法：将三角巾叠成燕尾式，夹角约 60°朝下对准外侧裤线；伤侧臀部的大片在后压着前面的小片，顶角与底边中央分别过腹腰部到对侧打结，两底角包绕伤侧大腿根打结侧腹部包扎时，将三角巾的大片置于侧腹部，压住后面的小片，其余方法同单侧臀部包扎。

d. 双臀蝴蝶巾包扎法：用 2 块三角巾连接成蝴蝶巾，将打结部放在腰骶部，底边的上端在腹部打结后，下端由大腿后方绕向前，与各自的底边打结。

4）四肢

a. 上肢三角巾包扎法：将三角巾一底角打结后套在伤侧手上，结的余头留长些备用，另一底角沿手臂后方拉至对侧肩上，顶角包裹伤肢后，顶角的带子与自身打结，将包好的前臂屈曲到胸前，拉紧两底角打结。

b. 上肢悬吊包扎法：将三角巾底边的一端置于健侧肩部，屈曲伤侧肘 80°左右，将前臂放在三角巾上，然后将三角巾反向上折，使底边另一端到伤侧肩部，在颈后与另一端打结，将三角巾顶角折平打结或用安全别针固定，此为大悬臂带。也可将三角巾折成带状，悬吊伤肢，两端于颈后打结，即为小悬臂带。

c. 手（足）三角巾包扎法：将手（足）放在三角巾上，手指或脚趾对准三角巾顶角，将顶角折回盖在手背或足背上，折叠手（足）两侧三角巾使之符合手（足）的外形，然后将两底角绕腕部（踝部）打结。

d. 足与小腿三角巾包扎法：将足放在三角巾的一端，足趾朝向底边，提起顶角和较长的一底角包绕小腿后于膝下打结，再用短的底角包绕足部，于足踝处（避开骨隆突处）打结。

（4）腹带包扎：腹带由中间的包腹布，两侧相互重叠的条带脚组成。使用时，患者平卧，把腹带从患者腰下递至对侧的助手，将包腹布紧贴患者腹部包好，再将左右带脚依次交叉重叠包扎，最后在中腹部打结用别针固定。本案例使用一无菌治疗碗倒扣在外露肠管上，然后使用此法包扎。

（5）胸带包扎：胸带比腹带多 2 根竖带。包扎时先将两竖带从颈旁两侧置于胸前，再交叉包扎横带，压住竖带，最后固定于胸前。

（参考解释语）

刘先生，您腹部的伤口已经包扎好了，您现在感觉怎么样？好的，请您不要紧张，暂时原地休息，马上会有急救人员来把您转移到救护车上。我会一直在您身边的，有任何不适，请您告诉我。

## 【操作流程图】

评估环境，安抚患者、评估受伤部位

↓

选择合适的包扎方法

↓

物品准备、护士准备

↓

正确进行包扎操作

↓

操作后安抚患者，等待进一步救援

## 【注意事项】

1. 伤口应先处理再包扎　包扎前应先检查，简单清创并盖上无菌敷料后再进行包扎。对于伤口内有异物（如小刀、玻璃片等）残留时，应保留异物，并在伤口边缘用敷料等将异物固定，然后用绷带、三角巾等对伤口边缘的敷料进行加压包扎。

2. 包扎效果确切　包扎要牢固，松紧适宜。包扎部位要准确严密，不遗漏伤口。包扎过紧时应立即松解，重新包扎。

3. 包扎时做好防护　禁止用未戴手套的手直接触及伤口，避免用水冲洗伤口（需要特殊处理的伤口除外），禁止将脱出体外的内脏还纳。应先使用无菌生理盐水纱布覆盖再用治疗碗扣住（如肠管脱出），然后再用三角巾或腹带包扎。包扎时患者取舒适体位，伤肢处功能位，皮肤褶皱处、骨隆突处要用棉垫或者纱布作衬垫。

4. 包扎应保证血液循环　包扎方向应从远心端向近心端，以利于静脉血液回流。包扎四肢时，应将指（趾）端外露，以便于观察血液循环。

5. 打结位置恰当　绷带固定时所打的结应放在肢体外侧面，严禁在伤口、骨隆突处、易受压和常摩擦的部位打结。

6. 松解包扎方法得当　解除包扎时应先解开固定结或取下胶布，然后以两只手相互传递松解。必要时可用剪刀剪开。

## 【操作评分标准】

包扎技术操作评分标准见表2-3。

**表2-3　包扎技术操作评分标准**

| 项目 | 操作要求 | 分值 | 考试评分 | 备注 |
|---|---|---|---|---|
| 评估（15分） | 环顾四周评估环境安全并报告 | 3 | | |
| | 表明身份、安抚患者 | 3 | | |
| | 简单快速评估患者的生命体征 | 3 | | |
| | 评估患者受伤部位、伤口特点等 | 3 | | |
| | 解释、指导患者配合 | 3 | | |
| 操作前准备（5分） | 护士准备：着装整洁、洗手、戴口罩 | 2 | | |
| | 用物准备：用物齐全、放置合理 | 3 | | |
| 操作要点（60分） | 正确处理伤口 | 10 | | |
| | 包扎方法正确 | 30 | | |
| | 部位准确，内部敷料无移位 | 5 | | |
| | 包扎松紧适当 | 5 | | |
| | 包扎牢靠，不易松脱 | 5 | | |
| | 包扎美观，整洁 | 5 | | |

续表 2-3

| 项目 | 操作要求 | 分值 | 考试评分 | 备注 |
|---|---|---|---|---|
| 操作后终末处置（5分） | 整理用物，正确处理使用后的敷料等 | 5 | | |
| 整体评价（15分） | 操作熟练、动作规范 | 5 | | |
| | 患者感觉舒适、安全 | 5 | | |
| | 操作中体现爱伤观念 | 5 | | |
| 总分 | | 100 | | |

## 【选择题】

1. 绷带包扎顺序原则上应为 （　　）
   A. 从上向下、从左向右、从远心端向近心端
   B. 从下向上、从右向左、从远心端向近心端
   C. 从下向上、从左向右、从远心端向近心端
   D. 从下向上、从左向右、从近心端向远心端
   E. 从上向下、从右向左、从近心端向远心端
2. 对颅顶部和伤肢残端包扎时均可选用的包扎方式是 （　　）
   A. 环形包扎法　　B. 螺旋形包扎法
   C. “8”字形包扎法　　D. 螺旋反折包扎法
   E. 回返式包扎法
3. 现场包扎前处理伤口时，正确的做法是 （　　）
   A. 用消毒剂涂抹伤口　　B. 脱出的内脏要送回体腔，以便于包扎
   C. 不可轻易取出伤口内异物　　D. 采用清水冲洗伤口
   E. 无须特别处理，尽快包扎以减少出血
4. 足部损伤进行包扎时，下列描述不正确的是 （　　）
   A. 踝关节处采用“8”字形包扎法
   B. 踝关节应处于功能位
   C. 指（趾）端应露出，以便随时观察局部血液循环情况
   D. 为避免搬运中破坏包扎的完整度和松紧度，应在足踝部内侧打结
   E. 包扎时可使用三角巾、弹力绷带等多种材料

## 【选择题答案】

1. C　2. E　3. C　4. D

## 【评判性思考】

1. 脱出体外的脏器如果在包扎过程中自行还纳入体腔，该如何处理？

2. 如何判断包扎的松紧度？

3. 有较大异物存在的伤口（如匕首刺伤腹部且匕首未拔出、钢筋贯穿胸腔等）如何包扎？

（秦　颖）

# 项目三　创伤患者固定技术

## 【实验学时】

2 学时。

## 【实验类型】

技能型实验。

## 【学习目标】

1. 能根据患者创伤部位正确选择骨折固定方法。
2. 能够运用固定方法对骨折患者进行现场救护。

## 【实验目的】

1. 完成院前抢救中骨折固定的救护操作。
2. 为创伤患者后续的综合救治打好基础。

## 【临床案例】

护士小李和小陈是急诊科的护士,接急救中心电话后,被派往交通事故现场,参与急救。患者王先生,男,50 岁,右大腿下段肿胀畸形,可扪及骨擦感,未见其他部位损伤。

## 【实验准备】

1. 护士准备:着装整洁,戴手套,戴口罩。
2. 用物准备:夹板和石膏绷带是四肢骨折最理想的固定材料。

(1)夹板的类型有木质、金属、充气性塑料夹板或以树脂为材料制成的可塑性夹板。卷式夹板一般卷成圆柱状,方便携带,是一种由高分子材料与金属材料复合而成的软式夹板,柔中带有强度,可随意塑造成形,附体性好,感觉舒适,尤其适宜四肢、颈等部位骨折的外固定,配合绷带一起使用,起到肢体或关节的快速固定作用,X 射线可透。卷式夹板尺寸可以根据不同的要求用剪刀裁剪或生产。紧急情况下可因地制宜,使用健侧肢体、树枝、竹片、木棒、厚纸板、报纸卷等代替。

(2)石膏绷带主要由纱布绷带和熟石膏粉制成,经水浸泡后可在一定时间内硬化定型,有很强的塑形能力,稳定性好。石膏绷带的类型有传统医用石膏绷带、黏胶石膏绷带和高分子石膏绷带(高分子夹板)等。高分子石膏绷带因具有硬化快、透 X 射线性能好、防水、透气、重量轻、硬度大等优势,临床应用越来越广泛。

固定时还需要使用敷料，如棉花、纱布、衣服等，同时需要三角巾、绷带、腰带、头巾、绳子等。其他部位骨折可能需要用到锁骨固定带、颈托、脊柱板等。

## 【操作步骤】

（一）操作前评估、与患者沟通

1. 快速戴手套，评估环境是否安全、适合抢救。

2. 评估患者生命体征，受伤情况。

（参考解释语）

王先生！您不要紧张，我是医院急诊科的护士小李，您伤在哪？您别着急，我先给您检查一下。您的右大腿可能骨折了，您不用担心，我们马上给您用临时夹板固定，这样能减轻疼痛。在固定的时候，可能会有些痛，我们尽量轻一些，请您坚持一下，好吗？如果疼痛剧烈或者有其他不适，请您立即告诉我。

（二）操作过程

1. 协助患者取合适卧位。

2. 准备好夹板、三角巾、绷带等用物。

3. 根据损伤部位，选择不同的固定方法。

（1）四肢固定

1）上臂骨折：无夹板时，上臂自然下垂用三角巾固定在胸侧，用另一条三角巾将上臂呈90°悬吊于胸前。有一块夹板时，夹板置于上臂外侧，有2块夹板时，夹板分别置于上臂的后外侧和前内侧。用带子固定骨折的上、下端。屈曲肘关节90°，用上肢悬吊包扎法将上肢悬吊于胸前，然后再包扎。

2）前臂骨折：无夹板时，将伤侧前臂屈曲，手端略高，用三角巾悬挂于胸前，再用一条三角巾将伤臂固定于胸前。夹板固定时，使伤侧肢体屈曲90°，拇指在上。只有一块夹板时置于前臂外侧，有2块夹板时，分别置于前臂内外侧，用绷带固定骨折的上、下端和手掌部，再用大悬臂带将上肢悬吊于胸前。若使用充气式夹板，可将夹板套于前臂，通过充气孔充气固定。

创伤患者固定技术

3）大腿骨折：取2个夹板，长夹板置于腋窝至足跟，短夹板置于大腿根部至足跟。在腋下、膝关节、踝关节等骨隆突部放棉垫保护，空隙处用柔软物品填实。用绷带固定7个部位，先固定骨折上下两端，再固定腋下、腰部、髋部、小腿及踝部。足部用绷带“8”字形固定，使脚掌与小腿成直角功能位。如只有一块夹板则放于伤腿的外侧，从腋下至足部，内侧夹板用健肢代替，固定方法同上。若无夹板，可将两下肢并紧，中间加衬垫，将健侧肢体与伤肢分段固定在一起。本案例适用此种方法。

4）小腿骨折：取2个夹板，长夹板置于患肢外部从髋关节至外踝，短夹板从大腿根部内侧至内踝。在膝关节、踝关节等骨隆突部放置棉垫保护，空隙处用柔软物品填实。用绷带固定5个部位，先固定骨折上下两端，再固定髋部、大腿及踝部。足部用绷带“8”字形固定，使脚掌与小腿成直角功能位。只有一块夹板或无夹板时，参照大腿固定方法。

（2）锁骨骨折：可使用锁骨固定带，患者取坐位挺胸，固定人员用一腿膝部顶在患者背部两肩胛骨之间，两手把患者的肩逐渐往后拉，使胸尽量前挺，然后安放锁骨固定带并调节松紧度。

(3)脊柱骨折

1)颈椎骨折：颈托与脊柱板联合固定，适用于有颈椎损伤者。①颈托的使用；②脊柱板固定。详见本模块项目四创伤患者脊柱板搬运技术。

2)胸腰椎骨折：单纯胸椎、腰椎骨折时，禁止患者站立、坐起或脊柱扭曲，以免加重损伤。固定方法同颈椎骨折的脊柱板固定术，因无颈椎骨折，可不必上颈托。

(4)骨盆骨折固定：患者仰卧位，在双侧膝下放置软垫，膝部屈曲以减轻骨盆骨折引起的疼痛，用宽布带从臀后向前绕骨盆，捆扎紧，在下腹部打结固定。双膝间放置衬垫，用绷带捆扎固定。

(参考解释语)

王先生，您的腿已经固定好了，您现在感觉怎么样？疼痛感轻一些了吗？您还有哪里不舒服吗？请您不要紧张，暂时原地休息，马上会有急救人员来把您转移到救护车上。我会一直在您身边的，有任何不适，请您告诉我。

## 【操作流程图】

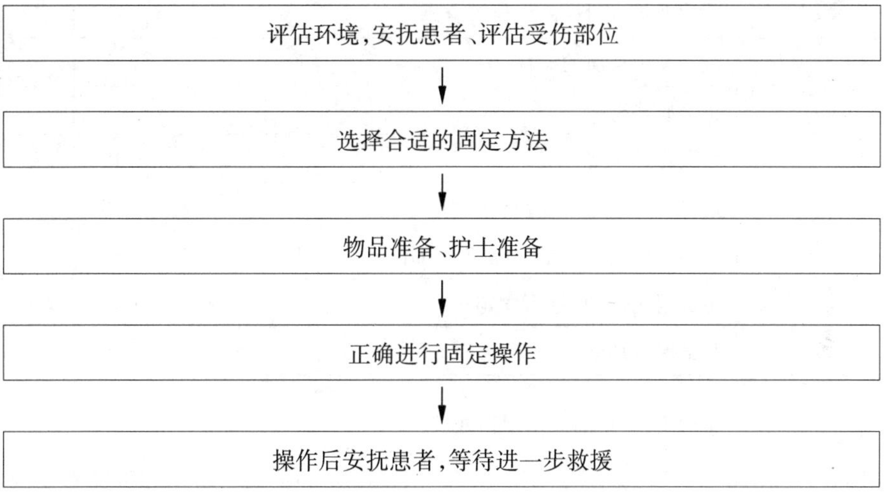


## 【注意事项】

1. 伤口先处理再固定：如有出血和伤口，应先止血和包扎，再行骨折固定术。露出的骨折断端在未经清创时不可还纳入伤口内。

2. 加必要的衬垫：夹板不可直接接触皮肤，其间要加衬垫，尤其在夹板两端、骨隆突处和悬空部位应加厚垫。

3. 夹板长度合适：夹板长度与宽度要与骨折的肢体相适应。下肢骨折夹板长度须超过骨折上、下 2 个关节，即“超关节固定”原则。固定时除骨折部位上下两端外，还要固定上、下 2 个关节。

4. 固定效果确切便于观察：固定应松紧适度，牢固可靠，但不影响血液循环。固定肢体时,要将指(趾)外露,以便于观察末梢血液循环情况。

5. 注意保护患肢:固定后应尽量避免不必要的活动。

## 【操作评分标准】

固定技术操作评分标准见表2-4。

表2-4　固定技术操作评分标准

| 项目 | 操作要求 | 分值 | 考试评分 | 备注 |
|---|---|---|---|---|
| 评估（15分） | 环顾四周评估环境安全并报告 | 3 | | |
| | 表明身份、安抚患者 | 3 | | |
| | 简单快速评估患者的生命体征 | 3 | | |
| | 评估患者受伤部位 | 3 | | |
| | 选择正确的物品 | 3 | | |
| 操作前准备（5分） | 护士准备:着装整洁、洗手、戴口罩 | 2 | | |
| | 用物准备:用物齐全、放置合理 | 3 | | |
| 操作要点（60分） | 选择长短合适的夹板 | 5 | | |
| | 正确放置夹板 | 5 | | |
| | 骨隆突处填塞棉垫 | 10 | | |
| | 按顺序固定绷带(骨折上下端开始) | 10 | | |
| | 正确选择绷带固定部位(7个部位) | 10 | | |
| | 足部用绷带“8”字形固定 | 10 | | |
| | 足部保持功能位 | 10 | | |
| 操作后终末处置（5分） | 整理用物,正确进行用物处理 | 5 | | |
| 操作后评价（15分） | 操作熟练、动作规范 | 5 | | |
| | 患者感觉舒适、安全 | 5 | | |
| | 体现爱伤观念 | 5 | | |
| 总分 | | 100 | | |

## 【选择题】

1. 骨折固定的原则应遵循　　（　　）

A. 先固定、后止血、再包扎　　B. 先止血、后包扎、再固定

C. 先包扎、后止血、再固定　　D. 先清创、后止血、再固定

E. 先清创、后包扎、再固定

2. 股骨骨折是夹板固定至少要固定　（　　）

A. 10 处　　B. 7 处

C. 5 处　　D. 4 处

E. 2 处

3. 小腿骨折只有一块夹板时，应放置在　（　　）

A. 小腿外侧　　B. 小腿内侧

C. 小腿前侧　　D. 小腿后侧

E. 根据骨折位置确定放置部位

4. 颈椎骨折患者必须加以颈托固定，原因是　（　　）

A. 防止骨折断端刺破皮肤　　B. 防止产生新发骨折

C. 以防发生脊髓损伤导致截瘫　　D. 便于搬运

E. 减轻患者疼痛

## 【选择题答案】

1. B　2. B　3. A　4. C

## 【评判性思考】

大腿骨折时在无夹板的情况下，选择健肢充当“夹板”时应注意什么？

（秦　颖）

# 项目四 创伤患者脊柱板搬运技术

## 【实验学时】

2 学时。

## 【实验类型】

技能型实验。

## 【学习目标】

1. 理解脊柱损伤患者搬运的目的及重要性。
2. 掌握脊柱板、颈托、头部固定器、固定带的使用方法。
3. 学会与创伤患者沟通,实时观察患者病情变化。

## 【实验目的】

1. 强化护士院前高效的急救与护理能力。
2. 保护伤员脊柱等受伤部位,安全搬运损伤患者,避免二次伤害。

## 【临床案例】

患者刘某,男,32 岁,10 min 前与他人打架后受伤倒地,随即拨打 120。急救人员到达现场,患者诉颈部疼痛。患者既往体健,查体患者颈部有压痛,活动受限,头部、胸部、腹部、骨盆未见明显异常,四肢活动可,血运正常。遵医嘱给予颈托、头部固定器应用,脊柱板转运至医院进一步治疗。

## 【实验准备】

1. 人员准备:着装整洁,戴手套。
2. 用物准备:脊柱板、颈托(以一片式可调节颈托为例)、头部固定器、固定带。
3. 患者准备:向患者解释使用目的及配合要点。

## 【操作步骤】

(一)现场评估

1. 戴防护手套。
2. 进入现场前确认现场安全。

3. 急救人员进入现场，A 赶到伤员右侧，沟通解释。

（参考解释语）

“现场环境安全。”

急救人员 A：“您好，我是急救人员，请您配合，不要动。”（伤员：好的。）“好的，请您稍等！”

（二）初始体格检查

1. 急救人员 A 嘱急救人员 B 测血压，急救人员 C 使用头锁固定伤员头部。

2. B 赶到伤员左侧，测量伤员左上臂血压。

（参考解释语）

急救人员 B：“现在给您测量一下血压，请不要动。您的血压正常，不用紧张。”

3. C 赶到伤员头顶位置，C 使用头锁固定伤员头部。

头锁：C 双膝跪在伤员头顶位置，面向伤员，与伤员身体呈一直线。先固定自己双手手肘（放在地上或大腿上），双掌放在伤员头两侧，拇指轻按额头，示指和中指固定其面颊，无名指及小指放在耳下，不可盖住耳朵。

（参考解释语）

急救人员 C：“稳定。”

4. A 检查患者头颈部。

（参考解释语）

急救人员 A：“您好，由于您颈部受伤，考虑颈椎损伤，为了避免二次伤害，需要对您进行颈托固定保护颈部，使用头部固定器固定头部，脊柱板搬运。过程中请您尽量不要乱动，谢谢您的配合！”（伤员：好的。）“好的，请您稍等！”A 向助手：“患者神志清，准备颈托、头部固定器、固定带、脊柱板！”

创伤患者脊柱板搬运技术

（三）固定颈托

1. A 使用头胸锁固定伤员头、颈、胸部（口述：稳定），C 撤头锁。

头胸锁：A 跪于伤员头肩位置，一只手肘及前臂紧贴伤员胸骨之上，手掌固定伤者面颊。另一只手肘稳定后，手掌固定伤者前额。不可遮盖伤员口鼻。

2. B 测量伤员颈部高度（从下颌至肩膀的高度），调整颈托（将颈托两侧红点调至相应高度），颈托塑形。

3. C 协助急救 B 固定颈托（B 口述：颈托固定完毕）。

4. C 双肩锁固定（口述：稳定），A 撤头锁。

双肩锁：C 位于伤员头顶部，与伤员身体呈一直线，面向伤员，先固定双手肘（放在大腿或地上）。双手在伤员颈部两侧，拇指和四指分开伸展至伤员肩部（斜方肌位置），掌心向上，手指指向伤员脚部，锁紧肩部，双手前臂紧贴伤员头部使其固定。

（参考解释语）

刘先生，由于您颈部有压痛，为了避免二次伤害，需要为您颈托固定，此过程中不要动，请您配合一下！（伤员：好的。）

（四）快速创伤检查

A 依次检查胸、腹、骨盆及四肢，均正常（医疗创伤体格检查手法）。

（五）放置脊柱板

1. B 将脊柱板放置在伤员左侧与伤员身体平行位置。

2. A 使用头胸锁固定（口述：稳定），C 换头肩锁固定（口述：稳定），急救 A 撤头胸锁。

头肩锁：C 位于伤员头顶部，与伤员身体呈一直线，面向伤员，先固定双手肘（放在大腿或地上）。一只手拇指和四指分开伸展至伤员肩部（斜方肌位置），掌心向上，手指指向伤员脚部，锁紧肩部，另一只手头锁固定伤员头部。手掌及前臂须用力将头部固定。伤员翻身方向为头肩锁手臂固定一侧。

3. B 跪于伤员身体下半段，与 A 同侧。

4. A 将双手置于伤员肩、髋部，B 将双手置于伤员腰、膝部。由急救 A 发令，3 人同时发力，用轴线翻身法翻转伤员。

轴线翻身法：伤员头肩部和腰、腿保持在一条线上翻身，同时同向翻动，不能有扭动。

5. A 检查伤员脊柱和腰部（口述：胸腰段脊柱无触痛）。

（参考解释语）

刘先生，现在为您检查脊柱和腰部，需要翻身，在翻身过程中，请您不要晃动，有什么不适，请告诉我！（伤员：好的。）

6. A 与 B 各伸出一只手将脊柱板放置于患者身体下，2 人另一只手交叉固定伤员躯体，保持伤员躯体稳定。将脊柱板放置于患者身体下，由 A 发令，3 人同时翻转将伤员放置在脊柱板上。

7. A 头胸锁固定（口述：稳定），C 换双肩锁固定（口述：稳定），急救 A 撤头胸锁。

8. A 与 B 双手抓住脊柱板，由 A 发令，急救 A 和 B 利用双前臂与 C 共同将患者平移至脊柱板合适位置。

（参考解释语）

刘先生，现在需要将您平移至脊柱板上，过程中请不要晃动身体。（伤员：好的。）

9. A 使用头胸锁固定（口述：稳定），C 撤头肩锁。

10. C 放置头部固定器，B 协助 C 固定伤员头部及下颌。

11. C 使用头锁固定（口述：稳定），A 撤头胸锁。

12. B 协助 A 将伤员双手交叉放于胸腹部，并分别依次固定胸部（2 条固定带交叉固定）、髋部（1 条）、膝部（1 条）、脚部（1 条）。

13. C 撤头锁。

14. A 检查固定带固定效果，并询问伤员感觉。

（参考解释语）

刘先生，固定带固定松紧度是否合适？（伤员：合适。）

（六）搬运

1. A 与 C 分别在伤员头端两侧，B 在伤员足端，3 人同时面向伤员脚部方向，以便在搬运过程中观察伤员意识及反应。

2. A 发令，3 人同时将伤员抬起，将伤员安全转运至规定位置。

（常用解释语）

刘先生，脊柱板已经固定妥当，现在将您转运至医院进一步治疗，转运过程中有任何不适，请您及时告诉我，我会第一时间处理，谢谢您的配合，祝您早日康复。

## 【操作流程图】

A 评估现场周围环境，做好防护措施

↓

B 检测基础生命体征，C 使用头锁固定，A 快速检查头颈部

↓

A 使用头胸锁固定，C 协助 B 固定颈托

↓

A、B 双手交叉分别置于伤员肩部、腰部、髋部、膝部，C 使用头肩锁固定

↓

3 人同时发力翻转伤员，A 检查脊柱及腰部

↓

3 人同时发力将伤员放置在脊柱板上，并移动至合适位置

↓

A 使用头胸锁固定，B 协助 C 头部固定器固定伤员头部

↓

C 头锁固定，B 协助 A 用固定带固定伤员

↓

A 检查固定带固定情况

↓

3 人同时发力将伤员安全转运至指定位置

## 【注意事项】

1. 救治现场的注意事项

（1）评估救治现场周围环境，确保救治现场环境安全。

（2）做好职业防护，避免职业暴露。

2. 固定颈托的注意事项

（1）选择合适的颈托，颈托测量方法要准确（拇指与掌面垂直，其余四指并拢并与患者颌面垂直，测量下颌角至斜方肌前缘的距离）。

（2）颈托松紧要适宜，若颈托太松，则无法起到固定效果。

3. 使用脊柱板时的注意事项

(1)在更换头、胸、肩锁时,应听到交换者发出“稳定”后,方可撤锁,避免因更换时造成伤员身体扭动。

(2)翻转、平移伤员时,应听从指导者口令,3 人同时发力,保证头、颈、躯干、下肢上下一致同轴翻转或平移。

(3)头部固定器、固定带固定松紧要适宜,过紧会影响伤员舒适度,过松则起不到固定效果。

4. 脊柱板搬运时的注意事项

(1)所有急救人员应听从指导者同一口令,同时发力、同时起落。

(2)搬运过程中要密切观察伤员意识及反应,做好人文关怀。

5. 脊柱板日常保养的注意事项

(1)专人保管,定点放置,定期检查。颈托、头部固定器、固定带、脊柱板如有老化或出现残缺,应立即更换。

(2)处置完伤员后,所有设备应进行清洁消毒处理,阴凉、干燥处存放。

## 【操作评分标准】

脊柱板固定搬运技术操作评分标准见表 2-5。

表 2-5　脊柱板固定搬运技术操作评分标准

| 项目 | | 操作步骤 | 分值 | 考试评分 | 扣分及原因 |
|---|---|---|---|---|---|
| 操作前准备(5 分) | | 检查脊柱板、颈托、头部固定器、固定带 | 5 | | |
| 操作步骤(84 分) | 现场评估 | 口述:环境安全、个人防护完善 | 2 | | |
| | | A 口述:现场 1 名伤员,按颈椎损伤处理。A 跪在伤员右侧 | 2 | | |
| | | A 口述:您好,我是急救人员,为您急救,请您配合,不要动 | 2 | | |
| | | A 嘱 B 测量血压,C 使用头锁固定伤员头部(C 口述:稳定) | 5 | | |
| | 体格检查 | 急救 A 检查患者颈部有压痛、活动受限。(A 口述:颈部有压痛,准备颈托固定) | 3 | | |
| | | A 使用头胸锁固定伤员头、颈、胸部(口述:稳定),急救 C 撤头锁 | 5 | | |
| | | B 测量伤员颈部高度(口述:从下颌角至斜方肌前缘),颈托塑形。C 协助 B 固定颈托。(B 口述:颈托固定完毕) | 5 | | |
| | | A 依次检查胸、腹、骨盆及四肢(口述:胸、腹、骨盆均正常,四肢活动可、血运正常) | 5 | | |

续表 2–5

| 项目 | | 操作步骤 | 分值 | 考试评分 | 扣分及原因 |
|---|---|---|---|---|---|
| 操作步骤（84 分） | 翻转体位 | B 将脊柱板放置合适位置 | 2 | | |
| | | A 使用头胸锁固定（口述：稳定），C 换头肩锁固定（口述：稳定），A 撤头胸锁 | 5 | | |
| | | A 扶住伤员肩、髋部，B 扶住腰、膝部。由 A 发令，3 人同时翻转伤员（嘱患者配合） | 5 | | |
| | | A 检查伤员脊柱和背部（口述：伤员胸腰段脊柱无触痛） | 3 | | |
| | 转移伤员至脊柱板 | A 与 B 将脊柱板放置于患者身体下，由 A 发令，3 人同时翻转将伤员放置脊柱板上 | 5 | | |
| | | A 使用头胸锁固定（口述：稳定），C 换双肩锁固定（口述：稳定），A 撤头胸锁 | 5 | | |
| | | A 与 B 双手抓住脊柱板，由 A 发令，A 和 B 利用双前臂与 C 共同将患者平移至脊柱板合适位置 | 2 | | |
| | 固定伤员 | A 使用头胸锁固定（口述：稳定），C 撤双肩锁 | 2 | | |
| | | C 放置头部固定器，B 固定伤员头部及下颌 | 5 | | |
| | | C 使用头锁固定（口述：稳定），A 撤头胸锁 | 2 | | |
| | | B 协助 A 将伤员双手交叉放于胸腹部并分别依次固定胸、髋、膝部、脚部固定带 | 5 | | |
| | | C 撤头锁 | 2 | | |
| | | A 检查固定带固定效果，并询问伤员感觉（询问伤员舒适度） | 3 | | |
| | 搬运 | A 与 C 分别在伤员头端两侧，C 在伤员足端两侧，3 人同时面向伤员脚部方向，以便在搬运过程中观察伤员意识及反应 | 5 | | |
| | | A 发令，3 人同时将伤员抬起，将伤员安全转运至规定位置 | 2 | | |
| | | 口述（操作完毕） | 2 | | |
| 操作后评价（11 分） | | 着装统一，简洁大方 | 3 | | |
| | | 操作中冷静、沉着 | 3 | | |
| | | 操作真实，熟练、流畅 | 5 | | |
| 总分 | | | 100 | | |

## 【选择题】

1. 脊柱骨折伤员搬运时，用（　　）工具搬运为宜

A. 毛毯托行　　　　B. 普通担架

C. 脊柱固定板或铲式担架　　　　D. 折叠式担架

E. 软担架

2. 脊柱骨折的正确搬运法是 （ ）

A. 单人搀扶　B. 双人搀扶

C. 平卧式　D. 背扶

E. 抱扶

3. 在颈托固定伤员颈部时，为了保持患者颈部稳定，应采取（ ）手法固定

A. 头锁　B. 双肩锁

C. 头胸锁　D. 单肩锁

E. 三角巾

## 【选择题答案】

1. C　2. B　3. C

## 【评判性思考】

1. 翻转伤员时有哪些注意事项？
2. 如何最大限度地降低院外创伤患者二次伤害发生率？

（柴宇霞）

# 模块三 生命支持技术

# 项目一　简易呼吸器应用技术

## 【实验学时】

2 学时。

## 【实验类型】

技能型实验。

## 【学习目标】

1. 掌握简易呼吸器使用的目的、注意事项和配合要点。
2. 正确使用简易呼吸器。
3. 熟练与家属交流,适时进行健康教育。

## 【实验目的】

1. 增加或辅助患者的自主通气。
2. 改善患者气体交换功能。
3. 纠正患者的低氧血症,缓解组织缺氧状态。
4. 为临床抢救治疗争取时间。

## 【临床案例】

患者丁某,男,70 岁。因“间断胸闷 1 年,加重 2 d”入院,入院检查:口唇发绀,呼吸 33 次/min,心率 105 次/min,血压 175/99 mmHg,血氧饱和度 85%,遵医嘱立即给予心电监护,高流量面罩吸氧,并给予平喘等药物治疗,治疗过程中发现患者呼吸微弱,血氧饱和度下降至 64%,立即启动应急反应系统。

## 【实验准备】

1. 护士准备:着装整洁,洗手、戴口罩。

2. 用物准备:治疗盘(纱布 2 块、简易呼吸器及麻醉面罩一套、60 mL 注射器 1 具);弯盘 1 个;必要时备吸痰器、氧气装置、四头带、听诊器。

3. 患者准备:对患者家属解释使用目的及注意事项。清除口鼻腔分泌物或呕吐物,取出活动性义齿。

## 【操作步骤】

（一）操作前评估、判断

1. 简易呼吸器性能良好，推治疗车至患者床旁，确认现场安全。

2. 判断患者意识：“喂，您还好吗？”患者无反应。启动应急反应系统，看表记抢救开始时间。

3. 检查呼吸、脉搏：触摸颈动脉（判断位置正确，时间为 5 ~ 10 s），观察患者有无自主呼吸、呼吸形态及呼吸道是否通畅，判断时间为 5 ~ 10 s。必要时需要与家属解释沟通。

（参考解释语）

您好，由于患者呼吸微弱，血氧饱和度偏低，需要立即进行抢救。遵医嘱现在对患者使用简易呼吸器辅助呼吸，请问丁先生嘴里有活动的假牙吗？（患者家属：没有。）请您回避一下，好吗？（患者家属：好的。）

（二）操作过程

1. 立即将患者去枕平卧。

2. 畅通气道：评估患者颈部无损伤，将头偏向一侧，清除口鼻咽分泌物。采用仰头抬颏法或托举下颌法打开气道（仰头抬颏法：左手置于患者前额，掌根向后方施加压力，右手中指、示指向上向前提起下颏）。

3. 给予面罩充气，并连接呼吸气囊，连接氧气。

4. 简易呼吸器应用

（1）护士位于患者头部正上方位置。

（2）以鼻梁为参照将面罩盖于患者口鼻部，紧扣口鼻部皮肤，避免漏气。

（3）将一只手的拇指与示指放在面罩上方呈“C”形，将面罩向下压向患者面部，其余三指提起下颌角（3 个手指形成“E”形），维持患者头部呈后仰位，开放气道。

（4）另一只手挤压气囊给予人工呼吸（每次送气大于 1 s，送气量 500 ~ 600 mL/次），同时观察胸廓是否隆起。

5. 重复人工通气 6 次，频率 10 ~ 12 次/min。

6. 判断患者自主呼吸是否恢复（听诊双肺呼吸音，查看胸廓有无起伏）。若呼吸仍未恢复，立即建立人工气道，连接呼吸机进行机械通气。

简易呼吸器应用技术

7. 停止简易呼吸器应用

（1）患者恢复自主呼吸或行机械通气后，停止简易呼吸器应用。

（2）清理患者口鼻，评估患者意识、血压、血氧饱和度等情况，看表记录抢救结束时间。

（3）协助患者取合适体位，整理床单位，洗手、记录，交代注意事项。

（参考解释语）

您好，丁先生，现在您自主呼吸已经平稳了/患者的自主呼吸情况很差，已经使用呼吸机进行辅助呼吸了。目前血氧饱和度情况良好，我们会根据患者情况随时调整治疗方案。谢谢您们的配合。

## 【操作流程图】

准备用物,确定呼吸器性能良好

↓

判断意识,检查呼吸、脉搏,必要时解释目的

↓

将患者去枕平卧

↓

畅通气道:检查患者颈部有无损伤,将头偏向一侧,清除口鼻咽分泌物,
取出活动义齿,采用仰头抬颏法或托举下颌法打开气道
给予面罩充气,连接呼吸气囊,连接氧气

↓

一只手 E-C 手法妥善固定面罩、维持气道开放

↓

一只手挤压呼吸气囊送气,重复 6 次

↓

判断自主呼吸恢复,看表记录时间,清理患者口鼻

↓

整理床单位,洗手、记录

## 【注意事项】

1. 选择合适的面罩及呼吸气囊,使用 E-C 手法使面罩紧贴患者面部。

2. 挤压气囊时,压力不可过大,挤压呼吸囊的 1/3 ~ 2/3 为宜。

3. 使用简易呼吸器时,挤压气囊时间与放松气囊时间之比约为 2∶3。若患者有自主呼吸时,应注意与其同步。

4. 通气频率成人 10 ~ 12 次/min,儿童 12 ~ 20 次/min。

5. 送气量:500 ~ 600 mL/次。

6. 简易呼吸器使用后,分离各部件,清洁、消毒后备用。

7. 简易呼吸器定期检查、消毒和保养,弹性呼吸气囊不宜挤压变形后放置,以免影响弹性及使用效果。

## 【操作评分标准】

简易呼吸器应用技术操作评分标准见表 3-1。

表3-1　简易呼吸器应用技术操作评分标准

| 项目 | | 操作要求 | 分值 | 考试评分 | 备注 |
|---|---|---|---|---|---|
| 操作前准备（6分） | | 护士准备：着装整洁、洗手、戴口罩 | 1 | | |
| | | 用物准备：治疗盘（纱布2块、简易呼吸器及麻醉面罩一套、60 mL注射器1具）；弯盘1个；必要时备吸痰器、氧气装置、四头带、听诊器 | 4 | | |
| | | 检查物品性能，将用物按顺序摆放在治疗车上 | 1 | | |
| 评估（12分） | | 确认现场环境安全 | 2 | | |
| | | 判断患者意识：“喂，您还好吗？”患者无反应。启动应急反应系统；看表记录时间 | 6 | | |
| | | 检查呼吸、脉搏：触摸颈动脉（判断位置正确，时间为5～10 s），观察患者有无自主呼吸、呼吸形态及呼吸道是否通畅 | 4 | | |
| 操作要点（70分） | 准备 | 立即将患者去枕平卧，解开衣领，松裤带 | 4 | | |
| | | 畅通气道：患者颈部无损伤，将头偏向一侧，清除口鼻咽分泌物，取出活动义齿，采用仰头抬颏法或托举下颌法打开气道 | 6 | | |
| | | 给予面罩充气，连接呼吸气囊，必要时连接氧气 | 8 | | |
| | 操作过程 | 操作者站到患者头部的正上方位置 | 5 | | |
| | | 以鼻梁为参照将面罩盖于患者口鼻部，紧扣口鼻部皮肤 | 5 | | |
| | | 将一只手的拇指与示指放在面罩上方呈“C”形并将面罩压向患者面部，其余三指提起下颌角（3个手指形成“E”形），维持患者头部呈后仰位，开放气道 | 10 | | |
| | | 使面罩紧贴面部，挤压气囊给予人工呼吸（每次送气大于1 s，送气量：500～600 mL/次），同时观察胸廓是否隆起 | 10 | | |
| | | 重复人工通气6次，频率10～12次/min；（密闭无效扣5分，挤压不正确扣5分，送气量不足或过度各扣5分，频率快或慢扣5分） | 20 | | |
| | | 判断患者自主呼吸恢复（听诊双肺呼吸音，查看胸廓有无起伏）。看表记录时间，若呼吸仍未恢复，立即建立人工气道，连接呼吸机进行机械通气 | 2 | | |
| 操作后终末处置（4分） | | 清理患者口鼻，置患者合适体位 | 2 | | |
| | | 整理床单位，洗手、记录 | 1 | | |
| | | 交代注意事项 | 1 | | |

续表 3-1

| 项目 | 操作要求 | 分值 | 考试评分 | 备注 |
|---|---|---|---|---|
| 操作后评价（8 分） | 呼吸器各部件连接正确,面罩密闭,通气有效 | 2 | | |
| | 沟通充分,体现人文关怀,满足患者及家属身心需要 | 2 | | |
| | 操作过程中体现急救意识,始终观察患者病情变化 | 2 | | |
| | 手法正确、操作熟练、动作轻柔 | 2 | | |
| 总分 | | 100 | | |

## 【选择题】

1. 使用简易呼吸器时,如何开放患者气道 （ ）
   A. 仰头抬颏法　　B. 托举下颌法
   C. 托颈压额法　　D. 双手抬颌法
   E. 仰头抬颈法

2. 使用简易呼吸器时,每次挤压的潮气量(成人)为 （ ）
   A. 400 ~ 600 mL
   B. 600 ~ 800 mL
   C. 800 ~ 1 000 mL
   D. 500 ~ 600 mL
   E. 500 ~ 700 mL

3. 使用简易呼吸器,挤压的频率(成人)是 （ ）
   A. 10 ~ 16 次/min
   B. 10 ~ 12 次/min
   C. 16 ~ 20 次/min
   D. 12 ~ 16 次/min
   E. 12 ~ 15 次/min

4. 以下哪种情况可以使用简易呼吸器 （ ）
   A. 患者发生窒息
   B. 患者呼吸微弱
   C. 患者心动过速
   D. 患者哮喘发作
   E. 患者心动过缓

5. 患者使用简易呼吸器好转的指征有 （ ）
   A. 口唇面色转红润
   B. 患者血氧饱和度上升
   C. 动脉血气分析示氧分压上升

D. 患者血压上升
E. 患者心率加快

## 【选择题答案】

1. AB　2. D　3. B　4. B　5. ABC

## 【评判性思考】

1. 在使用简易呼吸器时若发现患者呼吸不畅应如何处理？
2. 面部外伤的患者如何使用简易呼吸器？
3. 使用简易呼吸器，可能有哪些并发症？

（李　博）

# 项目二 除颤器及自动体外除颤器应用技术

## 【实验学时】

2学时。

## 【实验类型】

技能型实验。

## 【学习目标】

1. 掌握除颤器使用的目的、设备维护保养方法等。
2. 抢救时熟练正确操作除颤器。
3. 掌握自动体外除颤器（AED）使用的目的、设备维护保养方法等。
4. 熟练正确操作AED。
5. 熟练与患者或家属交流，适当进行健康教育。

## 【实验目的】

纠正室扑、室颤等恶性、致命性心律失常。

### 除颤器应用技术

## 【临床案例】

患者李某，男，54岁，于1 h前无明显诱因出现胸痛、胸闷，胸痛位于胸骨后，呈压榨、紧缩样疼痛，伴有濒死感，无气喘、心悸，休息后上述症状不能缓解，患者及家属为进一步治疗来我院就诊，急查心电图提示：窦性心动过缓，Ⅱ、Ⅲ、aVF导联ST段弓背向上型抬高及典型宽大畸形QRS波，结合心电图考虑急性心肌梗死，立即给予患者阿司匹林肠溶片300 mg+氯吡格雷300 mg嚼服，低分子肝素钙5 000 IU皮下注射，吗啡5 mg肌内注射，稍后患者胸痛稍缓解，与患者及家属沟通签字后入院，给予氧气吸入、床旁心电监护，于急诊行介入手术取栓治疗，现患者突发心室颤动，遵医嘱行“电除颤”治疗。

## 【实验准备】

1. 护士准备：着装整洁，洗手，戴口罩。

2. 用物准备：仪器车（除颤器1台、导电膏）、治疗碗2个，分别内盛酒精纱布2块、干纱布2块，必要时备配电盘。摆放合理，便于操作。接通电源，打开除颤器开关，检查除颤器(口述:除颤器能量选择双相波 3 J,机器内放电,性能良好),拔下电源。

3. 患者准备:患者去枕仰卧位,暴露前胸,除颤部位无须备皮。

4. 环境准备:环境安全、光线充足、患者床单位周围宽敞,必要时屏风遮挡,避免影响其他患者。

## 【操作步骤】

(一)操作前评估

1. 评估患者是否发生意识丧失、抽搐、发绀、大动脉搏动消失,时间 5 ~ 10 s。

2. 评估心电图示波是否为室颤波。

(参考解释语)

"喂喂,您怎么了? 患者无意识,大动脉搏动消失,心电示波为室颤,需要立即除颤! 快叫医生!"

(二)操作过程

1. 推车至床旁,插上电源。

2. 置患者去枕仰卧于硬板床上,暴露前胸,评估除颤部位,酒精纱布脱脂。

(参考解释语)

患者除颤部位无潮湿,无敷料,无金属物。

3. 正确涂导电膏于电极板上。

4. 打开除颤器电源,调节除颤能量,充电。

(参考解释语)

选择非同步模式,双相波 200 J(单相波 360 J)。

除颤器应用技术

5. 将电极板置于除颤部位,用较大压力使电极板与胸壁紧密接触,避开电极片、导联线及衣物。

6. 充电完成,再次确认为室颤波,需电除颤,确认无人员接触床单位,两手同时按压手柄放电按钮,进行除颤。

(参考解释语)

充电完成,仍为室颤,除颤请离开。

7. 除颤后配合医生立即行心肺复苏术(5 个循环),同时观察心电示波。如心律转为窦性心律,则除颤有效。如无效时需再次进行电除颤。

8. 放下除颤器电极板,干净纱布擦净患者胸部导电膏,系好衣扣,协助患者取舒适卧位,进一步行高级生命支持,整理床单位。

9. 推除颤器至处置间,干净纱布擦拭电极板导电膏,用酒精纱布消毒电极板,归位。接电源充电,使除颤器处于备用状态。

10. 整理用物,规范洗手,记录。

## 【操作流程图】

检查仪器性能，携用物至患者床旁

↓

评估患者病情，将患者平卧于硬板床

↓

评估除颤部位，去脂，确保身体无任何金属物品

↓

涂抹导电膏

↓

打开电源，选择非同步双向波模式，选择放电电量

↓

充电、放电、高质量 CPR

↓

复苏成功，清洁除颤部位导电膏，为患者取舒适卧位，整理床单位

↓

正确处置除颤器

↓

洗手、记录

## 【质量标准】

1. 严密观察心电示波及生命体征变化。
2. 电极板放置位置正确，用后处理及时，并用酒精擦拭消毒。
3. 指征掌握准确，充、放电方法正确。
4. 除颤时，电极板避开电极片及导联线。
5. 操作熟练、规范，过程安全。

## 【注意事项】

1. 除颤前应确保患者除颤部位无潮湿、无敷料；如患者带有植入性起搏器，应注意避开起搏器部位至少 10 cm。

2. 除颤前确保周围人员无直接或间接与患者接触。

3. 操作者身体不能与患者接触，不能与金属类物品接触，远离水及导电材料。

4. 手持电极板时，两极不能相对，不能面向自己。

5. 放置电极板部位应避开伤口、瘢痕，两电极板之间距离不小于 10 cm；动作迅速，准确。

6. 如为细颤，除颤前可给予肾上腺素，使之转为粗颤再进行电除颤。

7. 洋地黄过量所致室颤，应从最低量开始。

8. 除颤后应立即进行心肺复苏。

9. 操作后应保留并标记除颤时自动描记的心电图。

10. 除颤器并发症：心肌损伤、心律失常、急性肺水肿、循环栓塞。

11. 除颤器的保养：①清洁前必须关掉电源；②及时充电，以备急用；③用干净的软布擦拭机器，禁用腐蚀性物质；④每次用完需擦净电极板上的导电膏；⑤定期检查机器性能。

## 【操作评分标准】

除颤器操作评分标准见表 3-2。

**表 3-2　除颤器操作评分标准**

| 项目 | 操作步骤 | 分值 | 扣分及原因 |
|---|---|---|---|
| 操作前准备（16 分） | 着装规范，洗手，戴口罩 | 5 | |
| | 用物：仪器车（除颤器 1 台、导电膏）；治疗碗 2 个，内置酒精纱布 2 块（酒精纱布大小以能覆盖电极板为宜，湿度以不滴水为宜，厚度 4 ~ 6 层纱布）、干纱布 2 块；必要时备配电盘 | 5 | |
| | 检查及调试除颤器 | 3 | |
| | 摆放合理，便于操作 | 3 | |
| 评估（15 分） | 评估患者意识、病情，心电图或心电示波状况是否有室颤波，确定除颤指征 | 3 | |
| | 胸前，观察局部皮肤有无感染、损伤 | 3 | |
| | 根据合作程度的不同，给予相应的认知指导和说明 | 3 | |
| | 了解患者心理状态，有无紧张、焦虑及特殊需求并做相应处理 | 3 | |
| | 环境安静、整洁、光线好 | 3 | |

续表 3-2

| 项目 | | 操作步骤 | 分值 | 扣分及原因 |
| --- | --- | --- | --- | --- |
| 操作要点（54 分） | 准备 | 用物：除颤器，导电膏，注射器（5 mL、10 mL 各一个），地西泮 10 mg 3 支、肾上腺素 1 mg 3 支、酒精棉球、纱布、治疗通知单。检查物品有效期及包装有无破损；检查仪器性能是否良好<br>患者平卧于硬板床上，去除金属及导电物品 | 5 | |
| | 使用除颤器 | 携用物至床旁，核对床头卡，腕带信息，同时呼叫医生 | 5 | |
| | | 告知患者或家属操作目的：纠正心律失常，将异位心律恢复为正常的窦性心律 | 3 | |
| | | 患者去枕平卧位于硬板上，暴露胸部，用酒精棉球或纱布擦拭放置电极板部位的皮肤，确定患者除颤部位无潮湿、无敷料、无金属物 | 5 | |
| | | 打开除颤器电源，设置到非同步位置（同步电复律者准备，建立静脉通路，吸氧，做 12 导联心电图），涂抹导电膏，调节除颤器能量至所需读数，开始充电 | 3 | |
| | | 将一个电极板置于右锁骨下胸骨右缘，另一电极板置于左腋中线第 5 肋间，用较大压力使胸壁与电极板紧密接触 | 5 | |
| | | 充电至所需能量（一般双相波 200 J，单相波 360 J）后，再次观察心电示波，确实需要除颤时，嘱无关人员离开患者身旁，两手同时按压放电开关 | 5 | |
| | | 除颤后给予心肺复苏术，观察心电图，并遵医嘱给予复苏用药。无效可重复电击一次 | 5 | |
| | | 放电完毕，观察心电监护（或心电图），心律恢复正常，除颤成功 | 5 | |
| | | 用干纱布擦净除颤部位的导电膏，整理患者及床单位，将能量模式选择旋钮调至监护状态继续心电监护。帮患者取合适卧位，为患者盖被，整理床单位 | 5 | |
| | | 干纱布清洁电极板，酒精棉球或纱布消毒后归位。接电源充电处于备用状态 | 3 | |
| | | 整理用物，规范洗手，做好记录 | 5 | |
| 操作后综合评价（15 分） | | 操作部位、除颤方式及能量选择正确 | 5 | |
| | | 操作规范、熟练、安全、有效。有急救意识 | 5 | |
| | | 与患者家属沟通有效 | 5 | |
| 总分 | | | 100 | |

# 自动体外除颤器(AED)应用技术

## 【临床案例】

患者李某,男,54 岁。1 h 前在机场候机时出现胸痛、胸闷。胸痛为胸骨后压榨样、紧缩样疼痛,伴有濒死感,无气喘、心悸,休息后上述症状不能缓解,及时到医院急诊科就诊,怀疑心肌梗死,在就诊过程中患者突然意识丧失,颈动脉搏动消失,现患者突发心室颤动,请立即使用自动体外除颤器(AED)行"电除颤"治疗。

## 【实验准备】

1. 护士准备:着装整洁,洗手,戴口罩。

2. 用物准备:仪器车(除颤器 1 台、导电膏)、弯盘内(酒精纱布 2 块)、干纱布 2 块,必要时备配电盘。摆放合理,便于操作。接通电源,打开除颤器开关,检查除颤器,口述"除颤器能量选择双向波 3 J,机器内放电,性能良好"。拔下电源。

3. 患者准备:患者去枕仰卧位,暴露前胸。

4. 环境准备:安全、光线充足、床单位周围宽敞,必要时屏风遮挡,避免影响其他患者。

## 【操作步骤】

(一)操作前核对、评估

1. 核对患者的床号、姓名、性别等信息。

2. 评估患者是否突然发生意识丧失、抽搐、发绀、大动脉搏动消失。

3. 评估心电示波为室颤心律。

(二)操作过程

1. 推仪器车至床旁,插上电源。开启 AED 模式,依据视觉和声音的提示操作。

2. 置患者去枕仰卧于硬板床上,暴露前胸,口述"患者除颤部位无潮湿,无敷料,无金属物"。依次将两块电极板分别贴在右胸上部和左乳头外侧。

3. 将电极板插头插入 AED 主机插孔,确保插入到位。口述"在患者身上放置电极之前,请完成 BLS 指示的每一步,一旦电极与患者相连接并且电极插头插入插口,BLS 指导将自动停止"。

4. 开始分析心律,在必要时除颤,按下"分析"键(有些型号在插入电极板后会发出语音提示),并自动开始分析心律。

5. 分析完毕,AED 将会发出是否进行除颤的建议,当有除颤指征时,不要与患者接触,同时告诉附近的人远离患者,由操作者按下"放电"键除颤。

6. 一次除颤后未恢复有效灌注心律者,AED 再次分析心律,除颤,CPR。需进行 5 个周期 CPR,至急救人员到来。

## 【操作流程图】

洗手,戴口罩

↓

评估患者病情及局部皮肤情况

↓

用物准备齐全,患者平卧于硬板床,确保不携带任何金属物品

↓

体位—皮肤准备—建立静脉通路—准备药物—正确连接 AED—按提示操作—放电—高质量胸外心脏按压

↓

整理床单位,确保舒适卧位

↓

做好记录(时间、有效复律电压、除颤次数、患者病情、签名)

↓

评价操作规范,电复律有效、沟通有效

## 【注意事项】

1. AED 可以达到 200 J 的能量,在给患者除颤时,嘱所有人员远离。

2. 患者在水中不能使用 AED,患者胸部如有汗水需要快速擦干胸部,因为水会降低 AED 功效。

3. 如果在使用完 AED 后,患者没有任何生命体征(没有呼吸、心跳)需要继续给予 CPR。

4. 自动除颤器 AED 通常配置于大量人群聚集的地方,如购物中心、机场、车站、饭店、体育馆、学校等处。在中国内地仅见于机场、高铁车站、部分地铁车站、消防局救护队和军中卫生队,部分航空公司的客机已配置。

5. 为了使自动除颤器显而易见,多以鲜红、鲜绿及鲜黄色来标示。多由坚固的外厢加以保护,并且设有警钟。典型的自动除颤器配置有面罩,可以方便施救者对病患隔着面罩进行人工呼吸而无传染病或卫生之疑虑。另外多配置有橡胶手套、剪刀、毛巾及剃刀等急救工具。

## 【语音提示】

1. attach pads(连接电极板)。

2. do not touch the patient, analyzing ECG/rhythm(请不要接触患者,正在分析心电图/心律)。

3. shock advised/no shock advised(建议除颤/未建议除颤)。
4. stand clear(远离患者)。
5. charging(充电中)。
6. press the shock button(按下“电击”键)。
7. shock delivered(放电完毕)。
8. check patient, if no pulse do CPR(检查患者,如没有脉搏,进行 CPR)。

## 【操作评分标准】

AED 操作评分标准见表 3-3。

表 3-3 AED 操作评分标准

| 项目 | | 操作步骤 | 分值 | 扣分及原因 | |
|---|---|---|---|---|---|
| 操作前准备(5 分) | | 仪容仪表:着装整洁、洗手、戴口罩 | 5 | | |
| 评估(15 分) | | 病情观察,确定心律失常的类型。起搏器植入者,电极片距离植入部位 2.5 cm | 5 | | |
| | | 操作部位:观察局部皮肤有无潮湿、感染、损伤及金属物 | 5 | | |
| | | 环境:现场环境安全 | 5 | | |
| 操作流程(65 分) | 准备 | 用物:AED、急救箱(内置纱布、听诊器、手电筒、记录本等、摆放有序,便于操作) | 5 | | |
| | 使用 AED | 举手示意,计时开始 | 4 | | |
| | | 携 AED 及急救箱到达现场 | 6 | | |
| | | 体位:复苏体位 | 5 | | |
| | | 识别<br>(1)判断意识:轻拍患者双肩,并附耳大声呼唤“喂!怎么了?”判断患者无反应、意识丧失<br>(2)触摸颈动脉:颈动脉搏动消失<br>(3)同时判断呼吸:无自主呼吸 | 10 | | |
| | | 粘贴电极,与患者紧密贴合,电极位置(口述:右胸上部和左乳头外侧) | 8 | | |
| | | 开启 AED,确保性能良好 | 4 | | |
| | | 按“电击”键前必须确定已无人接触患者或大声宣布“离开”,迅速并准确放电 | 8 | | |
| | | 放电后立即进行 5 个循环的 CPR(符合 2015 年心肺复苏指南标准) | 10 | | |
| | | 再次判断患者情况。若复苏成功,举手示意操作结束 | 5 | | |

续表 3-3

| 项目 | 操作步骤 | 分值 | 扣分及原因 | |
|---|---|---|---|---|
| 操作后终末处理（5 分） | 整理用物 | 2 | | |
| | 做好记录 | 2 | | |
| | 继续高级生命支持治疗 | 1 | | |
| 操作后综合评价（10 分） | 动作规范，操作熟练 | 5 | | |
| | 关心、体贴患者 | 2 | | |
| | 记录准确、及时 | 3 | | |
| 总分 | | 100 | | |

## 【选择题】

1. 电除颤的原理是　　（　　）

A. 恢复患者肺部通气

B. 恢复患者正常血流

C. 恢复患者肺部通气及血流

D. 消除异位心律，阻断折返激动

E. 利于气道痰液的排出

2. 抢救时，电除颤采用的工作模式是　　（　　）

A. 同步　　B. 非同步

C. 先同步后非同步　　D. 先非同步后同步

E. 同步双同步同时进行

3. 电除颤适应证不包括　　（　　）

A. 室颤

B. 房颤、房扑伴有血流动力学障碍

C. 药物及其他方法治疗无效的阵发性室上速

D. 心肌缺血

E. 室扑

4. 电除颤的禁忌证不包括　　（　　）

A. 病史已经多年，心脏已经明显增大及心房内有新鲜血栓形成或近 3 个月内有栓塞史

B. 抢救突发的心搏骤停

C. 有洋地黄中毒、低血钾的患者

D. 伴有高度或完全性房室传导阻滞的患者

E. 房颤或房扑的患者

5. 除颤时电极板置于　　　　　　　　　　　　　　　　　　　　　　　　　　（　　）
   A. 胸骨左缘第 2 肋间及心尖区
   B. 胸骨左缘第 2 肋间及心底区
   C. 胸骨右缘第 2 肋间及心底区
   D. 胸骨右缘第 2 肋间及心尖区
   E. 胸骨左缘第 2 肋间及胸骨右缘第 2 肋间

## 【选择题答案】

1. D　2. B　3. D　4. E　5. D

## 【评判性思考】

1. 抢救过程中怎么做能更好地体现人文关怀？
2. 抢救成功后如何向患者沟通以减轻患者的恐惧感？
3. 如何向大众普及 AED 使用技术？

（韩晓霞）

# 项目三 临时起搏器应用护理技术

## 【实验学时】

2 学时。

## 【实验类型】

技能型实验。

## 【学习目标】

1. 了解起搏器工作原理。
2. 识记临时起搏器使用的目的、注意事项。
3. 掌握临时起搏器技术操作方法及步骤。
4. 熟练与患者交流，适时进行健康教育。

## 【实验目的】

1. 应急治疗各种危重心律失常。
2. 辅助各种危重心律失常患者的后续治疗。

## 【临床案例】

患者赵某，男，65 岁，因“晕厥 1 次”入院。入院前 1 h，患者无明显诱因突发晕倒，伴意识丧失，无四肢抽搐、口吐白沫、大小便失禁等。既往有“冠心病、高血压病”病史。入院查体：体温 36.5 ℃，脉搏 32 次/min，血压 94/55 mmHg，呼吸 22 次/min，双肺呼吸音清，未闻及明显干、湿啰音，心律齐，各瓣膜听诊区未闻及明显病理性杂音，生理反射存在，病理反射未引出。心电图提示室性逸搏心律，心律 32 次/min。入院后完善术前准备，急诊行“临时起搏器安置术”。

## 【实验准备】

1. 护士准备：衣帽整齐，洗手，戴口罩。

2. 用物准备：临时起搏电极、临时起搏器及其连线、动脉鞘管、心电监护仪、除颤器、静脉切开包、消毒液、大棉签、透明敷料、无菌敷料包、急救药品等。

3. 患者准备：向清醒患者解释使用目的及注意事项，取平卧位。

## 【操作步骤】

（一）操作前核对、评估、与患者沟通

1. 核对患者的床号、姓名、性别等信息。

2. 评估患者的病情、意识状态及穿刺点皮肤状况。

3. 检查起搏器性能及电极包装是否完好。

4. 评估患者周围环境、光照情况，减少人员走动，酌情关闭门窗或者屏风遮挡。

（参考解释语）

您好，能告诉我您的床号和姓名吗？是5床赵某，赵先生吧。赵先生，您好！由于您现在心率只有30～35次/min，为了保障心脏正常的供血，医生需要给您紧急置入一个临时起搏器，以帮助您的心跳可以维持在一个正常范围。这个操作是在您的左锁骨下放个小鞘管，会先打个局部麻醉，不会特别痛，需要您配合一下，让我先看看您左边的皮肤情况。（护士：左锁骨下静脉周围皮肤好，无皮疹、伤口，红肿、破损。）需要给您腋下简单备皮（协助医生备皮）。赵先生，我协助您平躺，可以吗？（患者：好的。）现在先给您连接心电监护。协助医生消毒、置管，妥善固定管路。（依据患者疾病严重程度，尽快完成评估，协助医生置管，时间就是生命）

（二）操作过程

1. 协助患者取平卧位，给患者连接心电监护。

2. 床旁备除颤器、抢救车，协助医生消毒、铺无菌巾、肝素盐水冲管。

3. 监测血压，观察心率、心律等情况，心电示波“室早”提示起搏器电极已进入心室，准备临时起搏器开机并连接临时起搏器电极（注意避开无菌区域），准备调测各项数据，观察心电图波形调整电极位置，确认安装成功。

4. 设置参数

（1）阻抗：按临时起搏器 measure 键（屏幕弹出阻抗数值，报告术者）。

（2）起搏阈值：缓慢旋转起搏器输出电压按钮，逐渐下调其数值，直至不能出现起搏信号后迅速上调至前一数值（此处需反应敏捷），观察心电图起搏良好即为起搏阈值。

（3）感知：常规设置为2.0 mV。

（4）设定起搏心率，常规为60次/min左右，起搏阈值一般设为3～5 mV。

起搏器按照设定好的参数发放电脉冲而带动心跳（监护心率应大于等于起搏心率，如监护出现心率小于起搏器设定心率，说明起搏功能异常。在确保患者安全等情况下，须立即告知医师进行查看）。

临时起搏器应用护理技术

5. 锁定起搏器屏幕，固定鞘管及电极线，电极线需牢固固定，谨防移位，以免影响起搏。妥善悬挂起搏器，保持电极线松紧度适宜，避免牵拉导致移位。

6. 交代注意事项，整理床单位，整理用物。

7. 洗手，记录。根据需要记录各监测指标于危重患者护理记录单上。

8. 定时观察起搏器起搏功能及穿刺口情况，注意电极线和起搏器连接线是否牢固，如有松脱需及时处理，以免影响正常起搏功能。

（参考解释语）

赵先生，临时起搏器电极已经为您放好了，请问您有什么不舒服吗？（患者：没有。）我们给您测试一下起搏器运行情况，很快就好，一会儿有什么不适，您及时告诉我们，不要紧张。现在测试完成了，起搏信号非常好，各项数值都没问题，我帮您把电极位置和临时起搏器固定好，您的左手不能外展、不能举高，活动幅度不能太大，以防电极脱位，影响起搏功能，我帮您稍稍约束一下左手，把床头抬高一些（床头抬高30°）。您这样躺着舒服吗？（患者：还好，谢谢你。）好的，如有任何需要或者不适，请随时呼叫我，谢谢您的配合。

## 【操作流程图】

洗手，戴口罩，准备用物，核对患者，解释目的，患者平卧位，连接心电监护仪

↓

检查起搏器功能状态，仪器处于备用状态，连接临时起搏器导联线

↓

电极置入完毕后，连接临时电极和起搏器导联线，设定起搏器阈值及工作参数

↓

调节临时起搏器频率70次/min，输出电压5 V，观察心电监护是否有起搏信号

↓

正常起搏后，测试阈值（小于0.5 V较好），阻抗（400～600 Ω较好）

↓

测试完成，各参数达标，设置起搏频率60～80次/min，输出电压3～5 V感知2.0 mV（常规设置）

↓

固定起搏器在合适位置，连接好各导联线

↓

持续监测心率，观察起搏器性能及效果，及时发现变化并处理

↓

记录各参数，告知注意事项

↓

协助取舒适体位，整理床单位，洗手

## 【注意事项】

1. 患者可取半卧位（床头抬高30°），约束临时电极放置侧肢体，临时起搏器应固定在

床上或患者身上，减少牵拉，防止活动幅度过大，导致电极移位影响正常起搏。

2. 穿刺当天，尤其是应用抗凝药物的患者，注意观察穿刺口情况，有无血肿发生和出血，如有出血倾向者应给予沙袋压迫。

3. 交接班及当班者均需严密观察起搏器工作情况，核对起搏器设置参数，一旦出现心率小于起搏器设置频率或无起搏心率出现时，应及时查看电极刻度是否与置入时刻度一致、电极线与起搏器导联线有无松脱、电池电量是否正常，并及时报告医师，针对性进行处理。

4. 注意临时起搏器电极的插头应避免接触任何金属或液体。

5. 床旁常规准备抢救药品和器材，如阿托品、多巴胺、利多卡因、异丙肾上腺素、除颤器等，以防起搏器失灵时，进行抢救。

6. 若为床旁紧急置入临时起搏器，置入完毕后，需行床旁胸片确定电极位置。

7. 观察患者有无打嗝或腹肌抽动现象。

8. 严密观察血钾变化，维持在 3.5 ~ 4.5 mmol/L，维持内环境稳定，以免血钾过低引起室颤，血钾过高引起心搏骤停。

9. 备好备用电池，注意临时起搏器的低电压报警，及时更换。

10. 穿刺部位定时更换敷料，注意观察有无渗血、血肿、皮肤红肿和渗液等情况。

11. 经股静脉放置导管者需要肢体固定，注意预防下肢静脉血栓。

12. 严格执行无菌操作，减少感染机会，定时更换电极部位，防止发生电极过敏引起皮肤感染。

13. 每天或必要时描记心电图 1 次。

## 【操作评分标准】

临时起搏器应用护理技术操作评分标准见表 3-4。

**表 3-4　临时起搏器应用护理技术操作评分标准**

| 项目 | 操作要求 | 分值 | 考试评分 | 备注 |
|---|---|---|---|---|
| 操作前准备（10 分） | 护士准备：着装整洁、洗手、戴口罩 | 5 | | |
| | 用物准备：用物齐全、放置合理 | 5 | | |
| 评估（10 分） | 环境安静，光线充足，减少人员走动 | 3 | | |
| | 患者的年龄、病情、生命体征、导管情况 | 2 | | |
| | 患者的心理状态及合作程度 | 3 | | |
| | 是否有使用临时起搏器的指征；所需监测的项目 | 2 | | |

续表 3-4

<table>
<tr><th colspan="2">项目</th><th>操作要求</th><th>分值</th><th>考试评分</th><th>备注</th></tr>
<tr><td rowspan="13">操作要点（60 分）</td><td rowspan="4">准备</td><td>核对患者，向患者解释操作目的和注意事项</td><td>2</td><td></td><td></td></tr>
<tr><td>协助患者取平卧位，连接心电监护</td><td>2</td><td></td><td></td></tr>
<tr><td>检查临时起搏器功能是否正常</td><td>4</td><td></td><td></td></tr>
<tr><td>正确连接临时起搏器导联线</td><td>4</td><td></td><td></td></tr>
<tr><td rowspan="4">正确测试阈值、阻抗，观察感知设置是否正确</td><td>调节临时起搏器频率 70 次/min，输出电压 5 V，观察心电监护仪是否有起搏信号</td><td>6</td><td></td><td></td></tr>
<tr><td>阻抗：按压临时起搏器 measure 键（屏幕弹出阻抗数值）</td><td>6</td><td></td><td></td></tr>
<tr><td>起搏阈值：缓慢旋转起搏器输出电压按钮，逐渐下调其数值，直至不能出现起搏信号后迅速上调至前一数值（此处需反应敏捷），观察心电图起搏良好即为起搏阈值</td><td>8</td><td></td><td></td></tr>
<tr><td>感知自动设置为 2.0 mV，一般无须调测</td><td>3</td><td></td><td></td></tr>
<tr><td rowspan="3">常规设置起搏频率、输出电压、感知</td><td>起搏频率：起搏器连续发放脉冲的频率。一般为 40 ~ 120 次/min，通常取 60 ~ 80 次/min 为基本频率</td><td>5</td><td></td><td></td></tr>
<tr><td>输出电压 3 ~ 5 V，通常取 5 V</td><td>5</td><td></td><td></td></tr>
<tr><td>感知灵敏度：起搏器感知的 P 波或 R 波的能力。心室感知灵敏度一般为 1 ~ 3 mV，通常取 2 mV</td><td>3</td><td></td><td></td></tr>
<tr><td rowspan="2">固定</td><td>起搏器固定位置松紧适宜</td><td>6</td><td></td><td></td></tr>
<tr><td>电极线固定合理</td><td>6</td><td></td><td></td></tr>
<tr><td colspan="2" rowspan="3">操作后终末处置（10 分）</td><td>整理床单位及用物</td><td>2</td><td></td><td></td></tr>
<tr><td>熟练掌握各种参数的调节</td><td>5</td><td></td><td></td></tr>
<tr><td>将设置结果准确记录在危重患者护理记录单上</td><td>3</td><td></td><td></td></tr>
<tr><td colspan="2" rowspan="4">操作后评价（10 分）</td><td>患者能说出使用临时起搏器的目的，并能接受</td><td>2</td><td></td><td></td></tr>
<tr><td>态度认真、沟通良好</td><td>2</td><td></td><td></td></tr>
<tr><td>操作熟练，有条不紊，无菌观念强</td><td>5</td><td></td><td></td></tr>
<tr><td>注意保护患者的隐私并保暖</td><td>1</td><td></td><td></td></tr>
<tr><td colspan="2">总分</td><td></td><td>100</td><td></td><td></td></tr>
</table>

## 【选择题】

1. 临时起搏器体内保留时间为 （　　）

A. 1 周以内　　　　B. 2 ~ 4 周以内

C. 3 个月以内　　D. 6 个月以内

E. 1 年以内

2. 临时起搏器常规需设定的参数包括　　(　　)

A 不应期　　B. P-R 间期

C. 输出电压　　D. 感知电流

E. 起搏频率

3. 临时起搏器应用最常见的并发症是　　(　　)

A 心肌穿孔　　B. 电极断裂

C. 心律失常　　D. 临起电极导管移位

E. 血栓形成

4. 临时起搏器起搏频率通常设置为　　(　　)

A. 50～60 次/min　　B. 60～70 次/min

C. 60～80 次/min　　D. 80～90 次/min

E. 90～100 次/min

5. 男性患者，70 岁，因突然意识丧失数秒来诊，查体：脉搏 35 次/min，听诊心率 35 次/min，每分钟可闻及 4～5 次响亮第一心音，应首选何种治疗方法　　(　　)

A 阿托品静脉注射　　B. 异丙肾上腺素静脉注射

C. 氨茶碱口服　　D. 安置临时起搏器

E. 安置永久起搏器

## 【选择题答案】

1. B　2. CDE　3. D　4. C　5. D

## 【评判性思考】

1. 临时起搏器电极脱位，失去起搏功能会给患者带来什么样的后果？
2. 为什么会出现心率低于起搏器设置频率？
3. 如何预防电极脱位？一旦发生电极移位应如何处理？

（李黎明）

# 项目四 成人心肺复苏术

## 【实验学时】

2学时。

## 【实验类型】

技能型实验。

## 【学习目标】

1. 准确判断实施心肺复苏技术的时机、正确判断患者意识。
2. 正确实施成人心肺复苏技术。
3. 熟练掌握复苏有效的指征。

## 【实验目的】

抢救突然发生呼吸、心搏骤停的患者,使其恢复自主呼吸、循环及意识,保证重要脏器的血液供应。

## 【临床案例】

患者王某,男,56岁,在病房走廊内突然发生呼吸、心搏骤停,现立即给予成人心肺复苏术。

## 【实验准备】

1. 护士准备:仪表端庄、衣帽整齐。
2. 用物准备:清洁治疗盘1个、手电筒1支、弯盘2个、纱布2块、记录单、笔、表、快速手消毒液1瓶。

## 【操作步骤】

(一)操作前评估

评估患者周围环境,确认现场环境安全。

(参考解释语)

周围环境安全。

(二)操作过程

1. 确认患者无意识,看表记录时间。

（参考解释语）

喂喂！王先生，您怎么啦？能听到我说话吗？（轻拍患者，并大声呼唤），患者无反应，请通知医生立即抢救并启动院内急救系统。

2. 判断有无脉搏及呼吸（终末叹气应看作无呼吸）。

以示指和中指尖触及患者气管正中部（相当于喉结部位）左右旁开两指（2 cm），至胸锁乳突肌前缘凹陷处，触摸颈动脉搏动，判断是否消失（5～10 s），同时观察患者胸部、腹部有无起伏，识别呼吸是否停止（时间为5～10 s）。

（参考解释语）

1001，1002…1008，患者自主呼吸消失，颈动脉搏动消失。

3. 将患者置于硬板床上/地上，使患者头、颈、躯干在同一轴线上，双手放于两侧，身体无扭曲。

4. 抢救者站在患者右侧，解开患者衣领腰带，充分暴露患者胸腹部。

5. 立即给予胸外心脏按压（CPR）

（1）按压部位：胸骨中、下1/3交界处或双乳头连线的胸骨中点。

（2）按压方法：操作者一只手掌根部紧贴在患者双乳头连线的胸骨中点，两只手掌根部重叠，指指交叉，上半身前倾，两臂伸直，垂直向下用力按压，每次按压后胸廓充分回弹，力量均匀。按压频率100～120次/min，按压深度为5～6 cm。

成人心肺复苏术

6. 畅通气道：评估患者颈部有无损伤，如无损伤将患者头偏向一侧，清除口鼻咽分泌物，如有活动性义齿应取出。

（参考解释语）

患者颈部无损伤，口鼻咽腔无分泌物，无活动性义齿。

7. 开放气道：颈部无损伤者采取仰头抬颏法，手掌根部置于患者前额，向后方施加压力，右手示指、中指置于患者的下颌骨下方，将下颏向前上托起。颈部有损伤者采取托举下颌法开放气道。

8. 人工呼吸：抢救者左手示指与拇指捏闭患者鼻腔，平静吸气后以口腔将患者口唇包严，向患者缓慢吹气，每次送气1 s以上，以患者胸廓明显抬起为有效指标。吹气后口松开，手松鼻，转头观看胸廓复原情况，紧接着第2次吹气。

9. 按压与人工呼吸比30∶2，操作5个循环。

10. 判断患者复苏效果：判断颈动脉搏动是否恢复；自主呼吸是否恢复；观察瞳孔有无缩小、光反射是否恢复；口唇、肤色、甲床有无转红润；收缩压是否≥60 mmHg。

（参考解释语）

患者颈动脉搏动恢复；自主呼吸恢复；瞳孔缩小、光反射恢复；口唇、肤色、甲床转红润；复苏成功，继续给予高级生命支持。

11. 看表计时间。为患者头复位、整理衣物，擦拭面部。整理床单位，协助将患者移至病床，继续高级生命支持。

12. 整理用物，洗手。物品归位，医疗垃圾分类处理，小毛巾擦拭治疗车上下层。规范洗手，记录护理记录单。

## 【操作流程图】

衣帽整齐，准备用物并检查，评估环境安全

↓

判断无意识，立即呼救，启动院内急救系统

↓

使患者去枕平卧于硬板床上/地上，解开衣领腰带，充分暴露胸腹部

↓

立即给予胸外心脏按压 30 次

↓

畅通气道，开放气道

↓

人工呼吸 2 次

↓

按照按压和人工呼吸 30∶2 共进行 5 个循环后判断复苏效果

↓

整理用物，洗手，记录

## 【注意事项】

1. 胸外按压确保合理的速度与深度，尽量减少胸外按压中断次数和时间，如需建立人工气道或电除颤时，胸外按压中断时间不应超过 10 s。

2. 按压间歇，身体不能依靠在患者胸壁上，保证胸廓充分回弹。

3. 通气时暂停按压；如患者已建立人工气道，通气时不暂停胸外按压。

4. 人工通气量不宜过大，避免通气过度，成人通气量 500～600 mL/次。

## 【操作评分标准】

成人心肺复苏术操作评分标准见表 3-5。

**表 3-5　成人心肺复苏术操作评分标准**

| 项 目 | 操作要求 | 分值 | 考试评分 | 备注 |
|---|---|---|---|---|
| 操作前准备质量（10 分） | 仪表端庄，衣帽整齐（一处不符合要求扣 1 分） | 3 | | |
| | 用物准备：清洁治疗盘 1 个、手电筒 1 支、弯盘 2 个、纱布 2 块、记录单、笔、表、快速手消毒液 1 瓶（少一项扣 0.5分） | 4 | | |
| | 评估现场环境是否安全（未评估不得分） | 3 | | |

续表 3-5

| 项 目 | 操作要求 | 分值 | 考试评分 | 备注 |
|---|---|---|---|---|
| 操作中要点（80 分） | 判断意识：轻拍患者肩部，并呼唤“喂喂！您怎么了？”患者无意识，立即启动院内急救系统。（未判断不得分）看表计时 | 5 | | |
| | 判断呼吸及脉搏：观察患者胸廓腹部有无起伏，识别呼吸是否停止或仅是喘息呼吸。以示指和中指尖触及患者气管正中部（相当于喉结部位）左右旁开两指（2 cm），至胸锁乳突肌前缘凹陷处，触摸颈动脉搏动，判断是否消失（时间为 5～10 s）（未做不得分，一项不符合要求扣 2 分） | 10 | | |
| | 患者去枕仰卧位，置于硬板床（地面或垫板），头、颈、躯干在同一轴线上，双手放于两侧，身体无扭曲（未做不得分） | 5 | | |
| | 抢救者站在患者右侧的肩、腰部，解开衣领腰带，充分暴露患者胸腹部（未做不得分） | 3 | | |
| | 胸外心脏按压：<br>（1）按压部位：胸骨中、下 1/3 交界处或双乳头连线的胸骨中点（位置不正确不得分） | 5 | | |
| | （2）按压方法：术者一只手掌根部紧贴在患者双乳头连线的胸骨中点，操作者两只手掌根部重叠，指指交叉，上半身前倾，两臂伸直，垂直向下用力按压，每次按压后胸廓充分回弹，力量均匀。按压频率 100～120 次/min，按压深度为 5～6 cm | 10 | | |
| | 畅通气道：评估颈部有无损伤。无损伤者将患者头偏向一侧，清除口鼻咽分泌物，取出活动性义齿（未做不得分，少一项扣 2 分） | 5 | | |
| | 开放气道：颈部无损伤者采取仰头抬颏法，左手掌根部置于患者前额，向后方施加压力，右手示指、中指置于患者的下颌骨下方，将下颏向前上托起。颈部有损伤者采取托举下颌法开放气道（方法不正确扣 1 分） | 5 | | |
| | 人工呼吸：抢救者左手示指与拇指捏闭患者鼻腔，平静吸气后以口腔将患者口唇包严，向患者缓慢吹气，以患者胸廓明显抬起为有效指标。吹气后口松开，手松鼻，转头观看胸廓复原情况，紧接着第 2 次吹气（方法不正确扣 1 分） | 10 | | |
| | 按压与人工呼吸比 30∶2，操作 5 个循环后判断患者复苏效果：判断颈动脉搏动是否恢复；自主呼吸是否恢复；观察瞳孔有无缩小、光反射是否恢复；口唇、肤色、甲床有无转红润；收缩压有无≥60 mmHg。（未判断结果扣 5 分，判断结果少一项，扣 1 分）复苏成功看表计时，给予高级生命支持 | 20 | | |
| | 整理用物，洗手，记录（少一项扣 1 分） | 2 | | |

续表 3-5

| 项目 | 操作要求 | 分值 | 考试评分 | 备注 |
| --- | --- | --- | --- | --- |
| 终末质量（10 分） | 操作熟练，沉着冷静，手法正确（一项不符合要求扣 1 分） | 3 | | |
| | 关心，体贴患者（做不到不得分） | 3 | | |
| | 按压通气有效（无效不得分） | 4 | | |
| 总分 | | 100 | | |

## 【选择题】

1. 判断成人患者是否有动脉搏动，首选 （ ）
   A. 桡动脉　　B. 颈动脉
   C. 肱动脉　　D. 股动脉
   E. 足背动脉
2. 判断呼吸和动脉搏动的时间不超过 （ ）
   A. 5 s　　B. 10 s
   C. 15 s　　D. 20 s
   E. 25 s
3. 按压和人工通气的比例为 （ ）
   A. 15：1　　B. 15：2
   C. 30：1　　D. 30：2
   E. 30：3
4. 成人心肺复苏正确的按压频率为 （ ）
   A. <80 次/min　　B. 80～100 次/min
   C. 100～120 次/min　　D. 120～140 次/min
   E. >120 次/min
5. 成人心肺复苏正确的按压深度为 （ ）
   A. <5 cm　　B. 5～6 cm
   C. 6～7 cm　　D. 7～8 cm
   E. >8 cm
6. 成人心肺复苏人工通气时的通气量为 （ ）
   A. <200 mL　　B. 200～300 mL
   C. 300～400 mL　　D. 400～500 mL
   E. 500～600 mL
7. 胸外心脏按压的部位是 （ ）
   A. 双乳头连线的胸骨中点
   B. 双乳头连线的胸骨中点外 1/3

C. 双乳头连线的胸骨中点内 1/3
D. 双乳头连线的胸骨中点上 1/3
E. 双乳头连线的胸骨中点下 1/3

## 【选择题答案】

1. B　2. B　3. D　4. C　5. B　6. E　7. A

## 【评判性思考】

1. 抢救过程中如何做能更好地体现人文关怀？
2. 抢救结束后如何向家属沟通能够减轻患者家属的恐惧感？
3. 如何向大众普及心肺复苏术？

（臧舒婷）

# 模块四　气道护理技术

# 项目一　呼吸功能监测技术

## 【实验学时】

2 学时。

## 【实验类型】

技能型实验。

## 【学习目标】

1. 能熟练掌握危重症患者呼吸系统功能监测的评估方法。

2. 能对危重症患者准确实施呼吸运动监测、呼吸力学监测、脉搏血氧饱和度监测、气体交换功能监测、呼气末二氧化碳监测、血气分析监测。

3. 能根据呼吸功能监测各项指标分析危重症患者通气与换气功能的动态变化。

## 【实验目的】

1. 观察危重症患者通气与换气功能的动态变化。

2. 及时调整呼吸机参数及治疗方案。

## 【临床案例】

患者刘某，男，56 岁。诊断为颅内血肿清除术，神志呈浅昏迷状，自气管插管处接呼吸机辅助呼吸，模式自主呼吸；PEEP 5 $cmH_2O$，PS 10 $cmH_2O$，$FiO_2$ 45%。体格检查：双肺可闻及散在湿啰音及哮鸣音，心率 101 次/min，血氧饱和度 90%，遵医嘱实施呼吸功能监测。

## 【实验准备】

1. 护士准备：着装整洁，洗手，戴口罩。

2. 用物准备：手表、听诊器、多功能监护仪、脉搏血氧饱和度监测传感器、导线、记录单、呼气末二氧化碳测量设备、呼气末二氧化碳传感器、气道转接头、治疗车、速干手消毒剂、医疗废物盛放容器、生活垃圾桶。

3. 患者准备：给清醒患者解释使用目的及注意事项。

## 【操作步骤】

### （一）操作前核对、评估、与患者家属沟通

1. 核对患者的床号、姓名、性别等信息。

2. 评估患者病情、合作。

（二）操作过程

1. 协助患者取舒适卧位，床头抬高 30°～45°，向家属做好解释工作。

（参考解释语）

家属您好，请问患者是1床刘某先生吧，现在患者正在进行有创机械通气治疗，在此过程中我要遵医嘱对患者进行呼吸功能监测，就是用仪器监测患者各项指标，用听诊器听诊患者的呼吸音，观察呼吸机上的参数。过程中不会有什么痛苦，现在请您到室外等候。

2. 将脉搏血氧饱和度监测传感器正确安放于患者手指、足趾或者耳郭处，保证接触良好，避开测量血压的肢体。

3. 观察患者血氧饱和度参数、呼吸频率，听诊患者双肺有无呼吸异常。

4. 观察呼吸机监测的患者呼吸参数，包括潮气量、每分通气量、气道压。

5. 清理呼吸道分泌物。

呼吸功能监测技术

6. 将呼气末二氧化碳传感器插入监护仪的 $CO_2$ 输入连接头。

7. 选择相匹配的气道转接头，将其连接传感器的头端正确插接。

8. 安装呼气末二氧化碳监测装置在呼吸回路的近端360接头与呼吸机管路的Y形管之间，支撑传感器和气道转接头，避免在气管插管上产生应力。设置 $ETCO_2$ 报警范围（$ETCO_2$ 正常值：35～45 mmHg）。

9. 观察患者呼气末二氧化碳参数。

（参考解释语）

刘先生您好，各项监测已经做完了，稍后等结果分析出来，我会过来告诉您结果的，谢谢您的配合。

10. 协助患者取舒适卧位，整理床单位、整理用物、洗手。

11. 记录监测数据在护理记录单上。

## 【操作流程图】

洗手，戴口罩，准备用物，核对患者，解释目的

↓

协助患者取舒适卧位，抬高床头 30°～45°

↓

观察患者血氧饱和度参数、呼吸频率，听诊患者双肺有无呼吸异常

↓

观察呼吸机监测的患者呼吸参数

↓

清理呼吸道分泌物

↓

将呼气末二氧化碳传感器与监护仪、呼吸回路连接

↓

设置 $ETCO_2$ 报警范围

↓

观察患者呼气末二氧化碳参数

↓

整理床单位，整理用物，洗手，记录

## 【注意事项】

1. 呼吸频率监测应足够时间，一般为 1 min。
2. 动脉采血应选取合适部位及采血量和肝素浓度符合要求。
3. 血氧饱和度监测应保证患者末梢循环良好。

## 【操作评分标准】

呼吸功能监测技术操作评分标准见表 4-1。

**表 4-1　呼吸功能监测技术操作评分标准**

| 项目 | | 操作要求 | 分值 | 考试评分 | 备注 |
|---|---|---|---|---|---|
| 操作前准备（10 分） | | 着装整洁规范、洗手、戴口罩 | 5 | | |
| | | 用物齐全、放置合理 | 5 | | |
| 评估（10 分） | | 严密观察患者病情变化、了解目前呼吸方式 | 5 | | |
| | | 了解患者的心理状态及合作程度 | 5 | | |
| 操作要点（57 分） | 准备 | 正确核对患者，给患者及家属做好解释工作，交代目的、注意事项 | 4 | | |
| | | 协助患者取舒适卧位 | 3 | | |
| | | 准备并检查用物 | 4 | | |
| | 呼吸功能监测 | 呼吸频率监测 | 7 | | |
| | | 呼吸容量监测 | 7 | | |
| | | 呼吸力学监测 | 7 | | |
| | | $SpO_2$ 监测 | 7 | | |
| | | 气体交换功能监测 | 7 | | |
| | | 呼气末二氧化碳监测 | 7 | | |
| | | 严密观察病情变化并做好分析 | 4 | | |

续表 4-1

| 项目 | 操作要求 | 分值 | 考试评分 | 备注 |
|---|---|---|---|---|
| 操作后终末处理（8 分） | 整理用物、床单位 | 3 | | |
| | 规范洗手 | 2 | | |
| | 做好护理记录 | 3 | | |
| 操作后评价（15 分） | 掌握呼吸功能监测的各项指标 | 5 | | |
| | 了解各项指标代表的意义 | 5 | | |
| | 知道如何分析各项监测数值 | 5 | | |
| 总分 | | 100 | | |

## 【选择题】

1. 动脉采血部位一般选择什么部位（　　）
   A. 桡动脉　　B. 股动脉
   C. 足背动脉　　D. 颈动脉
   E. 肱动脉
2. 呼吸与脉搏比例是（　　）
   A. 1∶2　　B. 1∶4
   C. 1∶3　　D. 1∶6
   E. 1∶2.5
3. 潮式呼吸多见于哪些疾病（　　）
   A. 脑炎　　B. 脑膜炎
   C. 颅内压增高　　D. 巴比妥类中毒
   E. ARDS 患者
4. 三凹征是指吸气时哪三处出现凹陷（　　）
   A. 胸骨上窝　　B. 锁骨上窝
   C. 肋间隙　　D. 腰窝
   E. 肘窝
5. 呼吸功能监测包括（　　）
   A. 监测患者的呼吸频率　　B. 监测患者的呼吸容量
   C. 严密观察患者病情变化并做好分析　　D. $SpO_2$ 监测方法
   E. 呼气末二氧化碳监测

## 【选择题答案】

1. ABC　2. B　3. ABCD　4. ABC　5. ABCDE

## 【评判性思考】

1. 异常呼吸包括哪几种类型?
2. 潮气量的定义是什么?
3. 血气分析标本留取的注意事项有哪些?

（赵彩霞）

# 项目二　气道异物清除术(海姆立克急救法)

## 【实验学时】

2 学时。

## 【实验类型】

技能型实验。

## 【学习目标】

1. 了解异物卡喉常见的原因、临床表现。
2. 掌握海姆立克急救法的操作过程。
3. 培养并普及"掌握一项技能,挽救一条生命"的急救意识。

## 【实验目的】

1. 正确判断使用海姆立克急救法的时机。
2. 熟练掌握海姆立克急救法。

## 【临床案例】

患者张某,男,36 岁,进食期间突然双手呈"V"形紧贴于颈前喉部,表情痛苦不安,询问患者是否有气道异物感,患者点头示意。体格检查:口唇发绀,咳嗽无声,呼吸困难,心率 136 次/min,呼吸 36 次/min,血氧饱和度 80%,现患者神志清。遵医嘱立即实施"气道异物清除术(海姆立克急救法)"。

## 【实验准备】

1. 护士准备:仪表端庄,衣帽整洁。
2. 用物准备:治疗车上层备速干手消毒剂、弯盘、纱布、手电筒,下层备医疗废物桶、生活垃圾桶。
3. 环境准备:必要时屏风遮挡,以免影响其他患者。

## 【操作步骤】

1. 巡视病房发现患者异常,询问患者"喂喂!你怎么了?有什么东西卡到喉咙吗?"患者点头。

2. 判断患者情况。患者丧失言语,呼吸费力,面部口唇青紫,意识逐渐丧失,立即呼叫医生并启动应急抢救系统。

3. 气道异物梗阻的处理

（1）成人气道异物梗阻的处理

1）腹部冲击法：协助患者身体前倾，双腿岔开，操作者站于患者身后，用双臂环抱患者腰部。一只手握拳，将握拳的拇指侧紧顶住患者腹部，位于剑突与脐的腹中线部位，另一只手紧握该拳，用力快速向内、向上冲击腹部。重复以上手法，直至异物排除（此方法适用于意识清醒的患者）。

2）自行腹部冲击法：此为患者本人的自救方法，让患者一只手握拳，用拳头拇指侧顶住腹部，部位同上，另一只手紧握该拳，用力快速向内、向上冲击腹部。如果不成功，患者应迅速将上腹部倾压于椅背、桌沿、护栏或其他硬物上，然后用力冲击腹部，重复动作，直至异物排出。

3）胸部冲击法：妊娠末期或过度肥胖的患者，施救者无法用双臂环抱患者腰部，可使用胸部冲击法代替海姆立克急救法。施救者站在患者身后，上肢放于患者腋下，将患者胸部环抱，一只拳的拇指侧在患者胸骨中线，避开剑突和肋骨下缘，另一只手握住拳头，向后冲击，直至把异物排出。

气道异物清除术

4）对意识丧失者的施救方法：施救者应立即开始 CPR，按 30∶2 的按压/通气比例操作。如通气时患者胸部无起伏，重新摆放头部位置，注意开放气道，再次尝试通气。每次打开气道进行通气时，观察喉咙后面是否有堵塞物存在，如果发现易于移除的异物，小心移除；如异物清除困难，通气仍未见胸廓起伏，应考虑采取进一步的抢救措施（如 Kelly 钳、Magilla 镊、环甲膜穿刺/切开术）开通气道。

（2）小儿气道异物梗阻的处理　对于有意识的 1 岁以上儿童发生气道梗阻时的处理方法同成人的海姆立克急救法。对于有反应的婴儿推荐使用拍背/冲胸法，即施救者取坐位，前臂放于大腿上，将患儿俯卧位于其上，手指张开托住患儿下颌并固定头部，保持头低位；用另一只手的掌根部在婴儿背部肩胛区用力叩击 5 次，拍背后保护婴儿颈部，小心将婴儿翻转过来，使其仰卧于另一只手的前臂上，前臂置于大腿上，仍维持头低位，实施 5 次胸部冲击，位置与胸外按压相同，每次 1 s。如能看到患儿口中异物，可小心将其取出；不能看到异物，重复上述动作，直至异物排出。对于意识丧失的小儿应立即实施 CPR 救治。

4. 如患者失去反应，立即进行下一步抢救治疗。

5. 协助患者取舒适卧位，给予氧气吸入，安慰患者。

（参考解释语）

张先生，请您放松，现在异物已经吐出来了，不用担心，请您好好休息。（并用纱布为患者擦拭口唇）

6. 整理用物，推车回处置间，医疗废物分类处理，规范洗手，做好记录。

## 【操作流程图】

洗手,戴口罩,准备用物

↓

判断患者情况

↓

立即呼救

↓

协助患者取合适体位

↓

立即实施海姆立克急救法

↓

异物吐出,协助患者取舒适卧位

↓

给予患者氧气吸入

↓

给予患者心理支持

↓

观察病情

↓

整理床单位,整理用物,洗手,记录

## 【注意事项】

1. 若发生气道梗阻,应首选其他方法排除异物,条件不允许时紧急使用此方法。
2. 不同的年龄段发生气道梗阻所用急救方法不同。
3. 当使用海姆立克急救法成功排出异物后,严密观察患者生命体征变化。

## 【操作评分标准】

气道异物消除术(海姆立克急救法)技术操作评分标准见表4-2。

表4-2 气道异物消除术(海姆立克急救法)技术操作评分标准

| 项目 | | 操作要求 | 分值 | 考试评分 | 备注 |
|---|---|---|---|---|---|
| 操作前准备(10分) | | 护士着装整洁规范、洗手、戴口罩 | 5 | | |
| | | 用物齐全、放置合理 | 5 | | |
| 评估(15分) | | 评估患者气道梗阻情况 | 5 | | |
| | | 评估患者的心理状态及合作程度 | 5 | | |
| | | 是否伴随意识丧失 | 5 | | |
| 操作要点(65分) | 准备 | 协助患者取合适体位 | 5 | | |
| | | 准备并检查用物 | 5 | | |
| | | 向患者解释目的、注意事项 | 5 | | |
| | 实施海姆立克急救法 | 判断患者气道梗阻情况 | 5 | | |
| | | 选择合适的救助方法 | 10 | | |
| | | 正确实施急救手法 | 20 | | |
| | | 心理护理 | 5 | | |
| | | 进一步生命支持 | 5 | | |
| | | 观察病情 | 5 | | |
| 操作后终末处置(10分) | | 整理用物、床单位 | 5 | | |
| | | 规范洗手 | 2 | | |
| | | 做好护理记录 | 3 | | |
| 总分 | | | 100 | | |

## 【选择题】

1. 海姆立克急救法的原理 ( )
   A. 冲击腹部膈肌下软组织,肺部产生的气流
   B. 操作者使用的外力
   C. 患者自己发力
   D. 用力呛咳
   E. 旋转的力量
2. 海姆立克急救法包括以下哪种急救手法 ( )
   A. 成人海姆立克急救法(站位、卧位)
   B. 成人海姆立克急救法(孕妇、肥胖)
   C. 成人海姆立克自救
   D. 婴儿海姆立克急救方法

E. 以上均是

3. 患者发生气道异物梗阻时可能出现哪些表现　　(　　)

A. 不能说话　　B. 不能呼吸

C. 面、唇青紫　　D. 意识丧失

E. 以上均是

4. 实施海姆立克急救法包括　　(　　)

A. 判断患者气道梗阻情况　　B. 选择合适的救助方法

C. 正确实施急救手法　　D. 心理护理

E. 病情观察

5. 对于清醒患者实施海姆立克急救法的注意事项有　　(　　)

A. 腹部冲击法应协助患者身体前倾，双腿张开，操作者站于患者身后，用双臂环抱患者腰部

B. 一只手握拳，将握拳的拇指侧紧顶住患者腹部，位于剑突与脐的腹中线部位，另一只手紧握该拳

C. 用力方法为快速向内、向上用力冲击腹部

D. 若异物未排出可重复操作，直至异物排出

E. 异物排出后注意病情观察

## 【选择题答案】

1. A　2. E　3. E　4. ABCDE　5. ABCDE

## 【评判性思考】

1. 气道异物梗阻预防措施有哪些？
2. 婴幼儿发生异物梗阻具体操作方法有哪些？
3. 海姆立克急救法的并发症有哪些？

（赵彩霞）

# 项目三　口咽通气道应用技术

## 【实验学时】

2 学时。

## 【实验类型】

技能型实验。

## 【学习目标】

1. 了解口咽通气道的作用。
2. 掌握口咽通气道的使用方法。
3. 熟练应用口咽通气道。

## 【实验目的】

1. 开放气道,改善通气。
2. 清除呼吸道分泌物,进行口咽部吸引。
3. 癫痫发作或抽搐时保护舌齿免受损伤。
4. 防止舌后坠,利于吸痰。

## 【临床案例】

患者李某,男,66 岁,诊断脑出血术后,咳嗽、咳痰 1 周后加重伴舌后坠,神志呈浅昏迷状,体格检查:口唇发绀,双肺可闻及散在湿啰音及哮鸣音,心率 130 次/min,血氧饱和度 84%,遵医嘱给予抗感染、化痰、平喘、雾化吸入、吸氧等对症治疗,现患者血氧饱和度为 88%,遵医嘱实施"口咽通气道" 应用技术。

## 【实验准备】

1. 护士准备:着装整洁,洗手,戴口罩。

2. 用物准备:合适型号的鼻咽、口咽通气道各 2 个,治疗盘内备纱布 1 包,胶带、弯盘、开口器或压舌板、吸痰装置 1 套 、吸痰管 2 根、500 mL 0.9 %氯化钠注射液 2 瓶、听诊器 1 个。

3. 患者准备:协助患者取平卧位,清除口咽部分泌物,头后仰,使口、咽、喉呈一条直线,保持呼吸道通畅。

## 【操作步骤】

（一）操作前核对、评估

1. 核对患者的床号、姓名、性别等信息。

2. 评估患者病情、意识状态、呼吸情况。

（二）操作过程

1. 用物备齐，携用物至患者床旁，核对腕带信息。

（参考解释语）

家属您好，请问患者是1床李某先生吧，现在患者因颅脑损伤造成呼吸功能差，氧饱和度持续偏低，我们计划遵医嘱为患者实施“口咽通气道应用技术”。口咽通气道应用技术是一种抢救危重患者的急救技术，就是将1个弯管道放入患者的口咽部使后坠的舌根和咽后壁分开，迅速畅通气道，使患者直接经弯管道呼吸形成简易人工气道，以改善患者的呼吸状态，从而提高血氧饱和度，并且有利于痰液排出，一般没有创伤，请您在室外等候。

2. 检查患者口腔，有活动义齿者取下，必要时吸痰，双侧脸颊皮肤完好，协助患者取平卧位，头后仰。

3. 快速手消毒，选择合适的口咽通气道，长度为口角至耳垂或下颌角的距离。鼻咽通气道选择的原则是宁长勿短、宁大勿小，若鼻咽通气道太短不能经过舌根则达不到开放气道的目的。

4. 使用压舌板将舌体向下向前推，暴露咽喉部可使用反向插入法和横向插入法。

（1）反向插入法时，口咽通气道的咽弯曲部朝上插入口腔，当其前端接近口咽部后时，（已通过腭垂）将其旋转180°呈正位，并用双手拇指向下推送使弯曲部分下面压住舌根，弯曲部分上面抵住口咽壁，放置于口腔中央位置，将舌根与咽后壁分开，使下咽部到声门的气道通畅，解除气道梗阻。

（2）使用横向插入法时，将口咽通气管咽弯曲凹面部分朝向一侧的脸颊内部插入，然后在插入过程中朝着咽后壁旋转90°向下翻转口咽通气管，使口咽通气管弯曲部分凹面向下压住舌根进入。

口咽通气道应用技术

5. 对于意识不清者，操作者用一只手的拇指与示指将患者的上唇齿与下唇齿分开，另一只手将口咽通气管从后臼齿处插入，操作时注意动作轻柔，准确。必要时使用开口器协助张口。

6. 测试人工气道是否通畅：以手掌放于通气管外侧，于呼气期感觉是否有气流逸出，或以少许棉絮放于通气管外观察棉絮是否随气流飘动。观察胸壁运动幅度和听诊双肺呼吸音。

7. 固定：用2条长20～25 cm的胶布，第1条胶布的一端固定于右侧面颊部，然后绕口咽通气管1周后固定于右侧面颊部。第2条胶布相同方法固定于左侧面颊部。牙齿松动者，观察有无牙齿脱落，检查口腔防止舌或唇夹于牙和口咽通气道之间。

8. 及时吸痰，清理呼吸道，防止误吸、窒息。吸痰前后给予高浓度氧气吸入。

9. 向家属交代注意事项。

（参考解释语）

您好，口咽通气道已经给李先生置上了，请您不要随意摘取，并注意观察李先生有没有大幅度的活动，以防止口咽通气道脱出。

10. 整理床单位、用物，快速手消毒。

11. 推车至处置间，垃圾分类处理，规范洗手，做好记录。

12. 停用口咽通气道。

（参考解释语）

先生您好，现在李先生的生命体征平稳，舌后坠较前明显改善，现遵医嘱拔出口咽通气道。

13. 检查患者脸颊两侧皮肤完整，缓慢去除固定胶布，顺势拔出口咽通气道。拔出口咽通气道后应做好口腔护理，同时观察口腔黏膜情况，保持口腔卫生。

14. 整理用物，垃圾分类处理 ，规范洗手，做好记录。

## 【操作流程图】

洗手，戴口罩，准备用物，核对患者，解释目的

↓

评估患者基本情况

↓

选择合适型号的口咽通气道

↓

协助患者取合适体位

↓

清洁口腔分泌物，必要时吸痰

↓

选择合适的方法放置口咽通气道

↓

固定口咽通气道

↓

检查人工气道是否通畅

↓

观察病情

↓

整理床单位、整理用物、洗手、记录

## 【注意事项】

1. 根据患者门齿到耳垂或下颌角的距离选择适宜的口咽通气管型号。

2. 禁用于有牙齿折断或脱落危险和浅麻醉患者(短时间应用的除外)。

3. 牙齿松动者,插入及更换口咽通气道前后密切观察有无牙齿脱落。

4. 口腔内及上下颌骨创伤、咽部气道占位性病变、咽部异物梗阻者忌使用口咽通气道。

5. 定时检查口咽通气道是否保持通畅,做好口腔护理及口咽管的清洗。防止口腔黏膜溃疡及痰痂堵塞口咽管。

## 【操作评分标准】

口咽通气道应用技术操作评分标准见表4-3。

**表4-3　口咽通气道应用技术操作评分标准**

| 项目 | 操作要求 | 分值 | 考试评分 | 备注 |
| --- | --- | --- | --- | --- |
| 操作前准备(13分) | 仪容、仪表:着装整洁规范、洗手、戴口罩 | 3 | | |
| | 用物齐全、摆放整齐 | 5 | | |
| | 告知患者或家属放置口咽通气道的目的:呼吸道梗阻的患者,气道分泌物增多时便于吸引,癫痫发作或抽搐时保护舌齿免受损伤,同时有气管插管时,取代牙垫作用 | 5 | | |
| 评估(22分) | 评估患者意识、呼吸及有无舌后坠情况 | 5 | | |
| | 评估患者口咽部及面部皮肤情况 | 5 | | |
| | 根据病情选择合适的放置方法 | 5 | | |
| | 心理状态:情绪反应、合作程度。对于清醒患者,如不配合张口,切勿急于强行插入或取出,一定要耐心说服,消除患者紧张情绪,取得合作 | 5 | | |
| | 环境安静、整洁、光线好 | 2 | | |
| 操作前(15分) | 注意沟通方式,做好患者或家属的解释工作 | 5 | | |
| | 选择合适型号的口咽通气道2个、治疗盘内备纱布1包、胶带、弯盘、开口器或压舌板、吸痰装置1套 、吸痰管2根、盐水2瓶、听诊器1个 | 10 | | |

续表 4-3

| 项目 | 操作要求 | 分值 | 考试评分 | 备注 |
|---|---|---|---|---|
| 操作中（35 分） | 携用物至患者床旁，核对信息 | 5 | | |
| | 做好解释工作，协助患者取合适体位 | 5 | | |
| | 清除口咽分泌物 | 5 | | |
| | 选择合适的方法放置 | 5 | | |
| | 测试人工气道是否通畅 | 5 | | |
| | 做好固定，防止脱出 | 5 | | |
| | 停用时，向患者及家属做好解释工作，并告知注意事项，感谢患者配合 | 5 | | |
| 操作后（5 分） | 整理用物，垃圾分类处理 | 3 | | |
| | 规范洗手，做好护理记录 | 2 | | |
| 操作后评价（10 分） | 成功放置后，妥善固定，确保安全 | 3 | | |
| | 动作轻柔，操作熟练、规范 | 3 | | |
| | 保持呼吸道通畅，口咽管清洁，口腔护理到位 | 4 | | |
| 总分 | | 100 | | |

## 【选择题】

1. 口咽通气道的禁忌证有哪些　　（　　）

A. 口腔及上、下颌骨创伤　　B. 咽部气道占位性病变

C. 喉头水肿　　D. 呕吐频繁

E. 烦躁不安者

2. 鼻咽通气道的禁忌证有哪些　　（　　）

A. 颅底骨折　　B. 脑脊液耳鼻漏者

C. 鼻息肉　　D. 鼻腔出血或有出血倾向者

E. 以上都是

3. 鼻咽通气管的选择原则是什么　　（　　）

A. 宁长勿短　　B. 宁大勿小

C. 宁短勿长　　D. 宁小勿大

E. 根据颜色选择

4. 昏迷患者放置口咽通气道时应选择的体位是　　（　　）

A. 侧卧位　　B. 半坐卧位

C. 平卧位　　D. 中凹卧位

E. 俯卧位

5. 使用口咽通气道的目的有　　　　　　　　　　　　　　　　　　　　(　　)

A. 开放气道,改善通气

B. 清除呼吸道分泌物,进行口咽部吸引

C. 癫痫发作或抽搐时保护舌齿免受损伤

D. 防止舌后坠,利于吸痰

E. 以上均是

## 【选择题答案】

1. ABCD　2. E　3. AB　4. C　5. E

## 【评判性思考】

1. 使用口咽通气道及鼻咽通气道的适应证是什么?
2. 使用口咽通气道的固定方法是什么?
3. 使用口咽通气道的注意事项有哪些?

(赵彩霞)

# 项目四 喉罩应用技术

## 【实验学时】

2 学时。

## 【实验类型】

技能型实验。

## 【学习目标】

1. 能说出喉罩置入的目的。
2. 能正确选择喉罩的型号。
3. 能正确熟练应用喉罩。

## 【实验目的】

1. 短时的机械通气。
2. 确保抢救及时、有效。

## 【临床案例】

患者王某，男，76 岁。因“反复咳嗽、咳痰 13 年，间断呼吸困难 4 年，加重 1 周”入院，患者既往明确诊断为慢性阻塞性肺疾病。此次入院为呼吸困难加重 1 周伴意识障碍。体格检查：口唇发绀，双肺可闻及散在湿啰音，心率 120 次/min，血氧饱和度 80%，入院后给予抗感染、化痰、平喘、雾化吸入、低流量吸氧等治疗，现立即遵医嘱实施“喉罩置入”。

## 【实验准备】

1. 护士准备：洗手，戴口罩，做好个人防护。

2. 用物准备：治疗车、喉罩、简易呼吸器、负压吸引装置、复方利多卡因乳膏或医用润滑剂、一次性吸痰管、气囊压力表、20 mL 注射器、吸氧装置、呼吸过滤器、牙垫、无菌手套、听诊器、医用胶带、医疗废物盛放容器、生活垃圾桶。

3. 患者准备：操作前患者禁食，取平卧位或侧卧位，清除口腔、气道分泌物，保持气道通畅。确认已签署气管插管和机械通气知情同意书。

## 【操作步骤】

（一）操作前评估、检查用物、核对

1. 评估患者：至患者床旁，确认患者姓名，评估患者意识状态、生命体征。

2. 检查用物

（1）检查各种物品合格并在有效期内，外包装完好，无潮湿、破损。

（2）根据患者年龄/体型选择合适型号的喉罩，确定所用喉罩的最大注气量（表4-4）。

（3）检查通气导管完好，通气罩充气良好，无漏气。

（4）检查负压吸引装置。

**表 4-4 喉罩型号**

| 患者年龄/体形 | LMA 型号 | 套囊容量/mL |
|---|---|---|
| 新生儿/婴儿<5 kg | 1 | 4 |
| 婴儿 5～10 kg | 1.5 | 7 |
| 婴儿/儿童 10～20 kg | 2.0 | 10 |
| 儿童 20～30 kg | 2.5 | 14 |
| 儿童 30 kg 及体形较小的成人 | 3.0 | 20 |
| 一般成人 | 4.0 | 30 |
| 体形肥胖成人 | 5.0 | 40 |

3. 核对患者：携用物至患者床旁，与急救医师确认患者需置入喉罩开放气道。

（二）操作过程

1. 协助患者取仰卧位，口咽角呈 120°。

2. 打开喉罩，戴手套，在喉罩背顶尖部涂上复方利多卡因乳膏或医用润滑剂，减少置入喉罩时的阻力，以保证喉罩置入顺利。

喉罩应用技术

3. 更换无菌手套，站于患者头侧，清除口腔、气道内分泌物，保持气道通畅。

4. 插入喉罩

（1）左手向下推患者下颌使口张开，右手拇指、示指、中指持毛笔样握住通气管根部，将通气罩开口面向下颌。

（2）左手托住患者的头枕部，右手示指（导引手指）放置于通气导管与通气罩结合部，顶住硬腭，划过软腭，沿生理弯曲曲线，向头盖骨后部方向顺次推送至咽下部，直至遇到阻力。当有明显阻力感时，左手固定住导管的外端，移出右手示指。

5. 密切监测患者的血氧饱和度变化，当其下降至 90% 时及时给予简易呼吸器通气。

6. 使用注射器向气囊内注气，直至无漏气杂音。气囊压力检测表检测喉罩的密封压，位置适当时普通喉罩的密封压大于 20 $cmH_2O$，加强喉罩大于 30 $cmH_2O$。

7. 接简易呼吸器挤压送气，听诊双肺呼吸音及咽喉部，无明显漏气，胸廓起伏良好。

8. 用医用胶带固定喉罩通气管与牙垫，再将喉罩妥善固定于患者口周。

9. 吸净气道及口腔内分泌物，吸氧装置接呼吸过滤器吸氧。

10. 整理床单位，协助患者取舒适卧位。

11. 整理用物,洗手。

12. 观察患者生命体征、面色、血氧饱和度,做好记录。

(参考解释语)

王先生,喉罩已经成功置入了,帮助您治疗,会有些不舒服,请您不要去触碰口腔内的导管。我会一直在您的床旁,有任何问题,我会及时帮您解决,请您放心。谢谢您的配合。

## 【操作流程图】

洗手,戴口罩,准备用物,确认已签署知情同意书

↓

评估患者,准备并检查用物

↓

核对患者,安置体位(确认生命体征)

↓

润滑通气罩,清理口腔分泌物,插入喉罩

↓

通气罩充气,确认喉罩位置,固定喉罩

↓

连接吸氧装置或呼吸机

↓

安置患者,整理用物

↓

观察并记录

## 【注意事项】

1. 使用喉罩前禁食。
2. 喉罩不能防止胃内容物误吸,使用过程中应及时清除气道内分泌物。
3. 喉罩不适用于长期机械通气者。
4. 注意观察喉罩使用后患者呼吸改善情况,听诊双肺呼吸音。
5. 拔出喉罩前尽量避免咽喉部刺激。
6. 禁用于饱食、腹内压过高、有呕吐反流误吸高度危险的患者。
7. 禁用于咽喉部存在感染或其他病理改变的患者。
8. 禁用于呼吸道出血的患者。
9. 禁用于扁桃体异常肿大的患者。

10. 禁用于有潜在呼吸道梗阻的患者，如气管受压、气管软化、咽喉部肿瘤、脓肿、血肿等。

## 【操作评分标准】

喉罩应用技术操作评分标准见表4-5。

表4-5　喉罩应用技术操作评分标准

| 项目 | | 操作要求 | 分值 | 考试评分 | 备注 |
|---|---|---|---|---|---|
| 操作前准备（10分） | | 护士准备：洗手、戴口罩、做好个人防护 | 3 | | |
| | | 用物准备：用物齐全、放置合理 | 3 | | |
| | | 患者准备：操作前患者禁食；检查已签署气管插管和机械通气知情同意书 | 4 | | |
| 评估（10分） | | 患者意识状态、生命体征 | 2 | | |
| | | 是否有使用喉罩的指征 | 3 | | |
| | | 根据患者年龄/体形选择合适型号喉罩 | 3 | | |
| | | 检查用物 | 1 | | |
| | | 核对患者 | 1 | | |
| 操作要点（65分） | 准备 | 协助患者取仰卧位 | 2 | | |
| | | 喉罩背顶尖部涂上复方利多卡因乳膏或医用润滑剂 | 4 | | |
| | | 清理口腔分泌物 | 4 | | |
| | 喉罩置入 | 左手向下推下颌使患者口张开 | 5 | | |
| | | 右手拇指、示指、中指持毛笔样握住通气管根部，将通气罩开口面向下颌 | 5 | | |
| | | 正确地置入喉罩 | 10 | | |
| | | 观察病情 | 5 | | |
| | | 通气罩充气正确，密封压在正常范围内 | 5 | | |
| | 确认喉罩位置 | 接简易呼吸器挤压送气，有效送气 | 5 | | |
| | | 用听诊器听诊双肺呼吸音及咽喉部无明显漏气，胸廓起伏良好 | 10 | | |
| | 固定喉罩 | 固定喉罩 | 4 | | |
| | | 吸净气道及口腔分泌物 | 3 | | |
| | | 正确连接呼吸过滤器吸氧 | 3 | | |

续表 4–5

| 项目 | 操作要求 | 分值 | 考试评分 | 备注 |
| --- | --- | --- | --- | --- |
| 操作后终末处置（5 分） | 安置患者 | 2 | | |
| | 整理用物 | 1 | | |
| | 观察并记录 | 2 | | |
| 操作后评价（10 分） | 操作动作熟练、手法迅速、到位 | 2 | | |
| | 能说出喉罩的适应证及禁忌证 | 2 | | |
| | 根据患者的年龄和体形选择合适的喉罩 | 2 | | |
| | 喉罩置入过程中要确保通气和氧合，密切监测患者的血氧饱和度变化 | 2 | | |
| | 当血氧饱和度下降至 90% 时及时给予简易呼吸器通气 | 2 | | |
| 总分 | | 100 | | |

## 【选择题】

1. 一般成人喉罩套囊容量是 （　　）

A. 20 mL　　B. 30 mL

C. 40 mL　　D. 50 mL

E. 60 mL

2. 喉罩置入术的适应证有哪些 （　　）

A. 短时的外科手术　　B. 紧急情况下人工气道的建立和维持

C. 急性胸腹部外伤　　D. 肺顺应性下降或气道阻力增高者

E. 喉部以下气道梗阻

3. 喉罩置入术前准备有哪些 （　　）

A. 患者禁食　　B. 协助患者取平卧位或侧卧位

C. 评估患者意识状态、生命体征　　D. 签署知情同意书

E. 清除口腔、气道分泌物

4. 喉罩置入后患者血氧饱和度下降至多少时及时给予简易呼吸器通气 （　　）

A. 75%　　B. 80%

C. 85%　　D. 90%

E. 95%

5. 喉罩置入术注意事项有哪些 （　　）

A. 喉罩不能防止胃内容物误吸，使用过程中应及时清除气道内分泌物

B. 喉罩不适用于长期机械通气者

C. 注意观察喉罩使用后患者呼吸改善情况，听诊双肺呼吸音

D. 拔出喉罩前尽量避免咽喉部刺激
E. 使用喉罩前无须禁食

## 【选择题答案】

1. B 2. AB 3. ABCDE 4. D 5. ABCD

## 【评判性思考】

1. 如何进行有效安全的喉罩固定？
2. 使用喉罩过程中如何让患者舒适，体现最大化人文关怀？

（金 歌）

# 项目五 气管插管术的护理配合技术

## 【实验学时】

4 学时。

## 【实验类型】

技能型实验。

## 【学习目标】

1. 熟悉气管插管的用物准备及物品检测方法。
2. 熟悉气管插管的操作流程,能够熟练配合医生进行操作。
3. 掌握开放气道的方法,能够正确开放气道。
4. 掌握气管插管的固定技术和吸痰技术操作。
5. 掌握呼吸机管路的连接及参数设置。
6. 运用良好的沟通技巧向患者及家属解释气管插管的目的及重要性。

## 【实验目的】

1. 气管插管过程中的护理工作配合能提高插管的速度和成功率,为患者赢取宝贵的抢救时间。

2. 气管插管后的护理工作能有效减少并发症的发生,缩短病程。

## 【临床案例】

患者丁某,男,65 岁。以“肺部感染、肝硬化”为诊断由消化内科于 2019 年 3 月 28 日 13:00 转入 ICU,患者神志清,精神差,呼吸急促,自诉呼吸困难,来时给予面罩吸氧,6 L/min,心电监护示窦性心律,心率 128 次/min,血压 143/77 mmHg,呼吸 34 次/min,血氧饱和度为 80%,血气分析示 $PO_2$ 50 mmHg,$PCO_2$ 60 mmHg。医生紧急给予患者行气管插管术。

## 【实验准备】

1. 护士准备:着装整洁,洗手,戴口罩。

2. 用物准备:喉镜 1 套、合适型号的气管插管及导丝、吸氧装置、呼吸机、简易呼吸气囊、麻醉面罩、无菌手套、牙垫、液状石蜡、气囊压力表、固定胶带、负压吸引装置、吸痰管、生理盐水、监护记录单等。

3. 患者准备：观察患者的生命体征、血氧饱和度、心电图，了解病史。检查患者的张口程度、颈部活动度、牙齿、咽喉部情况。开通静脉通路，以备用药及抢救。如果神志清楚，向患者解释予以配合，若神志不清，向患者家属交代病情，详细说明气管插管的必要性，以及插管中可能出现的并发症及意外情况，取得家属的理解配合，打印沟通记录并签字。

对清醒患者向其解释气管插管的目的、作用及自行拔管的危害性，讲明吸痰的意义以取得患者配合，同时讲解插管后的不适表现。护士可随时让患者了解治疗进展，告知患者拔管的时机，消除患者紧张、恐惧心理，并以实例鼓励患者树立战胜疾病的信心，积极配合治疗。

## 【操作步骤】

（一）操作前核对、评估、与患者沟通

1. 核对患者的床号、姓名、性别等信息。

2. 评估患者的呼吸、血氧饱和度情况。

3. 评估患者周围环境、光照情况。

（参考解释语）

您好，丁先生，因您的病情发生变化，呼吸费力，医生将为您进行气管插管，现在需要在您的口腔插一根管子来帮助您呼吸，会有些不舒服，请您配合。整个过程我会守候在您身边，请不要紧张。插管前先让我检查一下您的口腔情况。（护士：检查无活动义齿，如有义齿应取下。）请放松，现将给您使用一些让您放松的药物，可能会有些困，可以睡觉，不要紧张！

（二）气管插管时的配合

1. 迅速摆好体位，使患者去枕仰卧，肩部可略抬高，以便于暴露声门，取下床头板。

2. 为保证充足氧储备，先予面罩接简易呼吸气囊（呼吸机）辅助给氧。

3. 气管插管前端气囊充气，检查是否漏气，无漏气抽净气囊内气体，液状石蜡润滑插管前端。

气管插管术的护理配合技术

4. 根据医嘱静脉注射镇静类药物，使患者处于镇静状态。

5. 准备好吸引器，及时清除口咽部的痰液、分泌物、血液等，保持呼吸道通畅，同时保证气管插管视野的清晰。

6. 密切关注患者的生命体征，尤其是心率和血氧饱和度的变化。

7. 医生用喉镜暴露声门，护士传递带导丝的气管导管，医生将导管沿弧形弯度插入气管内，过声门 1 cm 后协助将导丝拔出，医生将导管继续深入旋转进气管。

8. 如有痰液，需再次吸痰。

9. 插管成功后，护士传递牙垫交由医生暂固定气管导管，护士迅速接上简易呼吸器（呼吸机）辅助通气，医生听诊两肺呼吸音是否对称，同时观察胸廓起伏，观察血氧饱和度情况，确定并调整气管插管深度。

10. 选用合适方法固定气管导管。

11. 气囊注气并监测气囊压力在 25 ~ 35 $cmH_2O$。

12. 根据病情遵医嘱选择合适的给氧方式或连接呼吸机辅助通气。

13. 根据需要记录各项操作及监测指标在危重护理记录单上。

14. 若患者神志清醒,做好解释工作。

(参考解释语)

丁先生,您醒了吗?感谢您的配合,气管插管已经成功插上,过程非常顺利,相信您已经感觉到呼吸状况有很大的改善,胸闷减轻了,但是嘴里的那根管子会让您非常不舒服。因为插管的原因,您不能说话,不能喝水和吃饭,为了您的安全,请您不要吐管,也不要拔管,一旦症状好转我们将尽快拔除它。现在您可以放心休息了,我会一直在您身边监测您各项指标的变化。

## 【操作流程图】

核对患者,解释目的

↓

洗手,戴口罩,准备用物

↓

迅速协助患者取正确体位

↓

面罩接简易呼吸气囊(呼吸机)辅助给氧

↓

检查气管导管并润滑导管前端

↓

遵医嘱用药使患者处于镇静状态

↓

准备好吸引器且保持气道通畅

↓

医生用喉镜暴露声门后,协助传递带导丝的气管导管,配合清理呼吸道分泌物

↓

当气管导管过声门 1 cm 后,协助将导丝拔出

↓

护士传递牙垫,交由医生暂固定,拔出喉镜

↓

连接简易呼吸器,配合医生判断气管插管位置

↓

选择合适方法固定气管插管，气囊充气并测压

↓

根据病情遵医嘱选择合适的给氧方式或连接呼吸机辅助通气

↓

洗手，观察并记录患者病情变化

## 【注意事项】

1. 气管插管的观察要点

（1）对呼吸困难或呼吸停止者，插管前应先行人工呼吸、吸氧等，以免因插管费时而增加患者缺氧的时间。

（2）插管前检查插管用具是否齐全适用，根据患者年龄、性别、身材、插管途径选择合适的导管。检查喉镜灯泡是否明亮、气囊有无漏气，准备胶布。

（3）插管时应使喉部暴露充分，视野清晰。喉镜的着力点应始终放在喉镜片顶端，并采用上提喉镜的方法，声门显露困难时，可请助手按压喉结部位，可能有助于声门显露或利用导管导丝将导管弯成“L”形，用导管的前端挑起会厌施行盲插管。

（4）插管动作要轻柔，操作迅速准确，勿使缺氧时间过长，以免引起反射性呼吸、心搏骤停。

（5）插管过程中要严密观察患者生命体征。

2. 患者体位准备　取仰卧位，头后仰，颈部上抬，使口、咽、气管基本重叠于一条轴线，此为插管操作的标准体位。如喉部暴露不好，可在肩部或颈部垫一小枕，使头尽量后仰，此为插管操作的修正体位。

3. 证实导管位置的方法

（1）直接看到导管通过声门。

（2）机械通气时胸廓有起伏。

（3）双侧呼吸音对称：机械通气时单侧呼吸音消失或减弱，表明气管导管插入过深而进入了一侧主支气管。可轻轻往外移动少许后，再次听诊两侧呼吸音是否对称。上腹部呼吸音：如在通气过程中听到上腹部汩汩声，表明导管进入了食管，应立即拔出重插。

（4）简易呼吸器的顺应性：胃通气比肺通气更容易进行，而导管阻塞、气管痉挛或张力性气胸会使通气更加困难。

（5）呼气时气管导管上出现雾气或水蒸气，表明导管在气管内。

（6）如使用带光导芯进行插管后，颈部出现亮光，表明导管已正确置入气管。

（7）指血氧饱和度监测有助于确定导管的位置。

（8）呼气末 $CO_2$ 浓度监测装置可以确定导管的位置，如果通气后比色计的颜色为黄色，可确认导管在气管内。注意，该装置无法判断导管的深度，有时也会出现假阴性的结果，常见于心搏骤停时呼气末 $CO_2$ 的产生处于最低水平而无法探测，还可见于有较大无效腔的患者（如较大范围的肺梗死）。

(9)导管内出现胃内容物,表示误入食管。

(10)胸部X射线片显示导管正好位于隆嵴上的气管内。

(11)机械通气时呼吸波形检测:如压力容量环。

4.气管插管的插入深度　气管插管插入太浅易脱出,太深易插入右主支气管,造成仅单侧肺通气,影响通气效果。置管的深度,自门齿起计算,男性22～24 cm,女性20～22 cm。气管导管顶端距气管隆嵴大约2 cm。小儿可参照公式:插管深度(cm)=年龄÷2+12。应妥善固定导管,每班记录导管置入长度。

5.气管插管内径的选择　导管内径(ID)标号从2.5～11.0 mm,每一号相差0.5 mm,导管的选择应根据患者的性别、体重、身高等因素决定,紧急情况下无论男女都可选用7.5 mm。小儿气管导管内径的选择,可利用公式做出初步估计:导管内径(mm)=4.0+(年龄÷4)或导管内径(mm)=(16～18岁)÷4。

6.气管插管的固定　妥善固定气管插管是保持呼吸道通畅的重要环节。一旦发生导管移位和脱落,可能引起呼吸困难、窒息,甚至导致死亡。二次插管致呼吸机相关性肺炎的发生率增加,因此确保气管插管妥善固定对机械通气顺利进行意义重大。目前临床常用的有交叉蝶形胶布固定法和自锁式气管插管固定器2种方法。

7.观察气管插管的并发症

(1)误入食管:是非常严重的并发症,患者未得到任何的肺通气和氧合(除非患者有自主呼吸),还可能造成胃扩张。后者增加了呕吐、误吸的危险。如果抢救人员未及时识别,患者将出现不可逆的脑损伤或死亡。

(2)导管脱出:需要经常对导管的位置进行评估,尤其是患者被移动或对其实施操作后。如导管脱出,用简易呼吸器进行通气,心搏骤停者应在更为重要的措施到位后(如持续的胸外按压、按需要除颤、建立静脉通路)再尝试插管。

(3)口唇、牙齿、鼻咽黏膜、咽后壁、声带、喉等损伤:与气管插管的方式有关。

(4)呕吐、胃内容物误吸至下呼吸道。

(5)肾上腺素、去甲肾上腺素的释放,可导致血压升高、心动过速和心律失常。

(6)导管进入右主支气管(较常见)或左主支气管,如得不到及时纠正,可导致低氧血症。如有怀疑,应将导管气囊放气后向外退出导管1～2 cm后再确认导管的位置,同时检查患者的临床征象,如胸廓起伏是否对称、两侧呼吸音是否对称、氧合情况是否满意等,必要实行床边胸片检查以确认导管的位置。

## 【操作评分标准】

气管插管术的护理配合技术操作评分标准见表4-6。

**表4-6　气管插管术的护理配合技术操作评分标准**

| 项目 | 操作要求 | 分值 | 考试评分 | 备注 |
|---|---|---|---|---|
| 操作前准备(10分) | 护士准备:着装整洁、洗手、戴口罩 | 5 | | |
| | 用物准备:用物齐全、放置合理 | 5 | | |

续表 4–6

| 项目 | | 操作要求 | 分值 | 考试评分 | 备注 |
|---|---|---|---|---|---|
| 评估（10 分） | | 患者病情、生命体征、血氧饱和度情况 | 3 | | |
| | | 患者的心理状态及合作程度 | 2 | | |
| | | 检查患者口腔情况 | 2 | | |
| | | 喉镜、简易呼吸器、呼吸机的性能 | 3 | | |
| 操作要点（60 分） | 准备 | 正确核对患者，向患者解释目的、注意事项 | 2 | | |
| | | 协助患者取正确体位 | 2 | | |
| | | 根据需要进行口腔检查 | 4 | | |
| | | 检查喉镜、呼吸机（简易呼吸器）是否工作正常 | 2 | | |
| | 气管插管前配合 | 面罩接简易呼吸器（呼吸机）辅助给氧 | 2 | | |
| | | 检查气管插管前端气囊是否漏气，无漏气抽净气囊内气体 | 3 | | |
| | | 液状石蜡润滑插管前端 | 2 | | |
| | | 遵医嘱用药使患者处于镇静状态 | 3 | | |
| | | 准备好吸引器及时吸出口咽部的痰液、分泌物、血液等，保持呼吸道通畅，同时保证气管插管视野的清晰 | 5 | | |
| | 气管插管中配合 | 医生用喉镜暴露声门，护士传递带导丝的气管导管，医生将导管沿弧形弯度插入气管内，过声门 1 cm 后协助将导管导丝拔出 | 10 | | |
| | | 密切关注患者的生命体征，尤其是心率和血氧饱和度的变化，随时向医生汇报 | 5 | | |
| | | 如有痰液，需再次吸痰 | 5 | | |
| | 气管插管后配合 | 牙垫固定，取出喉镜，确定气管导管深度并选用合适方法固定气管插管 | 5 | | |
| | | 迅速接上简易呼吸器（呼吸机）辅助通气，观察胸廓起伏，听诊两肺呼吸音是否对称，观察血氧饱和度是否下降 | 5 | | |
| | | 气囊注气并监测气囊压力在 25 ~ 35 $cmH_2O$ | 3 | | |
| | | 根据病情需要气管内给氧或连接呼吸机 | 2 | | |
| 操作后终末处置（10 分） | | 整理用物，整理床单位，合适体位 | 5 | | |
| | | 能熟练监测呼吸机的各项参数 | 2 | | |
| | | 正确书写危重病护理记录单 | 3 | | |
| 操作后评价（10 分） | | 动作迅速、操作熟练、急救意识强 | 2 | | |
| | | 沟通有效，体现人文关怀 | 1 | | |
| | | 与医生配合默契，能做到预见护理 | 5 | | |
| | | 气管插管固定牢固 | 2 | | |
| 总分 | | | 100 | | |

## 【选择题】

1. 经口气管插管适应证为 （　　）

A. 上呼吸道梗阻　　B. 呼吸衰竭
C. 气道分泌物潴留　　D. 实施机械通气
E. 以上都是

2. 经口气管插管相对禁忌证为 （　　）

A. 口腔颌面部外伤　　B. 上呼吸道烧伤
C. 喉及气管外伤　　D. 颈椎损伤
E. 以上都是

3. 患者缺氧,应予患者面罩及人工辅助通气,血氧饱和度在多少以上才开始插管 （　　）

A. 80%　　B. 90%
C. 96%　　D. 85%
E. 70%

4. 气管插管操作不应超过 （　　）

A. 2 min　　B. 15 ~ 20 s
C. 30 ~ 40 s　　D. 1 min
E. 3 min

5. 成年男性气管插管深度一般为 （　　）

A. 20 ~ 22 cm　　B. 22 ~ 24 cm
C. 24 ~ 26 cm　　D. 18 ~ 20 cm
E. 16 ~ 18 cm

## 【选择题答案】

1. E　2. E　3. B　4. C　5. B

## 【评判性思考】

1. 气囊内压力的范围是多少？为什么？
2. 气管插管后,如何让患者更加舒适？
3. 如何更好地与气管插管患者进行交流？
4. 气管插管时患者的体位摆放有什么要求？

（崔嬿嬿）

# 项目六　气管切开术的护理配合

## 【实验学时】

2 学时。

## 【实验类型】

技能型实验。

## 【学习目标】

1. 掌握气管切开的护理配合的要点和流程。
2. 配合医生行气管切开术。
3. 熟悉气管切开后换药流程。

## 【实验目的】

1. 保持呼吸道通畅。
2. 防止异物吸入,维持有效的人工呼吸。
3. 妥善固定套管,保证套管置入及时有效。

## 【临床案例】

患者丁某,男,63 岁,因"头部摔伤伴意识障碍进行性加重 2 d 余"入院。患者 2 d 前头部摔伤,伴头痛、呕吐,意识障碍进行性加重。查体:心率 92 次/min,血压 143/73 mmHg,呼吸 23 次/min,血氧饱和度 87%。现患者呈浅昏迷状,GCS 评分 10 分,压眶反射、睫毛反射存在,双瞳等大等圆,直径 4 mm,对光反射迟钝,心肺(-)。口腔内右上半牙齿均缺,左上门牙缺,喉结较高,预计插管难度 2 级。既往史吸烟 40 余年,量多(>20 支/d),未戒烟。患"慢性支气管炎、肺气肿",具体不详。CT 示:双侧额、颞叶多发大小不等的血肿,约 3.1 cm×4.8 cm,中线左移。诊断:右额颞叶脑挫裂伤,蛛网膜下腔出血。拟行血肿清除术。入室后心电监护,镇静镇痛,给予芬太尼 0.15 mg,咪达唑仑 5 mg,确定托下颌可以实现面罩通气后,给予维库溴铵 5 mg,置入喉镜后仅能见到会厌的顶部,试行气管插管共 5 次均失败,现患者血氧饱和度为 88%,遵医嘱实施"气管切开术"。

## 【实验准备】

1. 护士准备:着装整洁,洗手,戴口罩。
2. 用物准备:氧气装置及面罩、简易呼吸器、抢救车、治疗车、气管切开包、备全各个型号的气管套管(成人一般选择6～8号)、消毒液、照明灯、2%利多卡因、生理盐水及相关药物、呼吸机、中心负压吸引装置或负压吸引器、一次性无菌手套、一次性吸痰管数根、手电筒、听诊器、无菌治疗盘、弯盘、气囊压力表或10 mL注射器、气管切开专用开口纱布、寸带、减压贴、记录单。有条件备纤维支气管镜。

3. 患者准备:协助去枕仰卧位。

## 【操作步骤】

(一)操作前核对、评估、与患者家属沟通

1. 核对患者的床号、姓名、性别等信息。

2. 评估患者意识状态、病情、合作程度、目前生命体征和辅助呼吸方式。

3. 了解患者的凝血功能及有无呼吸系统疾病。

(参考解释语)

家属您好,请问患者是1床丁某先生吧。现在患者因颅脑损伤造成呼吸功能差,需要较长时间机械通气治疗,但是气管插管难以成功。我们计划为患者行气管切开术,以改善患者的呼吸状态,抢救患者的生命。气管切开是一种抢救危重患者的急救技术,就是将颈段气管前壁切开,通过切口将气管套管插入气管,使患者直接经套管呼吸而形成人工气道,手术过程中会为患者镇静镇痛,也就是麻醉,请您配合一下签署同意书好吗?(患者家属:好的。)请您在室外等候。

(二)操作过程

1. 患者取仰卧位,头后仰,肩下垫一软枕,保持正中位,以便暴露和寻找气管。

2. 准备并检查用物

(1)检查各种用物已备齐,在有效期内,外包装完好,无潮湿、破损。

(2)遵医嘱选择合适型号的气管切开套管。

(3)连接氧气装置,辅助通气,连接负压装置并确认负压良好、备用。

3. 医生消毒铺巾,操作者戴无菌手套。

4. 护士遵医嘱给予镇痛镇静剂或医生用2%利多卡因于患者颈前中线行局部浸润麻醉。如情况紧急或患者深昏迷,麻醉可不必考虑。

气管切开术的护理配合

5. 医生进行气管切开,护士观察手术进度及生命体征,做好配合。

6. 插入气管套管后,护士使用注射器向气囊内注入5～10 mL气体(气囊压力表检测气囊压力28 $cmH_2O$),进行常规固定气管套管,使用寸带固定在患者颈部。伤口处覆盖气管套管专用纱布并妥善固定。

7. 根据医嘱连接呼吸机辅助呼吸,必要时吸痰。

(参考解释语)

丁先生,您醒啦!气管切开手术已经结束了,手术很顺利,您配合得很好,请您放松,我一直会在您的床边,您可以好好休息了,如有任何需要,请按您手里的呼叫器,您有什么不适吗?您这样躺可以吗?(患者:点头示意。)谢谢您的配合。

8. 根据患者情况行双手保护性约束,告知患者家属手术结果。

9. 观察病情，患者意识状态、各项生命体征，遵医嘱给予合理的镇静、镇痛剂。

10. 整理床单位、用物，医疗废物分类处理，规范洗手。

11. 将手术开始、结束时间、操作者、用药、呼吸机参数、生命体征记录在患者护理记录单上。

## 【操作流程图】

洗手，戴口罩，准备用物，核对患者信息

↓

患者病情、意识状态、呼吸道情况

↓

物品备齐、环境安静、整洁、光线充足

↓

患者去枕仰卧位，暴露手术部位

↓

简易呼吸器辅助给氧，必要时吸痰

↓

协助判断气管套管位置

↓

向气囊内注气、接呼吸机、垫敷料固定

↓

观察生命体征并记录

↓

整理用物、协助患者取舒适卧位

↓

记录置管时间、置管过程中病情、用药、痰液性质、呼吸情况及用氧方式或模式，签名

↓

气管套管固定妥善、气囊压力在正常范围内

## 【注意事项】

1. 置管前备全各种型号气管套管，成人应选 6～8 号。检查呼吸机、氧气、负压吸引器、简易呼吸器、听诊器等急救物品，抢救车备于床旁。

2. 置管前检查颈部有无损伤、有无颈部活动障碍、气管压迫等。

3. 严格无菌操作。

4. 操作过程密切观察患者的反应及生命体征，操作动作应轻柔，以减少组织损伤。

5. 观察痰液颜色、性质和量，有无胃内容物反流。

6. 对躁动者应适当约束或应用镇静剂，防止自行拔除气管套管，用寸带固定套管，固定带的松紧度以在固定带与皮肤之间容纳一指为宜。气管切开 1 ~ 2 d 内，床边应备好气管切开包，如出现气管套管脱出，应立即报告医生，不得擅自将导管送入。

7. 置管成功后要注意观察局部出血情况及有无皮下气肿。

8. 对应用机械通气治疗的患者，更换体位时，注意调节好呼吸机管道位置，防止因牵拉造成套管的脱出。

9. 配合过程听从指挥，合理有序，分工明确，高效迅速地完成操作配合。

10. 术后保持气管切开伤口周围皮肤的清洁、干燥，及时更换伤口敷料。更换敷料时应注意观察切口有无红、肿、热、痛、分泌物增多等感染征象，注意局部消毒换药。

11. 保持气道湿润、通畅，吸痰时所用吸痰管管径一般不超过内套管管径的 1/2，以免阻塞气道。如果突然出现呼吸困难、口唇发绀、烦躁不安，应注意气道堵塞的可能。

12. 更换金属套管后定期更换内外套管。气管切开后使用的金属内套管，一般每 4 ~ 8 h 更换 1 次，并用清水清洗干净，煮沸消毒。内套管取出的时间不可超过 30 min，以免外套管管腔因分泌物黏稠结痂而堵塞。外套管 10 d 后每周更换 1 次。

13. 病情好转后，应先试行堵管，再拔管，堵管应逐步由堵管口的 1/3 ~ 1/2 直至全堵。堵管时要严密观察患者的呼吸及口唇黏膜色泽，若出现发绀、烦躁、呼吸困难，应及时去除堵管用具。全堵后 24 ~ 48 h 患者呼吸平稳、发音正常，即可行拔管。拔管后，消毒切口周围皮肤，用蝶形胶布拉拢黏合，不必缝合，其上覆以无菌纱布。

## 【操作评分标准】

气管切开的护理配合操作评分标准见表 4-7。

**表 4-7 气管切开的护理配合操作评分标准**

| 项目 | 操作步骤 | 分值 | 考试评分 | 备注 |
|---|---|---|---|---|
| 操作前准备（3 分） | 仪容、仪表：着装整洁规范、洗手、戴口罩 | 3 | | |
| 评估（12 分） | 病情、年龄、意识状态、呼吸状态及给氧方式 | 3 | | |
| | 操作部位：颈部有无损伤、肥胖、颈短、咽喉部特殊情况和体位受限等，有无其他伴随症状及原有气管切开病史，心电图，血氧饱和度，配合医生向家属交代病情，请家属离开病房 | 3 | | |
| | 心理状态：情绪反应、合作程度 | 3 | | |
| | 环境：安静、整洁、光线好 | 3 | | |

续表 4-7

| 项目 | | 操作步骤 | 分值 | 考试评分 | 备注 |
|---|---|---|---|---|---|
| 操作要点（60 分） | 准备 | 用物：电动负压吸引器或中心负压吸引装置、一次性无菌手套、一次性吸痰管数根、手电筒、听诊器、无菌纱布，10 mL注射器、固定套管用寸带或专用固定带、减压贴、气管切开用无菌纱布，2% 利多卡因，备呼吸机、氧气、简易呼吸器抢救车备于床旁，保证抢救物品随时处于备用状态，有条件者备气囊压力表、纤维支气管镜（少 1 项扣 1 分） | 10 | | |
| | | 检查所有物品有效期及包装有无破损，性能良好 | 5 | | |
| | | 携用物至患者床旁，核对床头卡、腕带 | 3 | | |
| | | 向患者或家属解释气管切开的目的，请家属理解，离开病房 | 3 | | |
| | | 准备气管套管固定带，检查颈部有无异常，备纱布或减压贴 | 4 | | |
| | 气管切开 | 整理床单位，协助操作者穿手术衣、戴无菌手套，进行操作，护士随时准备吸痰，遵医嘱予以约束或镇静，观察生命体征 | 4 | | |
| | | 护士协助患者去枕仰卧，头后仰，使口、咽、气管 3 条轴线在一条直线上 | 2 | | |
| | | 操作过程中配合操作者，必要时吸痰 | 4 | | |
| | | 判断切开套管是否在气道内：①操作者面部靠近导管外端感觉有无气体进出或用棉花絮观察是否有吹动；②若患者呼吸停止可用简易呼吸囊辅助通气，观察胸部有起伏运动即确定套管在气管内；③听诊双肺呼吸音，双侧呼吸音一致 | 6 | | |
| | | 确认导管已经准确置入气管内，理顺气囊管，防止气囊管扭曲或打折 | 4 | | |
| | | 护士用注射器向气囊内注入 5 ~ 10 mL 气体（气囊压力表检测气囊内压力 28 $cmH_2O$） | 3 | | |
| | | 气管套管接呼吸机，调整呼吸机模式及参数，再次确定导管位置 | 2 | | |
| | | 用气管套管固定带或寸带固定套管，垫敷料固定 | 5 | | |
| | | 协助患者取舒适卧位，遵医嘱给予约束和镇静、镇痛 | 5 | | |

续表 4-7

| 项目 | 操作步骤 | 分值 | 考试评分 | 备注 |
|---|---|---|---|---|
| 操作后终末处理（10 分） | 整理床单位、用物，清洗和消毒可重复使用的用物，垃圾分类处理；针对用物的不同种类，依据消毒隔离规范具体要求做相应处理 | 5 | | |
| | 护士规范洗手，做好护理记录（操作过程中患者生命体征，痰液的性状、颜色及量） | 5 | | |
| 操作后评价（15 分） | 有效保持呼吸道通畅 | 2 | | |
| | 患者体位正确舒适 | 2 | | |
| | 严格查对制度 | 2 | | |
| | 套管位置适宜、气囊压在正常范围、纱布及寸带固定适宜，确保安全 | 3 | | |
| | 操作手法正确、熟练、动作轻巧 | 2 | | |
| | 无菌操作规范 | 2 | | |
| | 时间 12 min（从携用物至床旁开始至整理病床单位完毕后止）（每超 30 s 扣 1 分） | 2 | | |
| 总分 | | 100 | | |

## 【选择题】

1. 带有气囊的气管套管，气囊压应维持在（　　）
   A. 5～10 $cmH_2O$　B. 10～20 $cmH_2O$
   C. 20～25 $cmH_2O$　D. 25～32 $cmH_2O$
   E. 32～40 $cmH_2O$
2. 患者于气管切开后逐渐出现呼吸短促、听诊心音低而远时，应首先怀疑的并发症是（　　）
   A. 皮下气肿　B. 气胸
   C. 纵隔气肿　D. 继发性出血
   E. 肺气肿
3. 成年女性可选用的气管套管内径一般为（　　）
   A. 7 mm　B. 8 mm
   C. 9 mm　D. 10 mm
   E. 12 mm
4. 下列哪项不是气管切开常见的并发症（　　）
   A. 脱管　B. 舌压伤

C. 皮下气肿　　D. 感染

E. 气管壁溃疡穿孔

5. 护士为患者固定气管套管时，下列哪项不正确　（　　）

A. 对于躁动的患者给予适当约束

B. 操作前，只检查气管导管外漏长度，避免气管导管异位

C. 操作前，测量气囊压力，使其在 22～32 $cmH_2O$

D. 调整呼吸机管路的长度和位置，保持头颈部与气管导管活动的一致

E. 固定带的松紧，以在固定带与皮肤之间刚好容纳一指为宜

6. 人工气道气囊管理的目的不包括　（　　）

A. 防止机械通气时气体漏气

B. 避免口腔分泌物、胃内容物误入气道

C. 有利于痰液的排出

D. 机械通气时，保证有效通气量

E. 防止气道黏膜损伤

## 【选择题答案】

1. D　2. C　3. A　4. B　5. B　6. C

## 【评判性思考】

1. 进行术前麻醉时，根据选用药物的不同，患者需要观察的要点有哪些？
2. 气管切开的同时应准备好哪些应急物品？
3. 如何做好健康教育？

（韩晓霞）

# 项目七 人工气道患者的吸痰技术

## 【实验学时】

2 学时。

## 【实验类型】

技能型实验。

## 【学习目标】

1. 能说出人工气道吸痰的目的及痰液的危害。
2. 能掌握人工气道吸痰技术。

## 【实验目的】

1. 清除呼吸道分泌物,保持呼吸道通畅。
2. 保证有效呼吸。
3. 预防肺部并发症的发生。

## 【临床案例】

患者王某,男,87 岁。因“发热伴咳嗽、咳痰 4 d”入院,患者既往明确诊断为肺鳞癌,肺大疱,慢性胃炎,脑梗死。此次因“无明显诱因出现发热、伴咳嗽,痰液不能咳出”入院。体格检查:口唇发绀,双肺叩诊浊音,呼吸不规整,呼吸音粗糙,可闻及湿啰音,入院后给予经口气管插管术,接呼吸机辅助呼吸,意识清楚。遵医嘱给予抗感染、雾化吸入、机械排痰、平衡电解质等治疗,现遵医嘱实施“人工气道吸痰技术”。

## 【实验准备】

1. 护士准备:衣帽整洁,洗手,戴口罩。

2. 用物准备:负压吸引装置功能良好,护理盘内盛无菌生理盐水 1 瓶、有盖容器 2 个(盛放无菌生理盐水),一次性吸痰管、弯盘、无菌纱布、听诊器、气囊压力监测表、简易呼吸器、压舌板、开口器、舌钳、手电筒等。

3. 患者准备:协助患者取舒适卧位,向清醒患者告知目的、方法、注意事项和配合要点。吸痰前给予患者叩背、机械排痰、雾化吸入等。

## 【操作步骤】

(一)操作前核对、评估、与患者沟通

1. 核对患者的床号、姓名、性别等信息。

2. 评估患者病情、意识、生命体征、合作程度、呼吸情况。

3. 评估呼吸机参数设置、负压吸引装置。

(参考解释语)

您好,我是您的责任护士小张,我来核对一下您的床号信息,由于您现在有气管插管,不能讲话,可以用点头或眨眼示意我可以吗?(患者:点头。)再次核对患者腕带。王先生,您好,刚才巡视时心电监护听诊1~2个呼吸音。听诊您双下肺有痰鸣音,我需要给您吸痰。王先生,让我看一下您的口腔(口腔内有少量分泌物,鼻腔内无分泌物)。吸痰的时候可能会有点不舒服,我会尽量减轻您的痛苦,请您配合一下。王先生,您这样躺着舒服吗?还有别的需要吗?(患者:摇头。)好的,请您稍等,我去准备东西,马上过来。

(二)操作过程

1. 给予床头抬高30°~45°,协助患者取舒适卧位。

2. 接通电源,打开开关,连接吸引器或中心负压吸引装置,检查负压吸引器的性能是否良好及一次性连接管是否连接正确,调节负压(一般压力成人为40.0~53.3 kPa;儿童<40.0 kPa),将连接管妥善放置。

3. 使用气囊压力监测表,监测气管插管气囊压力(25~30 $cmH_2O$)。

4. 检查气管插管型号,距门齿距离,寸带固定松紧适宜。

(参考解释语)

王先生,在吸痰前我需要给您翻身拍一下背,这样有助于痰液排出,需要您配合一下,将手放在肚子上,左腿弯曲一下,来翻一下身,叩背(应在餐后2 h或餐前30 min进行。可用单层薄布保护胸廓部位,两只手手指并拢,手掌握成杯状,以手腕的力量,从肺部自上而下,由外向内,迅速有节奏叩击5~15 min,避开乳房、心脏和骨隆突部位,避开拉链、纽扣等部位。叩背时注意观察生命体征以及呼吸、咳嗽、咳痰等反应)。

人工气道患者的吸痰技术

5. 为防止患者缺氧,吸痰前后呼吸机给予2 min纯氧吸入或者呼吸气囊辅助。

6. 卫生手消毒,根据患者气管插管型号选择吸痰管,检查灭菌有效期,撕开外包装,右手戴无菌手套取出吸痰管,盘绕在手中,开口端连接负压。

7. 用戴无菌手套的手持吸痰管前端,用生理盐水试吸通畅后,另一只手折叠导管末端,轻轻插入口咽部,然后放松吸痰管末端,左、右旋转从深部向上提拉,边退边吸,将口腔、咽部的分泌物吸净。

8. 更换吸痰管,将吸痰管插至气管深部轻轻左右旋转,向上提拉,边退边吸,吸净气道内分泌物。

9. 吸痰管退出后,抽吸生理盐水冲洗,防止分泌物堵塞。

10. 吸痰过程中注意观察患者的反应,如血氧饱和度、面色、呼吸、心率、血压等;吸出痰液的颜色、性质和量,吸痰后再次评估患者的呼吸情况。

11. 吸痰完毕，关闭吸引器，分离吸痰管并丢弃，将负压连接管妥善固定，干燥保存。

12. 擦净患者脸部分泌物，协助患者取舒适体位。

13. 整理用物，洗手，记录。

（参考解释语）

王先生，痰已经给您吸过，现在血氧饱和度上升至97%，让我听诊一下您的肺部。听诊痰鸣音已经好多了，口腔内痰液已吸净，未见黏膜损伤，您可以配合我们做深呼吸，这样有助于肺的扩张，双下肢在床上也可以活动活动。王先生，您还有别的需要吗？（患者：没有。）如有其他需要，请给我示意，我就在您床旁。谢谢您的配合！

## 【操作流程图】

洗手，戴口罩，准备用物，核对患者，解释目的

↓

监测气囊压力（25～30 $cmH_2O$），气管插管型号

↓

连接负压吸引器，患者取舒适卧位

↓

调节负压，连接吸痰管

↓

吸痰前后呼吸机给予2 min纯氧吸入

↓

吸痰：左右旋转，向上提拉，边退边吸，吸净气管内分泌物

↓

冲管：吸痰管退出后，抽吸生理盐水冲洗

↓

关闭负压吸引器，分离吸痰管

## 【注意事项】

1. 吸痰前的准备

（1）使用前应确保吸引器性能良好，处于备用状态。

（2）使用气囊压力监测表，监测气囊压力（25～30 $cmH_2O$）。

（3）检查气管插管型号，距门齿距离，寸带固定是否松紧适宜。

（4）为防止患者缺氧，吸痰前后给予2 min纯氧吸入或者呼吸气囊辅助。

2. 严格执行无菌操作

（1）每吸痰1次应更换吸痰管，吸痰用物应每24 h更换1次。

(2)冲管的生理盐水应分别标注“气道”“口腔”,不能混用。

3. 确保安全

(1)每次吸痰时间不超过 15 s,且两次吸痰间隔大于 3 min,以免造成缺氧。动作轻柔,插入气道时关闭负压,以免损伤呼吸道黏膜。如遇阻力应分析原因,不能粗暴插管。

(2)密切观察患者反应,如出现发绀、血氧饱和度下降等缺氧症状,应立即停止吸痰。

4. 吸痰管型号合适　吸痰管最大外径不能超过气管套管内径的 1/2。

5. 及时更换负压引流瓶　负压引流瓶内液体量超过 2/3 时,应及时倾倒。

6. 监测　吸痰后注意监测呼吸机各参数情况。

## 【操作评分标准】

人工气道患者的吸痰技术操作评分标准见表 4-8。

**表 4-8　人工气道患者的吸痰技术操作评分标准**

| 项目 | | 操作要求 | 分值 | 考试评分 | 备注 |
|---|---|---|---|---|---|
| 操作前准备(9 分) | | 护士准备:着装整洁、洗手、戴口罩 | 5 | | |
| | | 用物准备:用物齐全、放置合理 | 4 | | |
| 评估(13 分) | | 呼吸机运行各参数的情况 | 4 | | |
| | | 了解病情、身心状态、意识状态 | 3 | | |
| | | 评估呼吸道分泌物的量、黏稠度、部位 | 3 | | |
| | | 气管内插管深度及固定情况,气管切开套管及固定情况 | 3 | | |
| 操作要点(57 分) | 准备 | 环境整洁,盘、台、车清洁 | 2 | | |
| | | 核对床号、姓名;目的和注意事项解释准确 | 4 | | |
| | | 安静、整洁、光线适宜 | 3 | | |
| | | 患者体位舒适,高浓度给氧时间、方法正确 | 8 | | |
| | 吸痰 | 连接负压吸引器正确 | 3 | | |
| | | 调节负压准确 | 4 | | |
| | | 完成试吸 | 3 | | |
| | | 关闭负压 | 4 | | |
| | | 经气管插管或套管插入吸痰管方法正确 | 8 | | |
| | | 吸痰方法正确 | 10 | | |
| | | 吸痰后冲管 | 4 | | |
| | | 高浓度给氧时间、方法正确 | 4 | | |

续表 4-8

| 项目 | 操作要求 | 分值 | 考试评分 | 备注 |
| --- | --- | --- | --- | --- |
| 操作后（9 分） | 用物处理恰当 | 3 | | |
| | 卫生手消毒法正确 | 3 | | |
| | 记录方法准确 | 3 | | |
| 关键缺陷（1 分） | 无人文关怀、无沟通、无安全意识、查对不严、发生事故、违反无菌操作为不及格 | 1 | | |
| 评价（12 分） | 动作轻巧、稳重、准确、安全、无污染，关爱患者，治疗性沟通有效，注意合作 | 7 | | |
| | 操作时间<5 min | 5 | | |
| 总分 | | 100 | | |

## 【选择题】

1. 气管切开后最重要的护理措施是 （　　）
   A. 预防并发症　　B. 取半卧位
   C. 重建沟通方式　　D. 清洁伤口
   E. 湿化气道
2. 气管内吸痰时，每次插管吸痰时间不宜超过 （　　）
   A. 15 s　　B. 30 s
   C. 10 s　　D. 1 min
   E. 2 min
3. 为气管插管患者吸痰时，可选择吸痰管外径 （　　）
   A. 大于 1/2　　B. 小于 2/3
   C. 小于 1/2　　D. 大于 2/3
   E. 等于 2/3
4. 电动吸引器吸痰利用的原理是 （　　）
   A. 正压作用　　B. 负压作用
   C. 空吸作用　　D. 虹吸作用
   E. 正负压作用
5. 为预防吸痰感染并发症的发生，下列操作不正确的是 （　　）
   A. 严格遵守无菌操作的原则
   B. 操作时动作轻柔，避免损伤呼吸道黏膜
   C. 加强口腔护理，保持清洁
   D. 吸痰时可反复抽插吸痰管

E. 气管插管患者须用漱口水进行口腔护理

6. 吸痰前无须评估观察的内容是 （　　）

A. 患者的痰量、黏稠度

B. 给氧方式及氧流量

C. 呼吸道分泌物排出能力、合作能力

D. 环境安静、光线适宜

E. 患者年龄

7. 成人吸痰管选择的型号一般是 （　　）

A. 6 ~ 8 号　　B. 10 ~ 12 号

C. 12 ~ 14 号　　D. 14 ~ 16 号

E. 16 ~ 20 号

8. 下列不是导致阻塞性肺不张原因的是 （　　）

A. 吸痰管外径过大　　B. 未遵循无菌操作的原则

C. 痰痂形成阻塞吸痰管，造成无效吸痰　　D. 吸痰时间过长、压力过高

E. 吸痰管过粗

9. 下列哪项不属于吸痰操作的并发症 （　　）

A. 呼吸道黏膜损伤　　B. 感染

C. 高血压　　D. 低氧血症

E. 咳嗽

10. 患者发生低氧血症初期的临床表现除了 （　　）

A. 呼吸加深加快　　B. 血压升高

C. 脉率减慢　　D. 脉搏加强

E. 血压降低

## 【选择题答案】

1. E　2. A　3. C　4. B　5. D　6. D　7. C　8. B　9. C　10. C

## 【评判性思考】

1. 人工气道患者痰液黏稠不易排出，应如何解决？

2. 如何预防吸痰并发症的发生？

（李黎明）

# 项目八 气管插管患者口腔护理技术

## 【实验学时】

2 学时。

## 【实验类型】

技能型实验。

## 【学习目标】

1. 掌握气管插管患者口腔护理技术的目的。
2. 能够为气管插管患者规范进行口腔护理。
3. 能熟练、有效地与患者进行沟通，适时进行健康教育。

## 【实验目的】

1. 保证口腔清洁卫生、湿润，预防口腔感染，确保患者舒适。
2. 降低呼吸机相关性肺炎发生率。
3. 观察口腔黏膜、舌苔的变化，口腔内有无特殊气味，为患者病情变化提供信息。

## 【临床案例】

患者李某，男，50 岁。于 3 个月前无明显诱因出现间断右侧胸壁刺痛，呼吸时加重，休息后无缓解，无咳嗽、咳痰、咯血，无发热、盗汗，无胸骨后压榨感及心悸，今来我院就诊。入院后行胸部 CT 提示右肺门占位，周围支气管受压变窄，右肺下叶软组织肿块影，诊断为“右肺占位”。入院后在全麻下行“右肺中下叶切除+纵隔、肺门淋巴清扫术”，手术过程顺利，术后转入 ICU。现患者神志清，精神差，经口气管插管处接呼吸机辅助呼吸，SIMV 模式，吸氧浓度为 40%，患者血氧饱和度为 98%。现遵医嘱为患者进行口腔护理。

## 【实验准备】

1. 护士准备：衣帽整齐，洗手，戴口罩。

2. 用物准备：生理盐水、一次性使用口腔包（内有弯盘 2 个，棉球 16 个，镊子、弯止血钳、压舌板、纱布）、治疗巾、棉签、液状石蜡、手电筒、听诊器、漱口液、牙垫、专用胶布或固定用系带（寸带）、吸痰管、气囊压力监测表、吸引装置，必要时备开口器。

3. 患者准备：向患者解释口腔护理的目的、方法、注意事项以及配合要点，为患者取舒适卧位。

## 【操作步骤】

（一）操作前核对、评估、与患者沟通

1. 使用床头卡和腕带核对患者的床号、姓名、性别等信息。

2. 向患者解释口腔护理的目的以及配合要点。

3. 评估

（1）患者的病情、意识状态、生命体征及配合程度。

（2）操作环境和用物准备情况。

（3）口腔黏膜有无出血点、溃疡、异味及口腔内卫生情况。

（4）评估插管的深度及固定情况、牙齿有无松动和缺失、负压装置是否完好。

（参考解释语）

（核对医嘱、床头卡和腕带后）您好，由于您现在无法开口讲话，一会儿我来问您，请您点头或摇头回应我好吗？（患者点头）请问您是一床李先生吧？（患者点头）请让我看一下您的腕带可以吗？（患者点头）李先生，为了保持您的口腔清洁、湿润，预防口腔感染，及时发现您口腔内的异常情况，现遵医嘱为您进行口腔护理，需要将您固定气管插管的寸带解开，用漱口水浸湿的棉球擦拭口唇、牙齿和舌头，再更换新的寸带进行固定，请您一会儿配合一下好吗？当我解开寸带的时候以防发生意外脱管，请您头部不要大幅度活动，不要咬、吐气管插管好吗？（患者点头）好，现在让我看一下您的口腔情况。口唇皮肤黏膜完好。李先生，我马上来为您进行口腔护理。

（二）操作过程

1. 查对医嘱、备齐用物携至患者床旁，核对床号、姓名。

2. 协助患者取舒适卧位，抬高床头，协助患者取仰卧位或半坐卧位，头偏向一侧。两人配合，一个护士固定气管插管，另一个护士进行口腔护理。

3. 铺治疗巾于患者颌下及枕上，弯盘置于患者口角旁，清点棉球数。调节气囊压力至 25 ~ 30 $cmH_2O$。

（参考解释语）

李先生，用物已经准备好了，我现在开始给您进行口腔护理。您这样躺可以吗？（患者点头）我先给您吸痰，再清洁一下口鼻咽腔的分泌物，稍微有点不舒服，我会动作轻柔的，请您配合一下好吗？

4. 吸痰：2 名护士协作，分别站于患者两侧，使用吸痰管吸净患者气管内痰液，更换吸痰管后清除患者口鼻咽腔内分泌物。

（参考解释语）

李先生，现在给您进行口腔护理，请您放轻松配合我们。（患者点头）

气管插管患者口腔护理技术

5. 棉球湿润口唇，去除气管插管的固定带、胶布。记录气管插管深度。对侧护士的左手以小鱼肌及环指、小指紧贴患者下颌部，示指、拇指及中指固定导管，右手放在患者额部以固定头部，嘱患者缓慢张开嘴巴，核对气管插管距离门齿的距离，将牙垫移至患者右侧磨牙，并将插管缓慢靠近牙垫处。

6. 用压舌板轻轻撑开左侧颊部，止血钳夹紧清洁棉球由内向外纵向擦洗至门齿。

7. 更换棉球擦洗左上内侧面、左上咬合面、左下内侧面、左下咬合面、左侧颊部。

8. 将牙垫移至左侧磨牙，并将插管靠近牙垫处，更换棉球，使用同样方法擦洗右侧牙齿及颊部。

9. 由内向外横向擦洗硬腭、舌面及舌下，每个部位更换一个棉球。

10. 擦洗完毕，清点棉球数，检查口腔黏膜，如有溃疡遵医嘱用药，口唇干裂者涂液状石蜡。

11. 擦干净面部固定痕迹，将牙垫清洗干净后置于导管一侧，再次核对气管插管深度后，使用寸带或(和)胶布妥善固定气管插管，检查气囊压力。

12. 撤去弯盘，擦净口唇周围，撤去治疗巾。

13. 协助患者取舒适卧位。

14. 再次核对，向患者交代注意事项。

(参考解释语)

李先生，口腔护理已经给您做好了，您配合得非常好！

15. 整理用物、洗手、签字、记录。

## 【操作流程图】

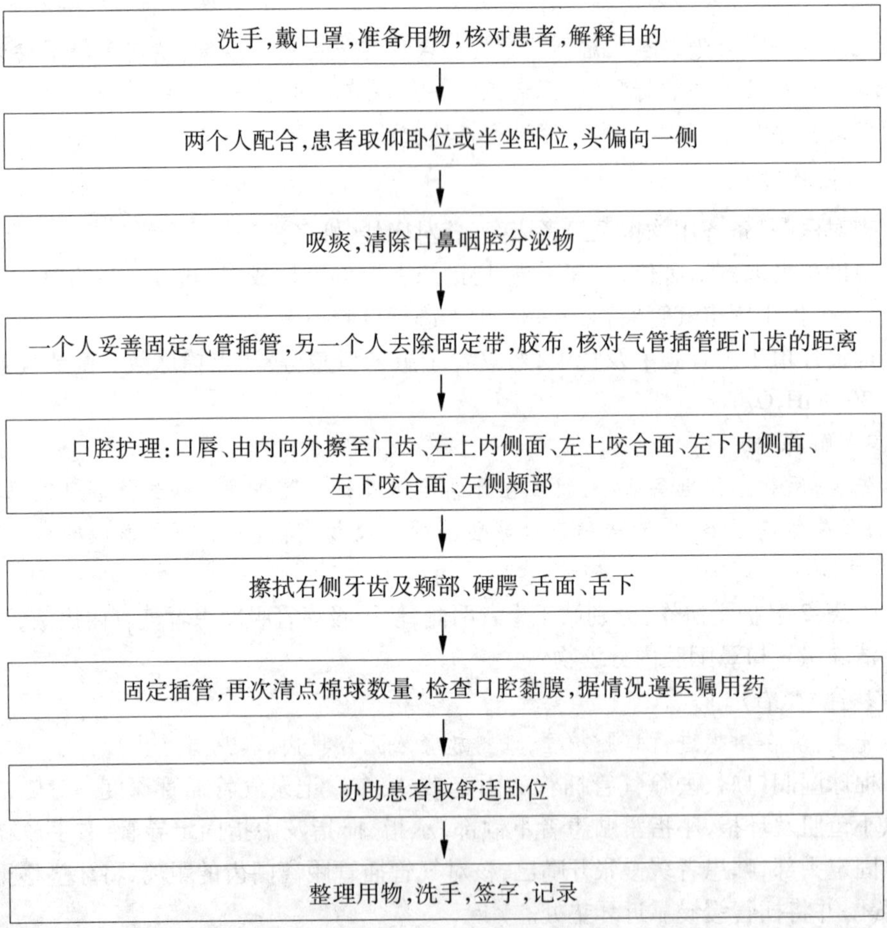

## 【注意事项】

1. 口腔护理前,确保气囊压力维持在 25 ~ 30 $cmH_2O$,防止口水流入下呼吸道造成肺部感染。

2. 两人协作,妥善固定气管插管,防止意外脱管的发生。

3. 棉球不宜过湿,以免造成误吸,擦拭动作轻柔,防止损伤黏膜。

4. 操作前后一定要清点棉球数量,切勿将棉球遗留在口腔内。

5. 擦洗时必须用止血钳夹紧棉球,每次 1 个,钳端不暴露在棉球外边。

6. 固定插管前,应再次核对气管插管距离门齿的距离是否正确,防止导管移位。

7. 操作时注意观察患者口腔黏膜情况的变化。

8. 密切观察患者生命体征的变化。

9. 若为躁动患者应适当约束或应用镇静药物。对于凝血功能异常血小板低下的患者,操作者要注意动作轻柔,防止出血。

10. 对长期应用抗生素的患者,观察口腔有无真菌感染。

## 【操作评分标准】

气管插管患者口腔护理技术操作评分标准见表 4–9。

表 4–9　气管插管患者口腔护理技术操作评分标准

| 项目 | | 操作要求 | 分值 | 考试评分 | 备注 |
|---|---|---|---|---|---|
| 操作前准备（10 分） | | 护士准备:着装整洁、洗手、戴口罩 | 5 | | |
| | | 用物准备:用物齐全、放置合理 | 5 | | |
| 评估（11 分） | | 患者的年龄、病情、生命体征 | 3 | | |
| | | 患者的心理状态及合作程度 | 3 | | |
| | | 患者的口腔黏膜情况 | 5 | | |
| 操作要点（61 分） | 准备 | 正确核对患者,向患者解释目的、注意事项 | 2 | | |
| | | 协助患者取舒适体位 | 4 | | |
| | | 两个人分工合理 | 3 | | |
| | | 铺治疗巾,清点棉球数,气囊充气适量 | 4 | | |
| | | 吸痰方法正确 | 4 | | |
| | | 固定气管插管方法正确 | 5 | | |
| | | 核对气管插管置管深度 | 5 | | |
| | | 擦洗左侧牙齿及颊部方法顺序正确 | 5 | | |
| | | 擦洗右侧牙齿及颊部方法顺序正确 | 5 | | |

续表 4-9

| 项目 | | 操作要求 | 分值 | 考试评分 | 备注 |
|---|---|---|---|---|---|
| 操作要点（61 分） | 准备 | 擦洗硬腭、舌面及舌下方法正确 | 5 | | |
| | | 完毕后再次清点棉球数 | 3 | | |
| | | 检查口腔黏膜，遵医嘱用药 | 4 | | |
| | | 擦干净面部固定痕迹 | 2 | | |
| | | 检查气管插管深度，固定方法正确 | 5 | | |
| | | 检查气囊压力 | 5 | | |
| 操作后终末处置（13 分） | | 撤去弯盘，擦净口唇周围，撤去治疗巾 | 5 | | |
| | | 协助患者取舒适卧位，整理床单位 | 3 | | |
| | | 再次核对 | 2 | | |
| | | 整理用物、洗手、签字、记录 | 3 | | |
| 关键缺陷 | | 无人文关怀、无沟通、无安全意识、查对不严、发生事故、违反无菌操作为不及格 | | | |
| 评价（5 分） | | 动作轻巧、稳重、准确、安全、无污染，关爱患者，治疗性沟通有效，注意合作 | 5 | | |
| 总分 | | | 100 | | |

## 【选择题】

1. 对于急诊、昏迷、神志不清、新生儿以及手术患者，作为身份识别标识的是（　　）
A. 住院号　B. 床头卡
C. 腕带　D. 身份证
E. 巡视单

2. 气管插管的固定带适宜的松紧度为伸进（　　）
A. 一横指　B. 两横指
C. 三横指　D. 四横指
E. 以上都对

3. 气管插管的气囊压力应保持在（　　）
A. 10 ~ 15 $cmH_2O$　B. 15 ~ 20 $cmH_2O$
C. 20 ~ 25 $cmH_2O$　D. 30 ~ 35 $cmH_2O$
E. 25 ~ 30 $cmH_2O$

4. 口腔护理的目的不包括（　　）
A. 保持口腔清洁　B. 预防口腔感染

C. 清除口腔一切细菌　　D. 观察口腔黏膜和舌苔
E. 以上都对

5. 为昏迷患者做口腔护理哪项是正确的　（　）
A. 患者取仰卧位　　B. 多蘸漱口水
C. 擦洗后漱口　　D. 用血管钳夹紧棉球擦拭
E. 以上都对

6. 对长期应用抗生素的患者,观察口腔应特别注意　（　）
A. 有无真菌感染　　B. 有无牙结石
C. 口唇是否干裂　　D. 牙龈有无充血肿胀
E. 有无蛀牙

7. 口腔护理合适的卧位是　（　）
A. 平卧位　　B. 仰卧位或半坐卧位
C. 端坐位　　D. 膝胸卧位
E. 以上都对

8. 经气管切开或气管插管吸痰的目的有　（　）
A. 清除呼吸道分泌物　　B. 保持呼吸道通畅
C. 预防肺部并发症的发生　　D. 保持患者舒适
E. 以上都对

9. 口腔卫生状况或疾病对全身哪些系统产生影响　（　）
A. 心脏病　　B. 胃病的发生率
C. 引发肺部感染　　D. 以上都对
E. 以上都不对

10. 一次性口腔护理包里棉球的数量是　（　）
A. 14　　B. 15
C. 16　　D. 17
E. 18

## 【选择题答案】

1. C　2. B　3. E　4. E　5. D　6. A　7. B　8. E　9. C　10. C

## 【评判性思考】

1. 口腔护理常用的漱口溶液有哪些？分别有什么作用？
2. 口腔护理的适用范围是什么？
3. 气管插管患者口腔护理的注意事项有哪些？

（杨　慧）

# 项目九 加温加湿高流量氧疗技术

## 【实验学时】

2 学时。

## 【实验类型】

技能型实验。

## 【学习目标】

1. 能说出使用加温加湿高流量氧疗仪的目的、设备维护保养方法等。
2. 能正确熟练操作加温加湿高流量氧疗仪。
3. 能熟练与患者交流,适时进行健康教育。

## 【实验目的】

1. 改善患者氧合。
2. 提高患者舒适度,降低下呼吸道感染的发生概率。
3. 减少患者的呼吸做功。

## 【临床案例】

患者张某,男,80 岁。因“发热、咳嗽 1 周,加重伴气促、痰中带血 1 d”入院,患者诊断为重症肺炎。此次入院为气促加重 1 d。体格检查:口唇发绀,双肺可闻及散在湿啰音及哮鸣音,心率 140 次/min,血氧饱和度 80%,入院后给予抗感染、化痰、平喘、雾化吸入、吸氧等治疗,现患者血氧饱和度为 88%,遵医嘱实施“加温加湿高流量氧疗技术”。

## 【实验准备】

1. 护士准备:着装整洁,洗手,戴口罩。

2. 用物准备:加温加湿高流量氧疗仪、专用导管、呼吸管路套装(加热呼吸管路、自动装水水罐、转接头)、灭菌注射用水、治疗碗(内盛生理盐水)、医用棉签、氧气连接管、安装好的氧气流量表、专用消毒管路、治疗车、速干手消毒剂、医疗废物盛放容器、生活垃圾桶、手电筒。

3. 患者准备:给清醒患者解释使用目的及注意事项。

## 【操作步骤】

（一）操作前核对、评估、与患者沟通

1. 核对患者的床号、姓名、医嘱等信息。

2. 评估患者病情、合作程度、目前氧疗方式及流量。

（参考解释语）

您好，我们需要核对您的床号和姓名？是1床张某吧？张先生，为了进一步治疗，遵医嘱现在给予您加温加湿高流量氧疗，需要在您鼻子上戴一个鼻导管，会用棉签清洁您的鼻腔，这个仪器的氧流量会比较大，鼻腔会有些不适感，请您配合一下好吗？（患者：好的。）

（二）操作过程

1. 患者取半卧位。

2. 准备并检查用物：①检查各种用物合格并在有效期内，外包装完好，无潮湿、破损。②连接电源，确保机器完好，备用。

3. 手电筒检查双侧鼻腔内有无分泌物堵塞及异常。

4. 安装自动装水水罐。

（1）打开呼吸管路套装外包装，取出自动装水水罐和转接头。

（2）取下水罐上的端口保护盖，将转接头装在水罐端口上。用水罐底部下压湿化器卡槽边缘平推入槽，听见“咔”声即安装完好。

（3）连接灭菌注射用水：将灭菌注射用水悬挂在输液架上，将进水管的针头插入灭菌注射用水瓶/袋口，打开针头旁边的排气口盖。水罐将按所需的水位自动加水，并维持该水位直至水瓶/袋内的水全部用完。

5. 安装加热呼吸管路：将加热呼吸管路一端连接于加热呼吸管连接口（将蓝色卡套向上推，连接管路至治疗机，将蓝色卡套向下推至卡紧），另一端与专用导管连接紧密。

加温加湿高流量氧疗技术

6. 开机后，进入参数设置界面。

7. 遵医嘱设置参数

（1）根据医嘱设置目标温度：选择范围为31～37 ℃。

（2）根据医嘱设置目标流量：可选范围为10～60 L/min。

（3）根据医嘱设置目标氧浓度：顺时针旋转氧气流量表上的调节旋钮，同时观察仪器屏幕上目标氧浓度数值的变化，通过调节氧气流量大小达到目标氧浓度。

（4）若需调节目标浓度时，需同时调节氧气流量以达到预设目标氧浓度。

8. 根据机器性能，启动仪器打开加温加湿高流量氧疗仪启动键，机器运行。

9. 取棉签蘸取治疗碗内生理盐水清洁鼻腔。

（参考解释语）

张先生，请您放松，现在我来为您清洁鼻腔，有点凉，不要紧张！（患者：好的。）现在为您戴吸氧导管。

10. 戴专用导管：使用鼻导管，将导管前端小弯侧向下插入鼻腔，导管固定带套于患者头部，松紧度以患者感觉舒适及不漏气为宜。

11. 告知患者

(1)不可自行摘除吸氧导管。

(2)若出现憋气、鼻面部不适等反应，及时通知责任护士。

(3)避免触碰自动加水水罐，防止烫伤。

(参考解释语)

张先生，仪器的各项参数都已经给您调好了，您现在感觉如何？(患者：可以。)请您和家人不要随意调节好吗？您在活动时幅度不要太大，以免导管脱落。导管戴久了可能会有不适，我会定时为您调整的。(患者：好的，谢谢你。)如有任何需要，请按床旁呼叫器，我也会经常来看您的。谢谢您的配合。

12. 观察病情：观察患者呼吸频率、脉搏和血氧饱和度，并询问患者感受。

13. 整理床单位、整理用物、洗手。

14. 记录：记录仪器参数、患者生命体征。

15. 停止使用加温加湿高流量氧疗仪。

(1)取下患者端吸氧导管。

(2)关闭氧气流量表，待仪器上氧浓度下降至21%后，关闭电源开关，拔除电源。

(3)取下氧气流量表。

(4)协助患者取舒适体位，整理床单位，洗手。

(常用解释语)

张先生，您的病情基本稳定，现在遵医嘱停用加温加湿高流量氧疗仪，请您配合好吗？请您抬一下头。现在要为您取下导管，可能会有点不适，我会轻轻的。您这样躺着舒服吗？还有其他需要吗？(患者：没有。)如果有需要请及时按呼叫器叫我，我也会经常来看您的，谢谢您的配合。

## 【操作流程图】

准备用物，评估，核对患者，做好解释

↓

检查仪器性能

↓

协助患者取半卧位

↓

检查鼻腔

↓

安装自动装水水罐、加热呼吸管路

↓

开机，遵医嘱设置参数
↓
启动仪器
↓
清洁鼻腔，戴专用导管
↓
观察病情
↓
整理床单位，整理用物，洗手，记录

## 【注意事项】

1. 上机前和患者充分交流，说明治疗目的的同时取得患者配合，建议半卧位。

2. 选择合适型号的鼻塞，选取小于鼻孔内径 50% 的鼻导管。

3. 严密监测患者生命体征、呼吸运动形式及血气分析的变化，及时做出针对性的调整。

4. 张口呼吸患者嘱其配合闭口呼吸，如不能配合者且不伴有二氧化碳潴留，可用转接头将鼻塞转变为鼻/面罩方式进行氧疗。

5. 舌后坠伴加温加湿高流量氧疗效果不佳者，先予以口咽通气道打开上气道，后将加温加湿高流量氧疗鼻塞与口咽通气道开口处连通，如仍不能改善，可考虑其他无创通气呼吸支持方式。

6. 避免湿化过度或湿化不足，密切关注气道分泌物性状变化，按需吸痰，防止痰堵窒息等紧急事件的发生。

7. 注意管路积水现象并及时处理，防止误入气道引起呛咳和误吸，注意患者鼻塞位置高度高于机器和管路水平，一旦报警，应及时处理管路冷凝水。

8. 如若出现患者无法耐受的异常高温，应停机检测，避免灼伤气道。

9. 为克服呼吸管路阻力，建议最低流量最好不小于 15 L/min。

10. 注意调节鼻塞固定带松紧，避免固定带过紧引起颜面部皮肤损伤。

11. 使用过程中如有机器报警，及时查看并处理，直至报警消除。

12. 使用过程中出现任何机器故障报错，应及时更换并记录报错代码提供厂家售后，严禁报错机器继续使用。

13. 消毒加温加湿高流量氧疗仪，连接加温加湿高流量氧疗仪电源，连接专用消毒管路，按开/关机键，仪器会自动进入消毒模式，消毒完毕后关机，待管路温度变凉后取下管路，将仪器固定放置。

## 【操作评分标准】

加温加湿高流量氧疗技术操作评分标准见表 4-10。

表 4-10　加温加湿高流量氧疗技术操作评分标准

| 项目 | | 操作要求 | 分值 | 考试评分 | 备注 |
|---|---|---|---|---|---|
| 操作前准备（10 分） | | 护士准备：着装整洁、洗手、戴口罩 | 5 | | |
| | | 用物准备：用物齐全、放置合理 | 5 | | |
| 评估（11 分） | | 患者病情、目前氧疗方式及流量 | 4 | | |
| | | 患者的心理状态及合作程度 | 2 | | |
| | | 有使用加温加湿高流量氧疗仪的指征 | 3 | | |
| | | 加温加湿高流量氧疗仪的性能 | 2 | | |
| 操作要点（56 分） | 准备 | 正确核对患者，向患者解释目的、注意事项 | 2 | | |
| | | 协助患者取半卧位 | 2 | | |
| | | 准备并检查用物 | 4 | | |
| | | 检查鼻腔 | 2 | | |
| | 使用加温加湿高流量氧疗仪 | 连接氧气流量表 | 4 | | |
| | | 安装自动装水水罐方法正确 | 4 | | |
| | | 安装加热呼吸管路方法正确 | 4 | | |
| | | 开机，遵医嘱设置参数 | 5 | | |
| | | 启动仪器 | 2 | | |
| | | 清洁鼻腔，戴专用导管 | 3 | | |
| | | 告知患者注意事项 | 5 | | |
| | | 观察病情 | 5 | | |
| | 停止使用加温加湿高流量氧疗仪 | 取下患者端吸氧导管 | 3 | | |
| | | 关闭氧气流量表，待仪器上氧浓度下降至 21% 后，关闭电源开关，拔除电源 | 5 | | |
| | | 取下氧气流量表 | 2 | | |
| | | 协助患者取舒适体位 | 2 | | |
| | | 整理床单位，洗手 | 2 | | |
| 操作后终末处置（10 分） | | 整理用物，整理床单位 | 5 | | |
| | | 洗手 | 2 | | |
| | | 正确记录在护理记录单上 | 3 | | |

续表 4-10

| 项目 | 操作要求 | 分值 | 考试评分 | 备注 |
| --- | --- | --- | --- | --- |
| 操作后评价（13 分） | 患者能说出使用加温加湿高流量氧疗仪的目的，并能接受 | 3 | | |
| | 患者感觉安全：未因报警音量等影响睡眠 | 1 | | |
| | 使用加温加湿高流量氧疗仪期间，异常情况能及时被发现和处理 | 5 | | |
| | 报警开关始终保持开启状态 | 2 | | |
| | 患者皮肤保持完整，无破溃 | 2 | | |
| 总分 | | 100 | | |

## 【选择题】

1. 给予患者加温加湿高流量氧疗技术应用前需要评估患者哪些方面　(　　)
   A. 患者病情　B. 合作程度
   C. 目前氧疗方式　D. 氧气流量
   E. 患者的心理状态及合作程度
2. 加温加湿高流量氧疗仪的参数设置有哪些注意事项　(　　)
   A. 根据医嘱设置目标温度：选择范围为 31 ~ 37 ℃
   B. 根据医嘱设置目标流量：可选范围为 10 ~ 60 L/min
   C. 根据医嘱设置目标氧浓度：顺时针旋转氧气流量表上的调节旋钮，同时观察仪器屏幕上目标氧浓度数值的变化，通过调节氧气流量大小达到目标氧浓度
   D. 若需调节目标浓度时，无须同时调节氧气流量
   E. 根据医嘱设置目标流量：可选范围为 10 ~ 100 L/min
3. 加温加湿高流量氧疗技术健康宣教有哪些　(　　)
   A. 不可自行摘除吸氧导管
   B. 绝对的卧床休息
   C. 若出现憋气、鼻面部不适等反应，及时通知医师或护士
   D. 避免触碰自动加水水罐，防止烫伤
   E. 鼻塞固定带松紧可调节，避免固定带过紧引起颜面部皮肤损伤
4. 停止使用加温加湿高流量氧疗仪注意事项哪个正确　(　　)
   A. 先关闭电源，再取下患者端吸氧导管
   B. 拔出氧气流量表，关闭电源
   C. 关闭氧气流量表，待仪器上氧浓度下降至 21% 后，关闭电源开关，拔除电源
   D. 先关闭电源，后拔出氧气流量表
   E. 关闭氧气流量表，关闭电源开关，拔除电源

5. 加温加湿高流量氧疗技术注意事项有哪些 （ ）

A. 选择合适型号的鼻塞，选取小于鼻孔内径70%的鼻导管

B. 严密监测患者生命体征、呼吸形式运动及血气分析的变化，及时做出针对性调整

C. 如若出现患者无法耐受的异常高温，应停机检测，避免灼伤气道

D. 使用过程中如有机器报警，及时查看并处理，直至报警消除

E. 为克服呼吸管路阻力，建议最低流量最好不小于10 L/min

## 【选择题答案】

1. ABCDE 2. ABC 3. ACDE 4. C 5. BCD

## 【评判性思考】

1. 如何减少高流量产生的气流噪声对患者休息的影响？
2. 固定加热呼吸管路时，如何让患者更加舒适？
3. 如何交流能让患者放松情绪以便更好地配合诊疗与护理？

（金 歌）

# 项目十 无创通气技术

## 【实验学时】

2 学时。

## 【实验类型】

技能型实验。

## 【学习目标】

1. 能掌握无创通气的目的、适应证和禁忌证。
2. 能正确描述无创通气的准备、模式选择与参数设置。
3. 能准确识别无创通气常见报警原因及其常见并发症。
4. 能熟练与患者交流,适时进行健康教育。

## 【实验目的】

1. 改善通气功能。
2. 改善换气功能。
3. 减少呼吸功耗。

## 【临床案例】

患者王某,女,45 岁。因"进行性呼吸困难、干咳、乏力 3 年,加重 3 d"入院,患者既往明确诊断为特发性肺纤维化。此次因"呼吸困难 3 d"入院。体格检查:口唇发绀,杵状指,双肺可闻及 velcro 啰音,心率 100 次/min,血氧饱和度 78%,入院后给予抗肺纤维化、止咳等治疗,立即遵医嘱实施"无创通气技术"。

## 【实验准备】

1. 护士准备:着装整洁,洗手,戴口罩。

2. 用物准备:无创呼吸机、湿化罐、氧气流量装置、治疗车、无菌呼吸机管路(含集水杯)、灭菌注射用水、吉尔碘皮肤消毒剂、一次性吸氧管、无菌棉签、口鼻面罩/鼻罩、呼气阀、固定头带(四头带为例)、50 mL 注射器、速干手消毒剂、医疗废物盛放容器、生活垃圾桶。

3. 患者准备:向清醒患者解释使用呼吸机的目的、注意事项等。

## 【操作步骤】

(一)操作前核对、评估、与患者沟通

1. 核对患者的床号、姓名、医嘱等信息。

2. 评估患者的病情、生命体征、意识状态、面部皮肤状况、自主咳嗽及咳痰情况。

3. 检查用物

(1)检查各种用物合格并在有效期内，外包装完好，无潮湿、破损。

(2)连接电源，确保机器完好，备用。

(参考解释语)

您好，请问是1床王某吧？王女士，为了进一步治疗，遵医嘱现在为您进行无创通气，需要在您口鼻处扣一个面罩，会用固定带固定到您头上，请您配合一下好吗？让我检查一下您面部的皮肤情况。(护士：面部皮肤完好，无伤口。)

(二)操作过程

1. 协助患者尽可能采取半卧位。

2. 安装湿化罐：将湿化罐外包装打开，按压紧密，用湿化罐底部下压湿化器卡槽边缘平推入槽，听见“咔”声即安装完好。

3. 连接管路

(1)将短管路一端与呼吸机出口连接，另一端与湿化进气口连接。

(2)将长管路一端与湿化罐出气口连接，另一端与呼气阀连接，如果所选的面罩有出气孔，则不用连接呼气阀。

(3)呼气阀与面罩连接。

4. 安装集水杯位于管路最低点。

5. 固定管路：将连接好的呼吸机管路置于专用支架，固定，再次检查管路连接，确保管路各连接处连接紧密。

无创通气技术

6. 添加湿化液：用消毒液棉签消毒灭菌注射用水瓶口，使用注射器抽取灭菌注射用水，加入湿化罐内，打开开关，调节温度。

7. 遵医嘱设定参数：按下呼吸机开关键，开机后，调节呼吸机模式，显示屏上显示参数设定界面，包括吸气压力、呼气压力、呼吸频率等，根据患者病情及耐受程度遵医嘱调节呼吸机参数，参数设置范围如下。

吸气压力(IPAP)：6～25 $cmH_2O$；

呼气压力(EPAP)：4～12 $cmH_2O$；

呼吸频率(f)：12～16次/min。

8. 连接氧气流量装置：连接氧流量装置，遵医嘱调节氧流量，连接一次性吸氧管，末端与口鼻面罩连接，确保连接紧密。

(参考解释语)

王女士，使用无创呼吸机时，可能会感觉不适。这属于正常现象。要保持情绪的稳定，有规律地放松呼吸，尽量闭口，用鼻呼吸，防止腹胀。经过一段时间的自我调整，您会逐渐适应的。我现在为您戴面罩，不要紧张！(患者：好的。)松紧我会为您调整好的。

9. 戴面罩：确认呼吸机运行正常后，将头带平铺于患者头下，露出四端，将鼻面罩扣在患者面部，将头带穿过面罩钩，头带松紧以不漏气为宜。

10. 观察病情：密切观察患者戴呼吸机后的生命体征、呼吸状况、呼吸机监测、漏气情况、人-机配合、血气分析、气道分泌物等情况，并询问患者感受，指导其放松，尽量用鼻呼吸，防止气流进入胃内引起腹胀。根据病情设定合适的报警参数。

11. 整理床单位及用物，洗手。

12. 记录：记录呼吸机模式、参数，患者自主呼吸频率、潮气量、脉搏和血氧饱和度。

（参考解释语）

王女士，仪器的各项参数都已经给您调好了，请您和家人不要随意调节好吗？您在治疗时需要饮食、喝水和吐痰，随时呼叫我，我会及时帮您更换氧疗方式。（患者：好的，谢谢你。）如有任何需要，请按床旁呼叫器，我也会经常来看您的。谢谢您的配合。

13. 停止使用呼吸机

（1）摘下口鼻面罩/鼻罩，关闭呼吸机开关。

（2）整理床单位，交代注意事项，洗手，记录。

（常用解释语）

王女士，您的病情基本稳定，现在遵医嘱停止您的无创呼吸机，请您配合好吗？请您抬一下头，现在要为您取下面罩和头带，可能会有点不适，我会轻轻的。您这样躺着舒服吗？还有其他需要吗？如果有需要请及时按呼叫器，我也会经常来看您的，谢谢您的配合。

## 【操作流程图】

准备用物，评估，核对患者，做好解释

↓

检查呼吸机性能

↓

协助患者尽可能采取半卧位

↓

安装湿化罐，连接管路，安装集水杯，固定管路，添加湿化液

↓

遵医嘱设定参数

↓

连接氧气流量装置

↓

戴面罩

↓

观察，整理床单位及用物，洗手，记录监护参数

## 【注意事项】

1. 湿化液注入的高度不能超过湿化罐标记的刻度，及时倾倒冷凝水，防止冷凝水反

流入面罩，每日更换湿化罐中的湿化液，及时补充湿化液。

2. 常见并发症的注意事项

(1)漏气　与留置鼻胃管、面罩性能、面型、固定方式、固定程度和气道峰压等有关。为减少漏气，选择密闭性和舒适性好的鼻罩(口鼻罩或面罩)，必要时可适当增加固定带的拉力减少漏气。选择定压型或自主性通气模式，降低通气压力或潮气量，减少漏气。

(2)面部压力性损伤　与面罩对面部的压力、面罩性能、固定方式和面部潮湿等有关。为减少压力性损伤发生，选择舒适性较好的面罩，保持面部清洁干燥，减小固定带的拉力，进而减轻面罩对面部的压力，必要时预防性使用减压贴(或敷料)。间断停用呼吸机可使受压面部皮肤得到充分减压，降低压力性损伤发生率，但须在病情允许情况下采用。

(3)胃肠胀气　主要与通气压力过高和患者依从性差有关。根据患者情况选择合适的通气压和面罩，指导患者学会配合呼吸机进行呼吸，气道压力过高和昏迷患者常规留置胃管，一旦出现胃肠胀气，立即进行胃肠减压。

(4)吸入性肺炎　与胃内容物反流误吸有关。预防重点包括：①抬高床头 30°～45°半卧位；②减少胃肠胀气；③少食多餐；④昏迷患者取侧卧位，可减少反流物误吸。

(5)幽闭恐惧症　与使用口鼻罩、全脸面罩等有关。做好患者的健康教育和心理疏导，减轻患者恐惧程度，必要时改变呼吸机与患者的连接。

(6)排痰障碍　与患者咳痰能力差有关。保证患者出入量平衡，鼓励患者主动咳嗽、咳痰，必要时使用吸痰管或纤维支气管镜进行吸痰。

3. 无创呼吸机常见报警原因及处理见表 4-11。

**表 4-11　无创呼吸机常见报警原因及处理**

| 报警原因 | 原因 | 处理 |
|---|---|---|
| 漏气 | 面罩与患者面部贴合不严 | 调整面罩位置/更换面罩 |
| | 管路漏气或脱落 | 更换管路或连接紧密 |
| 潮气量低 | 面罩漏气 | 调整面罩位置 |
| | 气道阻塞 | 吸痰 |
| | 病情恶化，中枢病变 | 病因治疗，调整呼吸机参数 |
| 呼吸频率高 | 人机配合不良 | 心理护理，调节呼吸机参数 |

## 【操作评分标准】

无创通气技术操作评分标准见表 4-12。

表 4-12　无创通气技术操作评分标准

| 项目 | 操作要求 | 分值 | 考试评分 | 备注 |
|---|---|---|---|---|
| 操作前准备（9 分） | 护士准备：着装整洁、洗手、戴口罩 | 4 | | |
| | 用物准备：用物齐全、放置合理 | 5 | | |
| 评估（12 分） | 评估患者的病情、生命体征、意识状态、面部皮肤状况、自主咳嗽及咳痰情况 | 3 | | |
| | 患者的心理状态及合作程度 | 3 | | |
| | 是否有使用无创呼吸机的指征 | 3 | | |
| | 呼吸机的性能 | 3 | | |
| 操作要点（66 分） | 正确核对患者，向患者解释目的、注意事项 | 5 | | |
| | 协助患者尽可能采取半卧位 | 2 | | |
| | 患者与呼吸机之间选择合适连接方式 | 4 | | |
| | 摆放机器，连接电源，打开开关 | 3 | | |
| | 安装湿化罐 | 4 | | |
| | 连接管路 | 5 | | |
| | 安装集水杯位于管路最低点 | 4 | | |
| | 固定管路 | 4 | | |
| | 添加湿化液 | 5 | | |
| | 遵医嘱设定参数 | 10 | | |
| | 连接氧气流量装置 | 5 | | |
| | 戴面罩 | 10 | | |
| | 观察病情 | 5 | | |
| 操作后终末处置（5 分） | 整理用物和床单位，洗手 | 3 | | |
| | 记录呼吸机模式、参数，患者自主呼吸频率、潮气量、脉搏、血氧饱和度 | 2 | | |
| 操作后评价（8 分） | 能说出使用无创呼吸机的适应证及禁忌证 | 2 | | |
| | 无创通气期间，护士会处理常见报警 | 4 | | |
| | 报警开关始终保持开启状态 | 1 | | |
| | 患者皮肤保持完整，无破溃 | 1 | | |
| 总分 | | 100 | | |

## 【选择题】

1. 无创通气技术的适应证有 ( )
   A. COPD 急性发作
   B. 急性心源性肺水肿
   C. 中枢性睡眠呼吸暂停综合征
   D. 心搏、呼吸停止
   E. 上呼吸道机械性梗阻
2. 无创呼吸机报警的原因有哪些 ( )
   A. 面罩漏气
   B. 人机配合不良
   C. 病情恶化，中枢病变
   D. 气道阻塞
   E. 管路漏气或脱落
3. 无创呼吸机参数设置范围正确的是 ( )
   A. 呼气压力(EPAP):6 ~ 14 $cmH_2O$
   B. 吸气压力(IPAP):6 ~ 25 $cmH_2O$
   C. 呼吸频率(f):10 ~ 16 次/min
   D. 呼气压力(EPAP):4 ~ 12 $cmH_2O$
   E. 吸气压力(IPAP):8 ~ 25 $cmH_2O$
4. 无创通气患者与呼吸机进行连接方式通过 ( )
   A. 鼻罩
   B. 口鼻罩
   C. 全脸面罩
   D. 鼻塞
   E. 气管插管
5. 无创呼吸机减少面部压疮的方法有 ( )
   A. 选择舒适性较好的面罩
   B. 减小固定带的拉力
   C. 必要时预防性使用减压贴
   D. 抬高床头 30° ~45°半卧位
   E. 保持面部清洁干燥

## 【选择题答案】

1. ABC 2. ABCDE 3. BD 4. ABCD 5. ABCE

## 【评判性思考】

1. 护士为患者进行吸痰，要做到安全吸痰，应注意哪些事项？
2. 患者使用鼻罩进行通气时，如何做到安全经口进食和饮水？
3. 如何交流，让患者更好地配合无创通气？

(金 歌)

# 项目十一　有创机械通气技术

## 【实验学时】

2 学时。

## 【实验类型】

技能型实验。

## 【学习目标】

1. 掌握有创呼吸机使用的目的、设备维护保养方法等。
2. 正确熟练操作呼吸机。

## 【实验目的】

1. 改善通气功能。
2. 改善换气功能。
3. 减少呼吸功耗。
4. 纠正呼吸衰竭。

## 【临床案例】

患者胡某，男，41 岁，因“外伤致意识障碍 20 min”于今日 14:45 由急诊科以“重型颅脑损伤”收入重症医学科。患者来时呼之不应，双瞳等大等圆约 5.0 mm，对光反射消失。左肩部伤口明显，边缘极不规则，活动性渗血，无恶心、呕吐、抽搐等现象。

1. 查体：体温 36.9 ℃，脉搏 59 次/min，呼吸 15 次/min，血压 144/89 mmHg，血氧饱和度 94%，GCS 4 分。双肺叩诊清音，未闻及明显干、湿啰音。心前区无隆起，未扪及震颤，无抬举样心尖波动。颈阻(-)，颈静脉无怒张，肝颈静脉反流征阴性。腹部平软，未见胃肠型蠕动波，未扪及腹部包块，无肌紧张，肝脾未扪及。移动性浊音阴性。肠鸣音稍弱。肛门外生殖器未查。肢体刺痛无反应，四肢肌张力不高，肌力不能查出，双侧病理反射未引出。

2. 辅助检查：急查颅脑 CT 见以下几点。①双侧颞叶脑挫伤可能；②蛛网膜下腔出血；③脑水肿，不排除脑疝形成可能；④颅内散在积气；⑤双侧额颞顶部薄层硬膜下血肿形成。其他辅助检查未见明显异常。入室急行气管插管已成功，医嘱实施“有创机械通气技术”辅助呼吸。

## 【实验准备】

1. 护士准备：着装整洁，洗手，戴口罩。
2. 用物准备：呼吸机及其附件、灭菌注射用水、可调节速度输液器、中心供氧装置、配电盘、简易呼吸器、模肺、呼吸机冷凝水收集桶（内含 1 000 mg/L 的含氯消毒液）、治疗车、速干手消毒剂。

3. 患者准备：向患者或家属解释使用目的及注意事项。

## 【操作步骤】

（一）操作前核对、评估

1. 核对患者的床号、姓名、性别等信息。

2. 评估患者病情、合作程度、目前氧疗方式及流量。

（二）操作过程

1. 患者取仰卧位（如无禁忌，床头抬高>30°）或侧卧位。

2. 准备并检查用物

（1）检查各种用物，在有效期内，外包装完好，无潮湿、破损。

（2）检查呼吸机性能良好，连接电源及氧气装置。

3. 正确连接呼吸机管路及湿化灌。

4. 注入湿化液：将灭菌注射用水悬挂在输液架上，可调节输液器连接于湿化罐接口处，湿化罐内加入灭菌水，打开湿化罐加热开关，调节加热档位，进入预热状态。

有创机械通气技术

5. 检查呼吸机管路连接无误，接模肺。

6. 开机，进入参数设置界面。

7. 遵医嘱设置参数。

（1）根据医嘱设置辅助通气模式，呼吸频率、潮气量、PEEP、PS 压力、氧浓度等参数。

（2）设置呼吸机报警范围。

8. 点击“开始通气”进行试运行。

9. 运行良好，将呼吸机连接患者气管插管或气管套管。

10. 观察病情：听诊双肺呼吸音，观察患者呼吸频率和脉搏血氧饱和度。及时倾倒冷凝水，防止冷凝水反流入湿化罐或进入患者气道。

11. 根据呼吸机报警原因及时处理。

12. 整理床单位、整理用物、洗手。

13. 记录：将参数、生命体征记录在护理记录单上。

## 【操作流程图】

洗手，戴口罩，准备用物，核对患者，解释目的

↓

插好电源，仪器处于备用状态，患者仰卧位（如无禁忌证，床头抬高>30°）或侧卧位

↓

连接呼吸机管道和湿化罐

↓

连接注入灭菌注射用水并进行预热

↓

打开呼吸机

↓

遵医嘱设置模式和各参数

↓

连接模肺、开始通气

↓

连接于患者人工气道

↓

观察病情

↓

整理床单位，整理用物，洗手，记录

## 【注意事项】

1. 机械通气前与患者或家属充分交流，说明治疗目的的同时取得患者或家属的配合。

2. 选择合适型号的呼吸机管路。

3. 观察呼吸机与患者连接是否合适紧密，防止脱落影响通气，同时避免连接管道扭曲、受压。呼吸机管路的位置要低于人工气道，以免冷凝水反流入患者气道。

4. 呼吸道冷凝水收集碗应处于管道最低位置，及时倾倒。

5. 严密监测患者生命体征、呼吸运动形式及血气分析的变化，及时遵医嘱做出针对性调整。

6. 避免湿化过度或湿化不足，及时添加、更换湿化用灭菌注射用水，密切关注痰液性状变化，调整湿化强度。

7. 按需吸痰，防止痰堵窒息等紧急事件的发生。

8. 根据患者血气结果及时调整氧浓度。

9. 使用中的呼吸机管道应每周更换一次，若有污染随时更换，空气过滤网要每日清洁。

10. 使用呼吸机的过程中，电源电压与呼吸机电压相符，氧气压力要符合呼吸机的要求，保证呼吸机的正常运行。

11. 使用过程中如有机器报警，及时查看并处理，直至报警消除。

12. 使用过程中出现任何机器故障报错，应及时更换呼吸机并记录报错代码。

13. 患者撤机后呼吸机管道送供应室消毒（一次性呼吸机管道弃用），呼吸机常规消毒保养，并固定放置。

## 【操作评分标准】

有创机械通气技术操作评分标准见表4-13。

表4-13　有创机械通气技术操作评分标准

| 项目 | | 操作步骤 | 分值 | 考试评分 | 备注 |
|---|---|---|---|---|---|
| 操作前准备（5分） | | 仪表、仪容：着装整洁、洗手、戴口罩 | 5 | | |
| 评估（15分） | | 病情、生命体征、意识状态、体重及呼吸状况 | 5 | | |
| | | 了解患者心理状况有无恐惧、焦虑以及特殊需求并做出相应处理 | 3 | | |
| | | 环境：安静、整洁、光线好，必要时屏风遮挡 | 2 | | |
| | | 患者：取合适卧位，人工气道通畅 | 5 | | |
| 操作要点（60分） | 准备 | 用物：呼吸机及其附件、无菌注射用水、中心供氧装置，呼吸机与供氧装置的接头（无中心供氧装置时备氧气桶、减压表、扳手）、简易呼吸器。检查呼吸机性能良好，电源电压与呼吸机电压一致；连接呼吸机管道及模肺，有自检系统的呼吸机进行自检 | 10 | | |
| | | 将呼吸机推至床旁，核对床头卡、腕带信息，确认患者 | 5 | | |
| | 连接呼吸机 | 告知患者或家属操作目的 | 5 | | |
| | | 嘱清醒患者及时表达自己的不适 | 2 | | |
| | | 接通电源和供氧系统，湿化器内加无菌注射用水至刻度线 | 3 | | |
| | | 依次打开湿化器、空气压缩机、主机开关，再调湿化器温度（使到达气道的温度达到37 ℃） | 5 | | |
| | | 根据病情遵医嘱选择呼吸机模式，调节各项参数：呼吸频率（R），潮气量（VT），吸呼比（I∶E），吸入氧浓度（$FiO_2$）。有自主呼吸的患者一般选择同步间歇指令通气模式，常用参数为：呼吸频率12～20次/min；潮气量6～8 mL/kg；吸呼比1∶（1.5～2.0）；$FiO_2$30%～50%，一般不超过60% | 10 | | |
| | | 调节报警界限，将呼吸机与模肺连接，检查呼吸机是否运行良好，无误后方可与患者气道连接 | 5 | | |
| | | 调节管道支架，使集水杯位于管道的最低位置，防止积水倒流 | 5 | | |
| | | 密切观察患者病情，观察患者呼吸与呼吸机是否同步，出现人机对抗时要调节呼吸模式，遵医嘱用药。呼吸机出现报警，应及时查明原因并处理 | 5 | | |
| | | 停用呼吸机时将呼吸机与患者分离，先关湿化器和主机开关，切断气源、电源 | 3 | | |
| | | 严密观察病情变化 | 2 | | |

续表 4-13

| 项目 | 操作步骤 | 分值 | 考试评分 | 备注 |
|---|---|---|---|---|
| 操作后终末处理（8 分） | 根据病情协助患者取合适体位，整理床单位 | 3 | | |
| | 依据《消毒技术规范》和《医疗废物管理条例》做相应处理 | 2 | | |
| | 规范洗手，做好护理记录 | 3 | | |
| 操作后评价（12 分） | 管道连接无误，参数设定正确，患者得到有效治疗 | 2 | | |
| | 操作规范、熟练遵守操作规程 | 3 | | |
| | 能与意识清醒的患者做好非语言沟通 | 2 | | |
| | 时间 14 min（从携用物到床旁开始至整理病床单位完毕后止）（每超 30 s 扣 1 分） | 5 | | |
| 总分 | | 100 | | |

## 【选择题】

1. 呼吸机的开机顺序正确的是　（　　）
   A. 湿化器开关—空气压缩机—主机开关
   B. 湿化器开关—主机开关—空气压缩机
   C. 空气压缩机—湿化器开关—主机开关
   D. 空气压缩机—主机开关
   E. 湿化器开关—主机开关

2. 急性呼吸窘迫综合征患者有创正压通气建立人工气道首选　（　　）
   A. 经口气管插管　　B. 经鼻气管插管
   C. 气管切开　　D. 口鼻面罩
   E. 喉罩

3. 下列情况需尽早行有创机械通气的是　（　　）
   A. 慢性阻塞性肺疾病急性加重期
   B. 急性心源性肺水肿
   C. 阻塞型睡眠呼吸暂停低通气综合征
   D. 急性吸入性肺损伤
   E. 急性呼吸窘迫综合征

4. 慢性阻塞性肺疾病患者行有创正压通气的适应证是：$PaCO_2$ 进行性升高伴严重的酸中毒　（　　）
   A. pH≤7.10　　B. pH≤7.25
   C. pH≤7.30　　D. pH≤7.20
   E. pH≤7.35

5. 慢性阻塞性肺疾病患者行有创机械通气时的目标潮气量是 （　　）

A. 8～10 mL/kg　　B. 6～8 mL/kg

C. 10～12 mL/kg　　D. 10～15 mL/kg

E. 10～20 mL/kg

6. 哪项是有创正压通气撤离的先决条件 （　　）

A. 引起呼吸衰竭的诱发因素得到有效控制

B. 神志清楚，可主动配合

C. 自主呼吸能力有所恢复

D. 通气及氧合良好 $PaO_2/FiO_2$ = 250 mmHg，PEEP<5～8 $cmH_2O$，pH>7.35，$PaCO_2$ 达缓解期水平

E. 血流动力学稳定：无活动性心肌缺血，未使用升压药治疗或升压药剂量较小

## 【选择题答案】

1. A　2. A　3. D　4. D　5. B　6. A

## 【评判性思考】

1. 患者病情较重，除了有创机械通气外，护理人员还需要做什么？
2. 患者存在的护理问题可能还有哪些没有想到？
3. 患者较年轻，对于家属怎么做健康教育？

（韩晓霞）

# 模块五　急危重症特色护理技术

# 项目一 洗胃术

## 【实验学时】

2 学时。

## 【实验类型】

技能型实验。

## 【学习目标】

1. 掌握洗胃目的、适应证、禁忌证,洗胃溶液的选择,注意事项等。
2. 掌握自动洗胃机操作流程及其设备维护保养方法。
3. 掌握急性中毒洗胃患者病情评估方法。
4. 了解全自动洗胃机洗胃技术优点,洗胃后病情观察要点及健康教育相关内容。

## 【实验目的】

1. 利用不同洗胃溶液中和不同毒物,清除胃内毒物或刺激物,减少甚至避免毒物吸收。

2. 缓解幽门梗阻患者腹胀、不适、恶心、呕吐等症状,减轻胃黏膜水肿。

3. 胃部、食管下段、十二指肠手术前的术前准备,清洁肠道,避免术后并发症的发生。

## 【临床案例】

患者张某,男,23 岁。以"口服百草枯 15 mL 3 h"为主诉由外院 120 转入我院。1 d 前患者因感情问题与家人发生言语冲突后情绪低落,3 h 前自服百草枯农药 15 mL,家属发现后立即拨打当地 120,急诊转入我院,入院时患者神志清,精神差,情绪低落,诉恶心、上腹部不适,间断呕吐,呕吐物为胃内容物,入院时生命体征:体温 36.5 ℃,脉搏 84 次/min,呼吸 21 次/min,血压 124/72 mmHg,血氧饱和度 100%,既往体健,无消化道溃疡及穿孔等病史。

## 【实验准备】

1. 护士准备:着装整洁,洗手,戴口罩,必要时戴防护面罩。

2. 患者准备

(1)向患者及家属讲解洗胃的目的、经口插管洗胃方法以及配合要点,并签署知情同意书,了解患者心理状态,并进行有效的心理疏导。

(2)清除皮肤、黏膜残留毒物,脱去被毒物、呕吐物污染的衣物,解开紧身衣扣必要时剪开衣服(获得家属及患者同意)。

(3)连接心电监护仪监测生命体征,建立外周静脉通路,必要时留取血、尿液标本。

3. 物品准备:以经口插管模式为例。

一次性胃管(根据年龄选择型号,成人选 20 号)、一次性吸引管 3 根、纱布、治疗碗、一次性咬口(经鼻插管不备)、50 mL 注射器、棉签,石蜡油棉球、弯盘、压舌板、橡胶手套、胶带、治疗巾、橡胶单或一次性防水单、标本容器、手电筒、开口器、舌钳、水温计、听诊器、带刻度的洗胃桶、监护仪,必要时备吸痰装置。

全自动洗胃机:接通电源,调至经口插管模式,一次性吸引管分别装于洗胃机的进液口、排污口、接胃管口,试机(吸出 2 个循环),确保机器性能完好,按暂停键,计数复位,机器通电备用。

4. 洗胃溶液准备:温度 25 ~ 38 ℃,用量一般为 10 000 ~ 20 000 mL。根据中毒物的种类选择不同的洗胃溶液(表 5-1)。

**表 5-1　常用洗胃溶液**

| 毒物种类 | 常用溶液 | 禁忌药物 |
|---|---|---|
| 酸性物 | 镁乳、蛋清水、牛奶 | |
| 碱性物 | 5% 醋酸、白醋、蛋清水、牛奶 | |
| 敌敌畏 | 2% ~ 4% 碳酸氢钠、1% 盐水、(1 : 20 000) ~ (1 : 15 000)高锰酸钾 | |
| 百草枯 | 白陶土溶液、活性炭、清水、1% ~ 2% 碳酸氢钠溶液 | |
| 巴比妥类 | (1 : 20 000) ~ (1 : 15 000)高锰酸钾、硫酸钠导泻 | 硫酸镁 |
| 灭鼠药(抗凝血类) | 温水洗胃、硫酸钠导泻 | 碳酸氢钠溶液 |

该患者是百草枯中毒,根据临床常用洗胃溶液为温水或思密达溶液(思密达即蒙脱石散,对消化道黏膜具有很强的覆盖保护能力,减少毒素吸收,减轻百草枯对肠道黏膜的腐蚀刺激)。

## 【操作步骤】

(一)操作前核对、评估、与患者沟通

1. 核对患者门诊号、姓名、性别等基本信息。

2. 评估患者的病情、服毒物的名称、性质、剂量、接触毒物总时间、意识状态、生命体征、配合程度。

3. 进行沟通,取得配合,保护患者隐私,并注意保暖,必要时屏风遮挡。

（参考解释语）

您好，是1床张某吗？年龄××岁，对吗？（护士再次核对患者腕带信息确认无误），张先生，请告诉我您所服的药名、几点喝的、喝了多少，现在有什么不舒服吗？您之前有胃病吗？（患者：没有，9点时喝了15 mL百草枯。）先让我检查一下您身上及衣服上有没有残留的农药。（护士检查皮肤及衣物无农药残留）

因为您3 h前口服的农药毒性大，量多，须要尽快将毒素排出，遵医嘱给您洗胃，通过您的口腔插入一根胃管至胃内，把您胃内的毒液抽吸出来，通过洗胃机自动反复进行冲洗，整个过程需要一段时间，我会指导您如何配合，不舒服时，请及时告诉我，现在您还有别的需要吗？（患者：没有。）请您不要紧张。

（二）操作过程

洗胃术

1.协助摆放体位：清醒患者采取左侧卧位，必要时给予保护性约束，昏迷患者采取去枕平卧头偏向一侧。

2.铺巾：铺橡胶单或一次性防水单、治疗巾围在患者颌下，弯盘置于口角，检查口腔黏膜，取下活动义齿，必要时清洁口鼻，保证鼻腔通畅，进行解释沟通，取得配合。

（参考解释语）

张先生，我帮您向左翻一下身好吗？（患者：可以。）请您抬头，给您铺块防水巾，以保护衣服不被污染。（患者：可以。）您有假牙吗？您鼻子通气吧？好的，放一个咬嘴，避免您咬着胃管。

3.插入胃管

（1）戴手套，测量胃管插入深度。

1）前额发迹至剑突。

2）鼻尖经耳垂至剑突，经口插入深度55～60 cm。

（2）将一次性咬口置入患者口腔固定。

（3）石蜡油棉球润滑胃管插入长度的1/3，经咬口插入，当胃管插入10～15 cm时嘱患者做吞咽动作，随着患者吞咽动作顺势将胃管送入测量长度至胃内。

（参考解释语）

张先生，现在要给您插管，插入过程中请您听从我的指令做吞咽动作，我会顺着您的吞咽动作将胃管缓慢往下送，插管时您有什么不舒服，请及时示意我，我会暂停，请您配合。（患者：好的。）

4.确认胃管插入胃内

（1）在胃管末端连接50 mL注射器抽吸胃液；如中毒物不明，50 mL注射器抽吸胃液及时送检。

（2）置听诊器于患者胃部，快速经胃管向胃内注入10 mL空气，听到气过水声。

（3）将胃管末端置于盛水的治疗碗中，无气泡逸出。

5.固定胃管，胶带蝶形固定胃管于左侧颊部，防止胃管移动或脱出。

6.胃管连接一次性吸引管，按开关键，调节参数（有些已系统设置好洗胃液量的机器，忽略此步），机器开始自动循环冲洗，进行一个循环后按液量平衡键。

（参考解释语）

张先生，胃管已经插入胃内，开始给您洗胃了，请您放松，如果恶心、闷气或者肚子痛，请及时示意我，咱们可以停下来休息会再继续。

7. 洗胃过程中观察吸出液的性状、颜色、气味、量，洗胃溶液出入量是否平衡，患者生命体征等情况。洗胃过程中进液口一次性吸引管末端须始终浸没在洗胃液的液面以下。

（参考解释语）

张先生，洗胃需要一段时间，请您不要紧张，您冷不冷，有什么不舒服的，请告知我。（患者示意没有）

8. 结束洗胃：吸出液呈澄清无味为止，在吸出状态下关机，分离胃管与洗胃机的一次性吸引管，排出残留洗胃溶液，完毕后返折胃管，快速拔出胃管。

9. 整理：协助患者漱口，洗脸，帮助患者取舒适卧位，撤离治疗巾、橡胶单或一次性防水单，整理衣物及床单位。

（参考解释语）

请问是3床张某吗？（护士再次核对患者腕带信息确认无误）张先生，操作已结束，感谢您的配合。请您放松休息，接下来医生会为您进行进一步治疗。您有什么不适或其他需要可随时叫我，我就在您身边。

10. 处置用物

（1）吸出液倾倒于医疗废水池内，洗胃桶清洗干净，1 000 mg/L 含氯消毒液浸泡洗胃桶 30 min，清水清洗干净，待干备用。

（2）洗胃机处置：进液管置入1 000 mg/L 含氯消毒液容器中，开机循环3次以上，关机暂停30 min 消毒机内管道，然后更换清水开机循环3～5 min 冲洗机内管道，机器表面用500 mg/L 含氯消毒液擦拭。

11. 脱手套，卫生手消毒，记录洗胃溶液的种类、量、吸出液的性质、气味、颜色及量、洗胃过程中患者生命体征情况及全身反应。

（常用解释语）

张先生，由于您的病情需要，建议您住院进一步治疗，医生已为您联系住院病房，若您同意，会帮您办理住院手续，并护送您前往病房。

## 【操作流程图】

评估患者病情、意识、生命体征、服毒情况，核对患者信息

↓

解释洗胃目的、方法，取得配合，签署知情同意书

↓

连接心电监护，建立静脉通路，必要时留取血、尿液标本

↓

准备洗胃用物

↓

接通电源，正确连接管路，检查洗胃机性能

↓

摆体位，检查口鼻腔、置一次性咬口

↓

连接洗胃机，调节参数，每次注入 300～500 mL 洗胃溶液

↓

直至吸出液澄清无味，拔管

↓

协助患者取舒适卧位，处置用物

↓

脱手套，卫生手消毒，记录

## 【注意事项】

1. 首先注意了解患者中毒情况，如患者中毒时间、途径、毒物种类、性质、量等。中毒不明时，应抽出胃内容物送检，洗胃溶液选择清水，待毒物性质明确后，再采用拮抗剂洗胃。一般在服毒后 6 h 内进行洗胃。

2. 准确掌握洗胃适应证和禁忌证。①适应证：非腐蚀性毒物中毒，如有机磷、安眠药、重金属类、生物碱及食物中毒等；②禁忌证：强腐蚀性毒物（如强酸、强碱）中毒、肝硬化伴食管胃底静脉曲张、胸主动脉瘤、近期内有上消化出血及胃穿孔、胃癌等。患者吞服强酸、强碱等腐蚀性药物，禁忌洗胃，以免造成穿孔。可按医嘱给予药物或物理对抗剂，如牛奶、蛋清、米汤等以保护胃黏膜。上消化道溃疡、食管静脉曲张、胃癌等患者一般不洗胃。

3. 特殊患者洗胃注意事项：①幽门梗阻患者，洗胃宜在饭后 4～6 h 或者空腹时进行，并记录胃内潴留量，以了解梗阻情况，供补液参考；②昏迷患者洗胃应谨慎，洗胃时应去枕平卧位，头偏向一侧，建议先行气道保护，以免造成分泌物误入气道。

4. 插管时动作轻快，切勿损伤患者食管及误入气管。插管过程中如果患者出现呛咳、呼吸困难、发绀等，表明胃管误入气管，应立即拔出胃管，休息片刻后重新插管，插管中出现恶心、呕吐，可暂停插管，并嘱患者做深呼吸。

5. 中毒诱发惊厥、抽搐未控制者、酒精中毒者呕吐亢进时，易发生误吸，慎洗胃。

6. 常规洗胃机不适宜对婴幼儿使用。

7. 洗胃时保持气道通畅，气道分泌物过多者先清除分泌物，缺氧患者改善症状后再行洗胃术。

8. 注意患者心理状态，配合程度及对康复的信心。

9. 根据不同年龄选择胃管型号、洗胃方式及容量（表 5-2）。

表 5-2　不同年龄选择的胃管型号、洗胃方式及容量

| 项目 | 成人 | 儿童 | 婴儿 |
|---|---|---|---|
| 胃管型号 | 14、16、18、20 | 1～3 岁:10～12 号;儿童(3 岁至青春期前):14～16 号 | 新生儿:6～8 号;1 岁以下:10～12 号 |
| 洗胃方式 | 清醒、配合患者经口插管;昏迷、精神异常等患者经鼻插管 | 3 岁以下患儿使用 50 mL 注射器抽注法;7 岁以上可以使用洗胃机洗胃法 | 新生儿经鼻插入长度 18～22 cm,经口腔插入长度 15～17 cm |
| 每次注入量/mL | 300～500(不能超过 500) | 150～200 | 新生儿:25;<br>婴幼儿:75～100 |
| 灌入总量/mL | 10 000～20 000 | 学龄期儿童:1 000～2 000 | 新生儿:50～100;<br>婴幼儿:500～1 000 |
| 温度/℃ | 25～38 | 25～38 | 25～38 |
| 备注 | | 1. 胃管插入测量方法:前额发迹至脐部<br>2. 洗胃时间不宜过长<br>3. 每次灌入量为同龄胃容量的 1/2(3 岁胃容量 400～600,10～12 岁胃容量 1 300～1 500)<br>4. 压力不能超过 100～200 mmHg | 1. 禁忌洗胃机洗胃<br>2. 每次灌入量为同龄胃容量的 1/2(1 岁胃容量 250～300 mL) |

10. 急性中毒现场应立即采取催吐洗胃术,减少毒物吸收。

催吐洗胃术:中毒现场无洗胃机时的急救方法,适用清醒、配合度较高的食物中毒患者。使用压舌板刺激咽部引起呕吐,如此反复进行自饮和催吐,直至胃内容物洗净为止。缺点:患者自行进行此项操作时间较长,毒素排除时间过长、无法计算出入液体量,只能作为现场急救措施,而全自动洗胃机洗胃术:能迅速有效地清除毒物,节省人力,并能准确计算洗胃的液体量,利用负压吸引作用,吸出胃内容物,所以被临床普遍应用。

## 【洗胃机的维护】

洗胃机每隔一两天要开机运行 2～3 min,以保证机器随时处于良好状态,机器表面用含氯消毒液擦拭,保证清洁,定期清理散热窗,避免机器高热故障。

## 【操作评分标准】

全自动洗胃机洗胃技术操作评分标准见表 5-3。

表 5-3 全自动洗胃机洗胃技术操作评分标准

| 项目 | 操作要求 | 分值 | 考试评分 | 备注 |
|---|---|---|---|---|
| 操作前准备（10 分） | 着装整洁，洗手 | 1 | | |
| | 用物：治疗盘、20 号胃管、纱布、50 mL 注射器、橡胶单或一次性防水单，治疗巾、标本容器、弯盘、治疗碗，压舌板、一次性吸引管 3 根、一次性咬口、手电筒、胶布、水温计、石蜡油棉球、棉签、橡胶手套、听诊器、开口器、舌钳、洗胃溶液；根据毒物性质准备拮抗性溶液，毒物不明时可备温开水或等渗盐水 1 000 ~ 2 000 mL，温度 25 ~ 38 ℃；全自动电动洗胃机 1 台，均处于完好备用状态，带刻度洗胃桶 2 个 | 7 | | |
| | 用物准备 5 min | 2 | | |
| 评估（10 分） | 评估患者服用毒物名称、剂量、时间及既往史等 | 3 | | |
| | 评估患者的意识、心理状态及合作程度、有无洗胃禁忌、患者口腔黏膜状态、有无活动性义齿等 | 7 | | |
| 操作流程（70 分） | 洗手，戴口罩，备齐用物，携至床旁，关心问候患者。核对患者，解释操作目的和配合要点等 | 5 | | |
| | 接通电源，检查机器性能，检查管道连接是否正确，开启开关循环 2 次 | 5 | | |
| | 清醒患者取左侧卧位（昏迷者取去枕平卧位，头偏向一侧） | 2 | | |
| | 将治疗巾围于患者胸前并固定，铺治疗巾，置弯盘于口角旁 | 4 | | |
| | 检查口腔黏膜，如有活动性义齿应取下妥善放置 | 2 | | |
| | 戴手套，检查并打开洗胃管，量长度（自发际至剑突 55 ~ 60 cm），口中置入一次性咬口，润滑胃管，经咬口插入，当胃管插入 10 ~ 15 cm 时嘱患者做吞咽动作，将胃管送入测量长度至胃内，确定胃管在胃内后，用胶布固定胃管。遵医嘱留取毒物标本送检 | 10 | | |
| | 将胃管与一次性吸引管连接，按开关键，开始洗胃 | 2 | | |
| | 机器自动切换，先将胃内容物抽尽，反复冲洗（根据不同洗胃机型号，调节参数，一般成人每次灌洗量 300 ~ 500 mL），直至排出吸出液澄清无味，洗胃过程中，密切观察患者面色、生命体征变化，观察洗胃溶液出入量的平衡、吸出液的性质、颜色、气味及有无洗胃并发症的发生 | 20 | | |
| | 洗胃结束后，在吸出状态下关机，分离胃管与一次性吸引管，排出残留吸出液，返折胃管，迅速拔出 | 8 | | |
| | 清醒患者协助漱口、洗脸，必要时更衣 | 4 | | |
| | 协助患者取舒适卧位，整理床单位及用物 | 2 | | |
| | 洗胃机清洗消毒后备用 | 2 | | |
| | 脱手套，卫生手消毒、记录洗胃溶液种类、量；吸出液的颜色、气味、性质、量；患者的全身反应 | 4 | | |

续表 5-3

| 项目 | 操作要求 | 分值 | 考试评分 | 备注 |
|---|---|---|---|---|
| 评价（10 分） | 操作熟练，查对规范 | 3 | | |
| | 与患者沟通有效 | 1 | | |
| | 人文关怀、无菌观念 | 3 | | |
| | 在规定时间内完成操作 | 3 | | |
| 总分 | | 100 | | |

## 【选择题】

1. 洗胃前对患者或家属告知的内容包括（　　）
A. 实施洗胃术的目的、方法、步骤
B. 洗胃过程中可能出现的并发症
C. 不配合操作者，将给予必要约束
D. 告知住院环境
E. 洗胃过程中的配合要点

2. 敌百虫农药中毒不能选用哪种洗胃液（　　）
A. 1∶5 000 高锰酸钾
B. 2% ~4% 碳酸氢钠
C. 生理盐水
D. 25 ~ 37 ℃温水
E. 1% 盐水

3. 电动洗胃时，每次灌洗的洗胃液量不能超过（　　）
A. 200 mL
B. 300 mL
C. 500 mL
D. 700 mL
E. 800 mL

4. 抢救误服强碱药物洗胃时可用（　　）
A. 植物油洗胃
B. 服镁乳中和
C. 服 5% 醋酸、白醋、蛋清水、牛奶
D. 50% 硫酸镁导泻
E. 饮 3% 过氧化氢溶液后催吐

## 【选择题答案】

1. ABCE　2. B　3. C　4. C

## 【评判性思考】

1. 患者洗胃过程中如何做到避免胃管误入气管？
2. 入院前患者已呕吐，为什么还要洗胃？
3. 洗胃过程中出现食物残渣阻塞洗胃管时如何处理？
4. 洗胃时经口插和经鼻插有哪些不同？

（柴宇霞）

# 项目二 骨髓腔输液技术

## 【实验学时】

2 学时。

## 【实验类型】

技能型实验。

## 【学习目标】

1. 了解骨髓腔输液技术的适应证、禁忌证等。
2. 掌握骨髓穿刺装置流程。

## 【实验目的】

1. 抢救时快速建立静脉通路。
2. 非抢救状态下,外周静脉或中心静脉均穿刺失败 2 次以上可应用此技术建立静脉通路。

## 【临床案例】

患者李某,男,36 岁。因“车祸后腹痛 3 h”为主诉由外院“120”送入抢救室,患者既往体健。体格检查:脉率 142 次/min,血压 84/46 mmHg,血氧饱和度 90%,皮肤湿冷,查体腹部压痛、反跳痛明显,诊断性腹腔穿刺抽出不凝血性液体。入院后遵医嘱给予“生理盐水 500 mL 静脉输入”。

## 【实验准备】

1. 护士准备:着装整洁,洗手,戴口罩。

2. 用物准备:电钻、穿刺针(15 mm、25 mm、45 mm 各 1 具)、输液延长管、穿刺针稳定器、10 mL 注射器 2 具、安尔碘消毒液或其他皮肤消毒剂、预充生理盐水 10 mL、静脉输注药液、无菌手套、监护记录单等、必要时备 2% 利多卡因 5 mL。

3. 患者准备:向清醒患者解释使用目的及注意事项,昏迷患者向家属解释。

## 【操作步骤】

### 一、骨髓腔穿刺操作步骤

(一)操作前核对、评估、与患者或家属沟通

1. 核对患者的床号、姓名、腕带性别等信息。
2. 评估患者的病情、意识状态、穿刺部位皮肤状况。

3. 检查电钻性能。

（参考解释语）

您好，能告诉我您的床号和姓名吗？是一床李某吧。李先生，因为您受了外伤，现在血压不稳定，需要立即为您输注大量液体补充血容量，因此我们建议为您骨髓腔输液，能够快速的输注液体，请您配合一下。

（二）操作过程

1. 协助患者取平卧位。

2. 暴露穿刺部位，选择穿刺点（胫骨粗隆内侧 2 cm），评估局部皮肤，操作者戴无菌手套，皮肤消毒 2 遍，面积至少 8 cm×8 cm。

（参考解释语）

这是穿刺的常用部位，皮肤完整，就选择这里吧，穿刺时请您不要动。

3. 核对医嘱，挂输液瓶，排气。

4. 选择合适的穿刺针，安装在电钻的转动轴上。

（参考解释语）

李先生，马上要为您穿刺了，请不要动，很快就能穿刺好，电钻转动时会有嗡嗡的声音，这是正常的，不用紧张。穿刺过程中产生的疼痛一般是能忍受的，如果您觉得疼痛不能忍受，请及时告诉我。

5. 与穿刺平面呈 90°角将针尖穿过皮肤直至接触骨面（穿刺针上必须可以看到距针柄 5 mm 处的黑线标记）按动扳机，继续往下穿刺，直到感受到“落空感”停止。

骨髓腔输液技术

6. 固定针柄，分离电钻，旋转取出穿刺针针芯，放入锐器盒中。

7. 用 10 mL 预冲生理盐水连接输液延长管，排气，延长管另一端连接穿刺针回抽血液/骨髓液。

8. 确认穿刺成功后，用 10 mL 预充生理盐水冲洗穿刺针（成人 5 ~ 10 mL，婴儿及儿童 2 ~ 5 mL）。

9. 稳定器固定于穿刺针上，去除稳定器背衬，妥善固定。

10. 连接输液器与输液延长管进行液体输注。

11. 调节滴速，再次核对，填写输液卡，解释注意事项。

12. 整理床单位，协助患者取舒适体位，清理用物，洗手，做记录。

（参考解释语）

李先生，这个骨髓腔内输液装置已经成功为您安装好了，我们会密切关注您的病情，您现在还有什么不舒服吗？此装置能留置 24 h，其间请您不要下床走动，避免压迫穿刺部位，在活动时不要将穿刺针拔出。如果有点滴不畅或者疼痛，我们就在您的身边，随时为您处理，感谢您的配合！

## 二、拔除骨髓腔穿刺通路操作步骤

1. 核对患者的腕带信息，取得合作。

（参考解释语）

李先生，您的病情现已经明显改善，遵医嘱为您拔除骨髓腔穿刺通路，这个过程不会疼痛,请您不用紧张,配合我的操作!

2. 夹闭输液器,小心揭开并取下穿刺针稳定器。

3. 一只手固定穿刺针柄,另一只手将带有螺纹接口的注射器连接到穿刺针上。

4. 顺时针边轻旋转边向外拔出,拔出过程中避免暴力、摇动或者弯曲针柄。

5. 将穿刺针放入锐器盒内,根据需要按压伤口,敷料覆盖。

6. 向患者交代注意事项,清理用物,洗手,做记录。

(常用解释语)

李先生,感谢您的配合,已经顺利拔除了骨髓腔穿刺通路,拔除后就可以自由移动了,祝您早日康复。

## 【操作流程图】

骨髓腔穿刺:

评估患者病情

↓

查对,协助患者取平卧位

↓

选择穿刺点,戴无菌手套,常规皮肤消毒

↓

挂输液瓶、排气

↓

选择合适的穿刺针,安装在电钻的转动轴上

↓

将针尖垂直穿过皮肤直至接触骨面,按动扳机,继续穿刺直到感受到"落空感"停止

↓

旋转取出穿刺针针芯,取下放入锐器盒中

↓

固定穿刺针,连接输液延长管

↓

回抽血液/骨髓液,以确认穿刺是否成功

↓

冲洗穿刺针,连接输液器与输液延长管

↓

调节滴速、再次核对,填写输液卡

↓

整理床单位,协助取舒适体位,清理用物,洗手,做记录

拔除骨髓腔穿刺通路:

夹闭输液器,揭开稳定装置,取下穿刺针稳定器

↓

固定导管柄,将有螺纹接口的注射器连接到针柄上

↓

保持轴向对准,顺时针旋转注射器,同时直接向外轻拔

↓

根据需要选择敷料覆盖按压伤口

## 【注意事项】

1. 骨髓腔内输液系统最长使用时间为 24 h。

2. 在输液前后需使用生理盐水冲洗骨髓腔输液装置以保证所有药物均进入血管。

3. 穿刺失败或者穿刺针拔除后,48 h 内不能在同一位置再次穿刺。

4. 如患者意识清楚且疼痛敏感,在刺破皮肤前可使用表面麻醉剂;穿刺入骨后行骨髓腔内麻醉。

5. 电钻使用锂离子电池,无须更换电池,这样可以防止漏电、感染或其他有可能影响紧急情况的使用;同时也减少了充电设备的配备和携带。内置锂离子电池理论上可以使用 500 次,需视具体使用情况而定。当电钻上的电池指示灯由绿色变成红色闪烁时提示:剩余 10% 电量。如果电钻在使用过程中失灵,穿刺针可以手动插入而不用驱动器。

6. 穿刺针上距针柄 5 mm 处有一圈黑线标识。穿刺时如果将穿刺针端触及骨面,未看到距针柄 5 mm 处的黑线,则需要更换更长的穿刺针或者重新选择穿刺点。

7. 临床穿刺点的选择和定位方法

(1)胫骨远端

1)成人、青少年、肥胖儿童:穿刺点位于内踝最突出部位近端约 3 cm 处的胫骨平坦部位,与骨平面呈 90°角穿刺进针。

2)新生儿、婴儿、正常体形儿童:穿刺点位于内踝最突出部位近端 1 ~ 2 cm 处的胫骨平坦部位,与骨平面呈 90°角穿刺进针。

(2)肱骨近端　患者手放于腹部,肘部内收,将手掌放在患者肩部前面,手掌下面感觉像“球”的区域大致是目标区域,将一只手的尺侧垂直于腋窝放置,另一只手的尺侧在上臂侧面沿中线放置。将双手拇指放于患者肩部,沿距双手尺侧中线由下至上深触诊定位外科颈,穿刺点位于外科颈上方 1 ~ 2 cm,即大结节最突出的部分,从平面往后下方呈

45°角刺入穿刺针套件，与人体解剖学平面呈45°角进针。

(3)胫骨近端

1)成人、青少年、肥胖儿童：定位胫骨粗隆，即伸直下肢，髌骨下缘约3 cm处，穿刺点位于胫骨粗隆内侧2 cm处的胫骨平坦处，与骨平面呈90°角穿刺进针。

2)新生儿、婴儿、正常体形儿童：定位胫骨粗隆，即伸直下肢，髌骨下缘约1 cm处，穿刺点位于胫骨粗隆内侧约1 cm处的胫骨平坦处，与骨平面呈90°角穿刺进针。

8. 禁忌证：穿刺部位骨折、软组织损伤、感染、穿刺区域曾进行过骨科手术，欲穿刺部位皮下组织过厚和(或)缺少足够的解剖学标志。

9. 如需加压输液，压力应小于300 mmHg。

## 【操作评分标准】

骨髓腔输液技术操作评分标准(胫骨近端)见表5-4。

**表5-4　骨髓腔输液技术操作评分标准(胫骨近端)**

| 项目 | 操作要求 | 分值 | 考试评分 | 备注 |
|---|---|---|---|---|
| 操作前准备(7分) | 仪表端庄，衣帽整齐，操作前洗手 | 2 | | |
| | 用物齐全、放置合理 | 5 | | |
| 评估(5分) | 患者病情、待穿刺部位情况 | 4 | | |
| | 电钻的性能 | 1 | | |
| 操作流程(78分) | 核对患者信息，向患者解释目的、注意事项，取得配合 | 4 | | |
| | 快速洗手，协助患者取平卧位 | 4 | | |
| | 暴露穿刺部位，选择穿刺点，戴无菌手套，常规皮肤消毒 | 5 | | |
| | 核对患者信息，准备输注药液，插入输液器，进行弧形排气 | 6 | | |
| | 选择合适的穿刺针，安装在电钻的转动轴上 | 2 | | |
| | 与穿刺平面垂直将针尖穿过皮肤直至接触骨面，确认穿刺针型号适宜，按动扳机继续穿刺，直到感受到"落空感"停止 | 10 | | |
| | 固定针柄，分离电钻，旋转取下穿刺针针芯，放入锐器盒中 | 5 | | |
| | 回抽出血液/骨髓液，确认穿刺是否成功 | 5 | | |
| | 稳定器固定于穿刺针上，将预冲好的输液延长管与穿刺针连接紧密，揭除稳定器背衬粘贴于皮肤上，妥善固定穿刺针 | 10 | | |
| | 用10 mL预充生理盐水冲洗穿刺针(成人5～10 mL，婴儿及儿童2～5 mL)，输液器与输液延长管连接紧密，进行输液 | 10 | | |
| | 调节滴速、核对，填写输液卡 | 10 | | |
| | 指导注意事项，整理床单位，整理用物 | 4 | | |
| | 脱手套，洗手，记录 | 3 | | |

续表 5-4

| 项目 | 操作要求 | 分值 | 考试评分 | 备注 |
|---|---|---|---|---|
| 操作后评价（10 分） | 操作者在规定时间内完成整个过程 | 3 | | |
| | 首次操作是否成功 | 2 | | |
| | 无菌观念强，无污染。关心患者，沟通有效 | 5 | | |
| 总分 | | 100 | | |

## 【练习题】

1. 骨髓腔输液的禁忌证有哪些？
2. 常用的骨髓腔穿刺点有哪些？
3. 骨髓腔输液通路最长留置时间多长　（　）
   A. 2 h　B. 6 h
   C. 12 h　D. 24 h
   E. 无明确时间，直至患者建立长期输液通路
4. 胫骨近端如何定位？
5. 骨髓腔输液的压力范围是什么？

## 【练习题答案】

1. ①预穿刺骨部位有骨折；②组织过厚或不能找到合适的穿刺部位；③穿刺部位有感染；④预穿部位为假体或假关节；⑤预穿部位在过去 48 h 内做过骨穿刺。
2. ①胫骨近端；②胫骨远端；③肱骨近端。
3. D
4. 胫骨粗隆内侧 2 cm 处。
5. 小于 300 mmHg 的压力。

## 【评判性思考】

1. 骨髓腔输液穿刺过程中，患者疼痛敏感应该怎么办？
2. 如何交流，让患者或家属能够配合诊疗与护理？
3. 骨髓腔输液置入或拔出后患者活动是否有限制？

（柴宇霞）

# 项目三　亚低温、复温治疗应用技术

## 【实验学时】

2 学时。

## 【实验类型】

技能型实验。

## 【学习目标】

1. 掌握亚低温治疗仪的工作原理、亚低温治疗的目的、复温治疗的注意事项。
2. 掌握亚低温治疗仪的使用程序，能正确操作亚低温治疗仪。
3. 能针对亚低温治疗的目的，熟练与患者交流，适时进行健康教育。
4. 了解亚低温治疗仪的报警原因和保养设备维护方法。

## 【实验目的】

1. 使用冬眠药物和物理降温的方法，使患者体温降低，使中枢神经系统，特别是大脑皮质与自主神经系统受到全面良好的保护性阻滞。

2. 减轻机体对外伤或其他病变所引起的不良反应，保护机体免受过多的消耗，以达到治疗目的。

## 【临床案例】

患者邱某，女，78 岁，因“神志不清，鼾睡 4 h”入院。患者昨晚 20:00 自述劳累睡下，0:10 家人发现其鼾睡，呼之不应，出汗多，小便失禁，急送医院。既往有高血压病史 15 年。入院后测体温 39.5 ℃，脉搏 138 次/min，呼吸 26 次/min，血压 195/105 mmHg；右侧肢体无力。拟“脑出血”收入院。入院后在进入冬眠状态的情况下遵医嘱给予物理降温而使用亚低温治疗仪。

## 【实验准备】

1. 护士准备：着装整洁，洗手，戴口罩。

2. 用物准备：亚低温治疗仪主机、管道系统、肛温传感器、监测和报警系统 、专用毯子和冰帽、床单、蒸馏水。

3. 患者准备：给清醒患者解释使用目的及注意事项（昏迷患者使用前须向家属解释），评估患者病情，实施亚低温治疗前根据医嘱，是否使用冬眠合剂（冬眠合剂：氯丙

100 mg、异丙嗪 50 mg 及哌替啶 50 mg，溶入 0.9% 氯化钠注射液稀释到 50 mL，使用微量注射泵静脉注入），待患者逐渐进入冬眠状态后，方可进行亚低温治疗，单纯头部物理降温，可不使用冬眠合剂。

## 【操作步骤】

### 一、开启亚低温治疗仪

（一）操作前核对、评估、与患者或家属沟通

1. 核对患者的床号、姓名、性别、腕带等信息。

2. 评估患者的病情、意识状态、皮肤状况。

3. 评估患者周围环境、光照情况，房间气流通畅，配有电源、稳压器和可靠地线，治疗仪背侧通风孔与墙距和物体间距≥20 cm。

4. 检查仪器性能。

（参考解释语）

您好，是 1 床邱某吗？邱女士您好，您现在的体温偏高，遵医嘱现在为您进行物理降温治疗，我们需要用亚低温治疗仪（又叫降温毯）通过亚低温治疗仪压缩机提供冷源，通过铺在您身下的毯子利用温差来降低您的体温。我们需要把毯子铺到您的后背位置，请您配合一下好吗？让我检查一下您后背的皮肤情况。（护士：背部皮肤完好，无皮疹、伤口。）邱女士，您需要去卫生间吗？还有别的需要吗？（患者：没有。）好的，请您稍候，我去准备一下马上过来。

（二）操作过程

1. 协助患者取平卧位。

2. 操作步骤

（1）加水：使用前向亚低温治疗仪水箱加 90% 乙醇和蒸馏水至水位计标线水平。

（2）铺毯：将降温毯平铺在患者病床。

（3）连接传感器：传感器一端插入主机接口，另外一端夹于患者腋下或肛门内。

（4）开机：打开电源开关，水温表和体温表显示开机时实测温度。

（5）设定机温和水温。

（6）设置体温下限报警值：体温报警下限设置值比机温设定值低 1～2 ℃。

（7）监护患者：监护患者病情变化、皮肤、肢端情况及生命体征变化。

亚低温治疗仪应用技术

3. 记录患者开机时间、生命体征变化。

（参考解释语）

邱女士，请您平躺，现在我来为您打开降温仪。您这样躺着可以吗？现在已经为您设置好降温仪的温度参数，您尽量保持仰卧位，后背皮肤与冰毯接触的面积越大效果越好，您的四肢可以活动，活动时幅度不要太大，开始后您的后背会感觉到有点凉，不要紧张，有任何不舒服请及时叫我！（患者：好的。）邱女士，仪器的各项参数都已经给您调好了，请您和家人不要随意调节，如有任何需要，请按床旁呼叫器，我也会经常来看您的。谢谢您的配合。

## 二、停止亚低温治疗仪

一般应用亚低温治疗仪的患者治疗时间以 6 d 为宜，然后自然复温，复温时间控制在 10～12 h。

（1）核对患者的腕带信息。

（2）关闭亚低温治疗仪电源开关。

（3）检查患者生命体征，让患者自然复温，如果使用冬眠合剂的患者让体温自然恢复后再降低冬眠合剂用量。

（4）整理床单位及物品，交代患者体温自然恢复中的注意事项，洗手，记录。

（常用解释语）

邱女士，您的体温已降至正常范围内，现在遵医嘱撤掉您的降温仪，请您配合好吗？我帮您翻为侧卧位，现在为您取下冰毯，我会轻轻的。您需要让后背皮肤自然复温，您这样躺着舒服吗？还有其他需要吗？如果有需要请及时按呼叫器，我也会经常来看您的，谢谢您的配合。

## 【操作流程图】

洗手，戴口罩，准备用物，核对信息，解释目的

↓

检查亚低温治疗仪性能，协助患者取仰卧位

↓

确认仪器性能良好，加 90% 酒精和蒸馏水至显示屏要求水位

↓

安放治疗仪于合适位置，背侧通风孔与墙距和物体间距≥20 cm

↓

安装及使用降温毯、冰帽，将毯、帽接口按标记方向接好

↓

将降温毯平铺于患者背下，上垫双层大单，将冰帽放置头下，垫毛巾戴于患者头上，将温度传感器插入患者腋下或肛门内

↓

接通电源开关，设置水温与体温

↓

观察、记录开机时间、设置参数和患者生命体征

↓

停止治疗时关闭体温开关，卸下外接的冰毯/冰帽

## 【注意事项】

1. 如果医嘱患者需要使用冬眠合剂时，应先使用冬眠合剂等患者进入冬眠状态，方可开始降温。降温速度以每小时降低 1～1.5 ℃为宜。

2. 亚低温治疗过程中不宜激烈搬动或翻动患者，以免引起体位性低血压。

3. 一般降温治疗的温度设定范围为：亚低温治疗时温度介于 34～35 ℃；头部重点降温的患者维持鼻腔温度在 33～34 ℃；发热患者的物理降温为 37 ℃。

4. 治疗时间以 6 d 为宜，然后自然复温，复温时间控制在 10～12 h。

5. 治疗期间严密监护患者背部皮肤和四肢肢端温度及颜色。

6. 持续监护患者生命体征变化，定期进行体温监测。要特别注意观察老年患者的血压、心率等变化，保持呼吸道通畅，必要时给予吸氧或人工呼吸机辅助呼吸。

7. 加强呼吸道管理并严格执行各项无菌操作，预防和控制感染。

8. 室内空气保持流通，保持床单位清洁干燥。保持亚低温治疗仪软水管通畅，避免折叠或弯曲，降温毯使用过程中应观察探头放置位置，脱落或位置不当要及时纠正。长时间使用机器，要检查机器工作是否正常。

9. 亚低温治疗仪的维护

（1）环境通风良好，亚低温治疗仪与其他物品间距≥20 cm。

（2）患者要静卧，背部皮肤贴紧降温毯。

（3）仪器要离墙放置。

（4）病床及患者要离开墙壁。

（5）其他电器与亚低温治疗仪要有一定距离。

（6）地线必须完全接地，避免机器漏电，影响人身安全。

（7）亚低温治疗仪屏幕每周用 95% 酒精棉球擦拭。

（8）定期（1 个月）更换水箱内的水（一般按 95% 酒精 500 mL，4 500 mL 的纯净水），防止产生污垢影响治疗，不可往水箱中加任何固体物质。

## 【操作评分标准】

亚低温、复温治疗技术操作评分标准见表 5–5。

**表 5–5 亚低温、复温治疗技术操作评分标准**

| 项目 | 操作要求 | 分值 | 考试评分 | 备注 |
|---|---|---|---|---|
| 操作前准备<br>（15 分） | 护士准备：着装整洁、洗手、戴口罩 | 5 | | |
| | 用物准备：用物齐全、放置合理 | 10 | | |

续表 5-5

| 项目 | | 操作要求 | 分值 | 考试评分 | 备注 |
|---|---|---|---|---|---|
| 评估（10 分） | | 患者的年龄、病情、生命体征、皮肤情况 | 3 | | |
| | | 患者的心理状态及合作程度 | 2 | | |
| | | 是否有使用降温仪的指征；所需监测的项目 | 3 | | |
| | | 降温仪的性能 | 2 | | |
| 操作要点（45 分） | 准备 | 正确核对患者，给患者解释目的、注意事项 | 2 | | |
| | | 协助患者取平卧位，根据需要进行皮肤准备 | 2 | | |
| | | 连接电源，打开开关，检查降温仪是否正常 | 5 | | |
| | 降温治疗 | 将降温毯铺于患背部皮肤下，上面垫双层大单 | 5 | | |
| | | 降温毯铺放位置正确，冰帽、冰毯接口连接正确 | 10 | | |
| | | 加入酒精、水和蒸馏水正确 | 5 | | |
| | | 根据设置水温和体温正确 | 5 | | |
| | | 能说出降温中的注意事项 | 5 | | |
| | 体温监测 | 能根据患者的病情选择体温监测的部位 | 2 | | |
| | | 体温检测探头放置的位置准确、牢固 | 2 | | |
| | | 能说出各部位体温正常值及患者的体温值 | 2 | | |
| 操作后终末处置（10 分） | | 整理用物，整理床单位 | 5 | | |
| | | 能够说出自然复温的注意事项 | 2 | | |
| | | 将监测结果正确记录在危重病护理记录单上 | 3 | | |
| 操作后评价（20 分） | | 患者能说出使用亚低温治疗仪的目的，并能接受 | 3 | | |
| | | 患者感觉安全，没有影响睡眠或引起恐惧 | 2 | | |
| | | 使用亚低温治疗仪期间，患者出现生命体征异常能及时被发现和处理 | 5 | | |
| | | 亚低温治疗仪运行显示良好 | 5 | | |
| | | 患者皮肤保持完整，无破溃 | 5 | | |
| 总分 | | | 100 | | |

## 【选择题】

1. 亚低温治疗仪开机自检后，水温表和体温表所显示的温度为（　　）

   A. 开机时实测的温度

   B. 水温为预设温度

C. 体温为预设温度

D. 两者均为预设温度

E. 开机后 5 min 的温度

2. 水温的设定范围是 ( )

A. 10 ~ 20 ℃ B. 10 ~ 15 ℃

C. 3 ~ 20 ℃ D. 5 ~ 15 ℃

E. 15 ~ 20 ℃

3. 体温的设定范围是 ( )

A. 36 ~ 38.5 ℃ B. 33 ~ 38.5 ℃

C. 34 ~ 38.5 ℃ D. 30 ~ 38.5 ℃

E. 35 ~ 38.5 ℃

4. 亚低温治疗仪的应用指征包括 ( )

A. 复合创伤 B. 颅脑外伤

C. 高热患者物理治疗 D. 机体局部降温

E. 以上都不是

5. 亚低温治疗仪使用过程中要观察下列几项内容 ( )

A. 生命体征 B. 病情

C. 引流物 D. 肢端循环

E. 口腔分泌物

## 【选择题答案】

1. A 2. C. 3. D 4. ABCD 5. ABD

## 【评判性思考】

1. 亚低温治疗过程中，患者皮肤护理的注意事项有哪些？
2. 神志清楚的患者在使用亚低温治疗前如何沟通才能让患者更好地配合？
3. 亚低温治疗后复温过程中的护理要点有哪些？

（裴永菊）

# 项目四 脉搏指示连续心输出量监测技术

## 【实验学时】

2 学时。

## 【实验类型】

技能型实验。

## 【学习目标】

1. 能说出脉搏指示连续心输出量(pulse indicator continuous cardiac output,PICCO)的目的及注意事项。
2. 掌握 PICCO 技术操作方法及步骤。
3. 能熟练与患者交流,适时进行健康教育。
4. 了解 PICCO 技术的原理。

## 【实验目的】

1. 监测危重患者血流动力学参数与心脏舒缩功能变化。
2. 为评估患者病情、指导治疗、观察疗效及采取护理措施提供依据。

## 【临床案例】

患者李某,男,79 岁。因"反复胸闷 10 余年,间断呼吸困难,伴双下肢水肿 2 年,加重 4 d",以"心力衰竭,心功能Ⅳ级、肺部感染"入院。患者既往高血压病史 20 年,冠心病病史 10 年,心力衰竭,心功能Ⅳ级。住院期间心率 128 次/min,血压 74/52 mmHg,转入 CCU 抢救治疗。患者神志清,精神差。体格检查:双肺呼吸音粗,双肺可闻及散在干、湿啰音,心率 120 次/min,心律绝对不齐,第一心音强弱不等,入院后给予强抗感染、平喘、营养心肌等治疗,现患者生命体征不稳定,立即协助医生置入右颈内中心静脉导管及左股动脉热稀释导管,连接 PICCO 监测导线,行心输出量监测。

## 【实验准备】

1. 护士准备:衣帽整齐,洗手,戴口罩。
2. 用物准备:三腔中心静脉穿刺包 1 套、PICCO 套件(包括温度传感器、股动脉热稀释导管、连接股动脉换能器)、换能器、PICCO 监护仪、PICCO 导联线、无菌肝素盐水(100 mg 肝素加入 500 mL 生理盐水溶液中)、压力袋、8 ℃以下无菌生理盐水 100 mL、穿刺消毒物品、抢救物品和药品等。

3. 患者准备：向清醒患者解释使用目的及注意事项。取平卧位，协助医生置管。

## 【操作步骤】

（一）操作前核对、评估、与患者沟通

1. 核对患者的床号、姓名、性别等信息。

2. 评估患者的病情、意识状态，向清醒患者解释操作目的及注意事项，确定导管位置，检查中心静脉及动脉导管是否通畅。

3. 评估患者周围环境、光照情况、减少人员走动，酌情关闭门窗或者屏风遮挡。

（参考解释语）

您好，是1床李某先生吧？李先生，为了进一步了解您的病情，现医生准备对您进行脉搏指示连续心输出量监测。这项操作需要在您的股动脉处和脖子处分别置2个导管，以便更准确地监测您的心输出量。置管时医生会给您做好局部麻醉，不会很痛，但需要您尽量配合，让我看一下您股动脉处的皮肤。（护士：右股动脉处，无皮疹、伤口，需要备皮，协助医生备皮）李先生，为了防止感染，需要在您的腹股沟处和会阴部备皮，请问可以吗？（患者：可以。）协助医生置管，妥善固定管路。李先生，2个管路都已经置好了，请问您有什么不舒服吗？（患者：没有。）好的。（护士：评估右足背动脉搏动良好，末梢循环良好。）您再稍微坚持一下，我现在开始监测各个指标，很快就好，其间有什么任何不适，请您及时告诉我，不要紧张。

（二）操作过程

1. 协助患者取平卧位。

2. 连接2根PICCO监测导线至监护仪相应端口。

3. 连接压力传感器：将PICCO压力传感器针头连接肝素稀释盐水500 mL。盐水袋置于加压袋内，加压至300 mmHg，传感器一端与压力监测导线相连接，另一端消毒后与动脉导管连接，保持管路通畅。

4. 动脉压力校零：固定压力换能器，与患者心脏水平（腋中线第4肋间）平齐，先调节测压装置三通，关闭患者端，改与大气相通，按监护仪上“归零”键，监护仪上监测波形为直线，数值为“0”后，校零完毕。关闭三通上与大气相通端，接通患者端，监护仪显示出规律的动脉波形及数值。

5. 温度测量电缆连接至动脉端。

6. 将温度传感器接三通及换能器分别接于中心静脉管腔，换能器针头接肝素稀释盐水。

7. 中心静脉压力校零：换能器零点固定与心脏水平（腋中线第4肋间），先调节三通关闭患者端，使测压换能器与大气相通，按监护仪“归零”键，仪器显示“0”后，接通患者端，监护仪显示出规律的动脉波形及数值。

脉搏指示连续心输出量监测技术

8. 在监护仪上输入患者的身高、体重及基本信息。

9. 将监护仪调至心输出量定标界面，消毒后，将注射器连接温度传感器三通管，点击

“start”,待提示可以注射后,经中心静脉内快速注射(4 s 内匀速输入)8 ℃以下无菌生理盐水 10~15 mL,监护仪自动计算出各血流动力学参数(建议进行 3 次,取平均值)。

10. 根据患者情况,设定各报警限(alarm),打开报警系统。

11. 交代注意事项,整理床单位,整理用物。

12. 洗手,记录。根据需要记录各监测指标于危重患者护理记录单上。

(参考解释语)

李先生,仪器的各项参数都已经调好了,您这样躺着舒服吗?(患者:还好,谢谢你。)您在活动时幅度不要太大,尤其是右腿尽量不要弯曲,以免管路打折、脱落。如有任何需要或者不适,请按床旁呼叫器,我也会经常来看您的。谢谢您的配合。

## 【操作流程图】

洗手,戴口罩,准备用物,核对患者,解释目的,患者平卧位

↓

插好电源,仪器处于备用状态,连接 PICCO 监测线

↓

连接压力传感器,动脉压力校零,动脉端连接温度测量电缆

↓

中心静脉管腔接三通开关连接温度传感器及换能器,中心静脉压力校零

↓

在监护仪上输入患者身高、体重等基本信息

↓

监护仪调至心输出量定标界面,点击“start”,消毒后注射器连接温度传感器三通,待提示后注射 10~15 mL 8 ℃以下无菌生理盐水

↓

设置报警参数

↓

观察、记录监测参数

## 【注意事项】

1. 患者注意保持平卧位,注意股动脉置管侧肢体适当制动,防止导管打折、弯曲、脱离,保证导管通畅。

2. 病情稳定后 PICCO 定标每 8 h 1 次,避免反复频繁测定,增加心脏负荷。如果病情突然发生变化或数据突然变化须重新定标测量。

3. 在定标时可用0.9%氯化钠注射液作为进行热稀释的溶液，温度一般<8 ℃。

4. 首次测量前需停止中心静脉输液30 s以上，经中心静脉4 s内快速匀速注入8 ℃以下无菌生理盐水10～15 mL，并重复3次测量取平均值，以避免误差。

5. 注射完毕后，等待监护仪结果显示之后方可触摸温度换能器及导管，以免出现误差。

6. PICCO在经中心静脉导管血液透析患者可能得到错误测量结果，因此建议在PICCO监测血流动力学指标时应暂停血液透析。

7. 严格按照无菌原则操作，做好穿刺点及患者全身情况的观察，预防感染。

8. 密切观察穿刺侧肢体末梢血运情况，定时测量双下肢腿围，并观察、记录足背动脉搏动情况，预防动脉血栓的发生。

9. 保持测压管道的通畅和连续性，每小时对PICCO置管冲管2 s，压力应保持在300 mmHg，疑管腔堵塞时不能强行冲管，必要时拔除，以防血栓形成。

10. 准确记录测量数据，波形如有异常变化时，及时查找原因并调整好导管位置。

11. 尽量不安排在中心静脉压的测量通路上同时进行药液输入，以免在测定时影响有效的药物浓度。

12. 在调试零点、取血等操作过程中严防空气进入动脉管腔内造成气栓形成。

13. 每班均应检查导管置入长度，测压导管连接是否正确，密切观察穿刺点情况。

## 【操作评分标准】

脉搏指示连续心输出量监测技术操作评分标准见表5-6。

表5-6 脉搏指示连续心输出量监测技术操作评分标准

| 项目 | 操作要求 | 分值 | 考试评分 | 备注 |
|---|---|---|---|---|
| 操作前准备（10分） | 护士准备：着装整洁、洗手、戴口罩 | 5 | | |
| | 用物准备：用物齐全、放置合理 | 5 | | |
| 评估（10分） | 环境安静，光线充足，减少人员走动 | 3 | | |
| | 患者的年龄、病情、生命体征、导管情况 | 2 | | |
| | 患者的心理状态及合作程度 | 3 | | |
| | 是否有使用监护仪的指征；所需监测的项目 | 2 | | |

续表 5-6

| 项目 | | 操作要求 | 分值 | 考试评分 | 备注 |
| --- | --- | --- | --- | --- | --- |
| 操作要点（60 分） | 准备 | 正确核对患者，给患者解释目的、注意事项 | 2 | | |
| | | 协助患者取平卧位 | 2 | | |
| | | 检查监测仪功能是否正常 | 2 | | |
| | | 连接 2 根 PICCO 监测导线至监护仪相应端口 | 4 | | |
| | 动脉压力校零 | 将 PICCO 压力传感器针头连接肝素稀释盐水 500 mL，盐水袋置于加压袋内，加压至 300 mmHg | 2 | | |
| | | 传感器一端与压力监测导线相连接，另一端消毒后与动脉导管连接，正确排气，保持管路通畅连接紧密，无气泡 | 3 | | |
| | | 换能器零点固定于心脏水平（腋中线第 4 肋间），先调节三通关闭患者端，使测压换能器与大气相通 | 3 | | |
| | | 按监护仪“归零”键，仪器显示“0”后，接通患者端，监护仪显示出规律的动脉波形及数值 | 4 | | |
| | | 温度测量电缆连接至动脉端 | 3 | | |
| | 中心静脉压力校零 | 将温度传感器接三通及换能器分别接于中心静脉管腔 | 2 | | |
| | | 正确连接中心静脉压测压管道系统 | 5 | | |
| | | 正确排气检查测压管路是否通畅，连接是否紧密，有无气泡 | 3 | | |
| | | 换能器零点固定于心脏水平（腋中线第 4 肋间），先调节三通关闭患者端，使测压换能器与大气相通 | 5 | | |
| | | 按监护仪“归零”键，仪器显示“0”后，接通患者端，监护仪显示出规律的压力波形及数值 | 5 | | |
| | 定标 | 在监护仪上输入患者的身高、体重及基本信息 | 3 | | |
| | | 将监护仪调至心输出量定标界面，消毒后，将冰生理盐水 10～15 mL 注射器连接温度传感器三通管 | 2 | | |
| | | 点击“start”，待提示可以注射后，快速（4 s 内）注射 | 2 | | |
| | | 重复 3 次，取平均值 | 3 | | |
| | 设置报警限 | 根据病情，设定各报警限 | 5 | | |
| 操作后终末处置（10 分） | | 整理用物，整理床单位 | 5 | | |
| | | 灵活运用监护仪导出各种参数 | 2 | | |
| | | 将监测结果正确记录在危重病患者护理记录单上 | 3 | | |

续表 5-6

| 项目 | 操作要求 | 分值 | 考试评分 | 备注 |
|---|---|---|---|---|
| 操作后评价（10 分） | 态度认真、沟通良好 | 1 | | |
| | 患者感觉安全:未因报警音量等影响睡眠、引起恐惧 | 1 | | |
| | 操作熟练,有条不紊,有无菌观念 | 5 | | |
| | 报警开关始终保持开启状态 | 1 | | |
| | 各波形显示良好,无干扰波形 | 1 | | |
| | 注意保护患者的隐私并保暖 | 1 | | |
| 总分 | | 100 | | |

## 【选择题】

1. PICCO 操作中以下说法错误的是 （ ）
   A. 定标前中心静脉停止输液 10 s 以上
   B. 经中心静脉内快速注射低于 8 ℃盐水 10 ~ 15 mL
   C. 病情稳定后 PICCO 定标每 8 h 1 次,避免反复频繁测定,增加心脏负荷
   D. PICCO 监测前定标即是心输出量定标
   E. PICCO 定标需重复 3 次测量取平均值,以避免误差
2. 关于 PICCO 下列说法错误的是 （ ）
   A. PICCO 可以测量连续的心输出量
   B. PICCO 可以测量出胸腔内血容量
   C. PICCO 可以测量出血管外肺水量
   D. 使用前必须通过 X 射线帮助确定导管的位置
   E. 使用前无须通过 X 射线帮助确定导管的位置
3. PICCO 监测时,CI 的正常值为 （ ）
   A. 2.5 ~ 4.0 L/(min · $m^2$)　B. 2.5 ~ 3.5 L/(min · $m^2$)
   C. 3.0 ~ 4.5 L/(min · $m^2$)　D. 3.5 ~ 5.0 L/(min · $m^2$)
   E. 4.5 ~ 6.0 L/(min · $m^2$)
4. PICCO 监测时,GEF 的正常值为 （ ）
   A. 20% ~ 30%　B. 20% ~ 40%
   C. 25% ~ 35%　D. 30% ~ 45%
   E. 40% ~ 50%
5. PICCO 监测时,GEDVI 的正常值为 （ ）
   A. 500 ~ 650 mL/$m^2$　B. 680 ~ 800 mL/$m^2$
   C. 700 ~ 850 mL/$m^2$　D. 700 ~ 750 mL/$m^2$
   E. 800 ~ 1 000 mL/$m^2$

【选择题答案】

1. A  2. D  3. D  4. C  5. B

【评判性思考】

1. 心输出量监测时，传感器的零点置于何位置，位置的改变对监测数值有什么影响？
2. 心输出量监测时的护理要点有哪些？
3. 患者 PICCO 值骤降时应做何处理？

（陶　琳）

# 项目五 主动脉内球囊反搏技术

## 【实验学时】

2 学时。

## 【实验类型】

技能型实验。

## 【学习目标】

1. 能说出主动脉内球囊反搏(intra-aortic balloon counterpulsation,IABP)的目的及注意事项。

2. 掌握 IABP 技术操作方法及步骤。

3. 能熟练与患者交流,适时进行健康教育。

4. 了解 IABP 技术的原理。

## 【实验目的】

1. 降低左室前后负荷,减轻心脏负担,并增加心排血量,增加冠状动脉的血液灌注,改善心肌供氧/氧耗之间的平衡。

2. 纠正心源性休克,保证患者的生命安全。

## 【临床案例】

患者丁某,男,78 岁。以“突发心前区疼痛 40 h”为主诉入院。患者 40 h 前因情绪激动诱发心前区疼痛,伴大汗、恶心、呕吐。即刻于当地医院以“急性心肌梗死”就诊,测血压 85/50 mmHg,肢端湿冷,伴濒死感。当地医院予 rt-PA(重组人组织型纤溶酶原激活物)溶栓治疗后转入我院 CCU 抢救治疗。入院查体:体温 36.2 ℃,脉搏 130 次/min,血压 82/50 mmHg,呼吸 28 次/min,双下肺少量湿啰音。心电图示:窦性心律,房性期前收缩,Ⅰ、aVL、$V_1 \sim V_5$ 导联 ST 段压低,$V_2 \sim V_5$ 导联病理性 Q 波。患者既往糖尿病病史 5 年,高血压病史 3 年。入院后给予抗血小板、抗凝、稳定斑块、升压、营养心肌等对症治疗。现患者血压 85/55 mmHg,心功能差,立即协助医生置入 IABP 导管,连接主动脉内球囊反搏仪,行球囊反搏治疗。

## 【实验准备】

1. 护士准备:衣帽整洁,洗手,戴口罩。

2. 用物准备:IABP 置管套包(根据患者的身高、体重选择合适型号)、缝合包、无菌铺巾、无菌手术衣、无菌手套、无菌消毒用品、球囊反搏机器、压力传感器、氦气瓶、肝素盐水、加压袋、配电盘、除颤器、心电监护仪、急救药品等。

3. 患者准备:向清醒患者解释操作的目的、方法及注意事项,烦躁患者给予适当镇静。取平卧位。

4. 仪器准备:仪器放于合适的位置并固定,将电源线连接到配电盘,检查氦气量是否充足,配制好肝素盐水并装入加压袋内加压,连接压力传感器并排净气体备用。

## 【操作步骤】

(一)操作前核对、评估、与患者沟通

1. 核对患者的床号、姓名、性别等信息。

2. 评估患者的病情、意识状态,向清醒患者解释操作目的及注意事项。

3. 评估患者周围环境、光照情况、减少人员走动,酌情关闭门窗或者屏风遮挡。

(参考解释语)

您好,是1床丁某先生吧?丁先生,为了改善您的心功能,改善心脏的血液和氧气供应,现由医生对您进行主动脉内球囊反搏治疗。这项治疗需要在您的股动脉处放置一个球囊导管,并在体外连接球囊反搏机器。其目的是帮助心脏减轻负担、改善心肌氧供需平衡,达到使心功能恢复的目的。操作的过程中,请您配合一下好吗?让我检查一下您腹股沟处的皮肤情况。(护士:皮肤完好,无皮疹、伤口,需备皮。)丁先生,医生会在您的股动脉这里插入导管,这是一个侵入性操作,为了防止感染,需要给您的会阴处皮肤备皮,您看可以吗?(患者:可以。)丁先生,现在请您平躺,请问您这样有什么不舒服吗?(患者:没有。)好的,请您稍候,我去准备一下马上过来。

(二)操作过程

1. 连接交流电,接通主机电源。

2. 打开氦气开关,确定氦气压力及剩余量符合工作要求。

3. 连接 ECG 导线于正确位置,获取最佳 ECG 波形。

4. 主机开机,打开主机电源开关,等待大约 10 s,直到屏幕出现信号。

5. 将监测主动脉压力的传感器与主机相连接;压力传感器针头连接已加压至300 mmHg的肝素盐水,排气,保持管路通畅。

6. 协助医生置入球囊导管,当导管置入完成并确认 Mark 点后给予缝合并粘贴专用贴膜。

主动脉内球囊反搏技术

(参考解释语)

丁先生,您不用紧张,现在球囊导管已经成功置入,请问您现在有什么不适吗?(患者:没有。)好的,我们马上为您连接球囊反搏机器。

7. 连接 IABP 机器,将压力传感器与 IABP 机压力输出线连接,IABP 导管的氦气管与 IABP 机的氦气出口连接。

8. 将传感器调零:暂停状态下,先调节三通,关闭患者端,使压力换能器与大气相通,持续按压力调零键 2 s 进行压力调零（换能器与患者心脏平齐），IABP 机器上显示收缩压、舒张压、平均动脉压均为“0”后，调节三通开放通患者端，显示出规律的动脉波形及数值。

9. 根据患者情况选择触发模式及反搏频率，并设定各报警参数（ALARM），按开始键开始反搏。

10. 整理床单位，协助患者取舒适卧位，交代注意事项。

（参考解释语）

丁先生，各项参数已经为您调好，请问您有什么不舒服吗？（患者：没有。）为了保障治疗的效果，现在您需要绝对卧床休息，插管侧肢体保持伸直位，不能屈曲，您这样躺着舒服吗？（患者：还好，谢谢。）好的，如有任何需要或者不适，请随时叫我，谢谢您的配合。

11. 洗手，记录。准确记录触发模式、反搏比、反搏压，穿刺侧足背动脉搏动情况。

## 【操作流程图】

洗手，戴口罩，准备用物，核对患者，解释目的，患者平卧位

↓

打开氦气开关，检查氦气压力及剩余；建立机器与患者的心电图（ECG）；开机；建立主机与压力传感器连接，压力传感器接加压至 300 mmHg 的肝素盐水，排气，保持管路通畅

↓

协助医生穿刺处消毒，置入球囊导管，并妥善固定

↓

连接 IABP 机：将压力传感器与 IABP 机压力输出线连接，IABP 导管的氦气管与 IABP 机的氦气出口连接

↓

压力调零，设置反搏参数与报警参数

↓

整理用物与患者床单位，交代注意事项

↓

观察、记录各参数及穿刺侧足背动脉搏动情况

## 【注意事项】

1. 术后注意事项

（1）每日行床旁 X 射线评估导管是否在正确的位置，拍片时暂停球囊反搏。

（2）每 4 h 监测 ACT，确保 ACT 在要求范围之内（150～180 s）。

(3)保持平卧或半卧,半卧时角度低于30°,避免屈膝、屈髋,烦躁患者给予适当镇静和约束。

(4)触摸穿刺侧足背动脉搏动并观察皮肤颜色、温度。观察尿量,记录24 h出入量。

(5)注意观察动脉穿刺口情况,如有渗血渗液应及时更换无菌敷料。

(6)观察有无顽固性低血压,管道内有无血液,如发生上述两种情况应立即终止反搏并告知主管医生,必要时重新更换管道。

(7)监测心率、心律,及时发现并处理心动过速、心动过缓或严重的心律失常。

(8)熟悉机器性能,识别常见报警系统。

(9)密切观察患者伤口出血情况及皮肤黏膜、尿液等有无活动性出血。

(10)定时冲管,预防管腔堵塞。

2. 拔管护理注意事项

(1)在患者生命体征稳定的前提下,遵医嘱逐步减少反搏比。拔管前适当减少肝素的用量。

(2)拔管时让血液从穿刺口冲出1~2个心动周期,以清除血管内可能存在的血栓碎片。

(3)拔管后按压穿刺点30 min,中间不可中断,按压力度适中,不可过低也不可过高,防止阻断下肢血流导致下肢缺血,30 min后给予弹力绷带加压包扎并覆盖盐袋6 h,床上制动12 h,术后24 h拆除绷带。

## 【操作评分标准】

主动脉内球囊反搏技术操作评分标准见表5-7。

表5-7 主动脉内球囊反搏技术操作评分标准

| 项目 | 操作要求 | 分值 | 考试评分 | 备注 |
|---|---|---|---|---|
| 操作前准备(10分) | 护士准备:着装整洁、洗手、戴口罩 | 5 | | |
| | 用物准备:用物齐全、放置合理 | 5 | | |
| 评估(10分) | 环境安静,光线充足,减少人员走动 | 3 | | |
| | 患者的年龄、病情、生命体征、导管情况 | 2 | | |
| | 患者的心理状态及合作程度 | 3 | | |
| | 是否有使用IABP的指征;所需监测的项目 | 2 | | |

续表 5-7

| 项目 | | 操作要求 | 分值 | 考试评分 | 备注 |
|---|---|---|---|---|---|
| 操作要点（55 分） | 准备 | 正确核对患者，给患者解释目的、注意事项 | 2 | | |
| | | 协助患者取平卧位 | 2 | | |
| | | 检查 IABP 机器功能是否正常，氦源是否充足 | 4 | | |
| | | 建立机器与患者的心电图或压力连接 | 2 | | |
| | 连接 IABP 机器 | 正确将压力传感器与 IABP 机压力输出线连接 | 6 | | |
| | | 正确将 IABP 导管的氦气管与 IABP 机的氦气出口连接 | 6 | | |
| | | 暂停状态下，使压力传感器和大气相通 | 6 | | |
| | 压力调零 | 持续按压力调零键 2 s 进行压力调零（换能器与患者心脏平齐），然后将压力传感器与患者相通 | 6 | | |
| | | 按"归零"键，仪器显示"0"后，接通患者端，监护仪显示出规律的压力波形及数字 | 6 | | |
| | 调节参数 | 根据患者情况选择触发模式，设置反搏比 | 5 | | |
| | | 熟练遵医嘱调节反搏比或触发模式 | 5 | | |
| | | 根据病情，设定各报警限 | 5 | | |
| 操作后终末处置（10 分） | | 整理用物，整理床单位 | 5 | | |
| | | 将设置结果准确记录在危重病护理记录单上 | 2 | | |
| | | 能说出 IABP 术后的观察及护理要点 | 3 | | |
| 操作后评价（15 分） | | 患者能说出使用 IABP 目的，并能接受 | 2 | | |
| | | 态度认真、沟通良好 | 2 | | |
| | | 操作熟练，有条不紊，有无菌观念 | 5 | | |
| | | 报警开关始终保持开启状态 | 2 | | |
| | | 各波形显示良好，无干扰波形 | 2 | | |
| | | 注意保护患者的隐私并保暖 | 2 | | |
| 总分 | | | 100 | | |

## 【选择题】

1. 下列哪个是 IABP 的禁忌证　（　　）

A. 难治性不稳定型心绞痛

B. 中度主动脉关闭不全

C. 主动脉夹层

D. 急性心肌梗死合并心源性休克
E. 高风险搭桥患者辅助

2. IABP 并发症包括 ( )
A. 血栓形成 B. 血小板减少
C. 感染 D. 动脉穿孔
E. 多尿

3. X 射线片示球囊尖端应在 ( )
A. 1 ~2 肋间 B. 2 ~3 肋
C. 3 ~4 肋 D. 4 ~5 肋
E. 5 ~6 肋

4. IABP 术后患者导尿后出现血尿应当如何处理 ( )
A. 行膀胱冲洗 B. 继续观察
C. 评估患者出血情况 D. 报告医生,及时处理
E. 留取尿标本送检

5. 反搏期间应使患者心率控制在 ( )
A. 80 ~120 次/min B. 60 ~80 次/min
C. 60 ~70 次/min D. 80 ~90 次/min
E. 70 ~80 次/min

## 【选择题答案】

1. C 2. ABCD 3. B 4. D 5. A

## 【评判性思考】

1. 如何与患者交流,让其放松情绪,更好地配合诊疗与护理?
2. IABP 可能存在的并发症有哪些? 如何预防?
3. 如何增加清醒卧床患者的舒适感?

(陶 琳)

# 项目六　体外膜氧合器监测护理技术

体外膜氧合器(extracorporeal membrane oxygenerator,ECMO)原理是将体内的静脉血引出体外,经过特殊材质人工心肺旁路氧合后注入患者动脉或静脉系统,起到部分心肺替代作用,维持人体脏器组织氧合血供。

## 【实验学时】

2 学时。

## 【实验类型】

技能型实验。

## 【学习目标】

1. 掌握 ECMO 监测的目的、设备维护及保养方法等。
2. 正确操作 ECMO 设备。
3. 熟练与患者交流,适时进行健康教育。

## 【实验目的】

1. 连续监测患者循环、氧合以及常见故障的排除等。
2. 正确进行 ECMO 机器预充。
3. 为评估患者病情及采取护理措施提供依据。

## 【临床案例】

患者郭某,男,46 岁。因"感冒 3 d,加重 1 d"入院,患者明确诊断为呼吸衰竭,重症肺炎,ARDS。体格检查:口唇发绀,颈静脉怒张,双肺可闻及广泛湿啰音,心率 120 次/min,体温 39.2 ℃等,入院后给予心电监护、气管插管呼吸机辅助呼吸、镇痛镇静、抗感染等治疗,经综合评估现遵医嘱准备实施"ECMO 辅助治疗"。

## 【实验准备】

1. 护士准备:着装整洁,洗手,戴口罩。

2. 用物准备:ECMO 主机完好、手动离心泵、UPS 电源性能良好、水箱完好、彩色多普勒(超声)、ACT 机、预充套包、0.9%氯化钠注射液 1 000 mL、无菌管钳、穿刺针、鞘管、导丝、微创扩张引流套件、动静脉导管、手术衣、无菌铺巾包、血管切开包、换药包、缝合包、缝线、75%酒精、络合碘、耦合剂、手电筒、监护记录单等。

3. 患者准备：向清醒患者解释使用目的及注意事项。消毒穿刺部位，必要时备皮。测基础 ACT 值、评估血管等。

## 【操作步骤】

（一）操作前核对、评估

1. 核对患者床号、姓名、性别等信息。

2. 评估患者病情、意识状态、皮肤状况。

3. 评估患者周围环境、光照情况。

（二）操作过程

1. 协助患者取平卧位，采用 V ~ V ECMO 时在患者两肩胛骨中间用 10 cm 高的棉垫支撑，使颈部充分暴露。

体外膜氧合器监测护理技术

2. 用酒精脱脂后络合碘大面积消毒（范围在 15 cm 以上），铺无菌巾，由医生在超声引导下穿刺置管，护士协助准备用物、遵医嘱应用药物等。

3. ECMO 预充

（1）打开 ECMO 套包，检查各部分是否完好，在有效期内，整理管道确保各接口、密封帽、三通连接紧密，去除保护帽将导管和泵头连接紧密，并用扎带双固定，在氧合器前后连接三通或单腔输液接头。

（2）0.9% 氯化钠注射液 1 000 mL 接连接管并排气，将连接管接在管路泵头前第 1 个三通处，第 2 个三通接排气管后与 0.9% 氯化钠注射液 1 000 mL 另一接口相连，2 个三通之间管路用管钳夹闭。

（3）将氧合器固定在专用卡座上，去除排气孔上密封帽，将氧气管一端与氧合器进气口相连，另一端连接空氧混合器上，打开第一个三通使 0.9% 氯化钠注射液随重力流入管道内，保证泵头内不能有气泡。

（4）连接气源，连接 ECMO 电源，打开主开关，调节模式，按下管钳夹闭标识，旋转转速调节至 0 r/min，按“0”键 3 s 归零，按报警消音键。

（5）涂抹耦合剂，将泵头安全卡在驱动泵上，关闭保护盖，调节转速 1 000 r/min，0.9% 氯化钠注射液到达第 2 个三通时将排气孔关闭，使 0.9% 氯化钠注射液回流至液袋内。排出管钳前后管路内气体，再次查看氧合器和管路，确保无气泡（轻轻拍打氧合器和管路）。

（6）将 2 个三通管道端关闭，松开管钳，调节转速 3 000 r/min、气流量 3 ~ 5 L/min、氧浓度 100% 运行 3 min，再次确认管道和氧合器内无气泡，密封帽密封排气孔。撤去预充 0.9% 氯化钠注射液，三通处接肝素帽。将转速调至 1 000 r/min 以下，用管钳在氧合器前、后分别夹闭管路。连接水箱，调整合适温度 35 ~ 37 ℃。

4. 连接管路

（1）置管成功后将管路无菌包装盒打开，使用无菌管钳夹闭管道动静脉两端，使用无菌剪刀剪断管路并分别与动静脉管路连接，确保无气泡进入。

（2）医生松开管路动静脉端管钳后，护士缓慢松开氧合器前、后管钳，同时缓慢调节转速，血流量达到1.5～2.0 L/min，密切监测心率、血压，无异常后逐渐调节转速将血流量升至目标量[新生儿：150 mL/(kg·min)；儿童：70～100 mL/(kg·min)；成人：50～75 mL/(kg·min)]。

(3)接口处用扎带进行双固定，确保管路连接紧密。

5. ECMO运行期间护理监测

(1)每班检查管道每个连接口扎带是否固定牢固，避免管道打折、扭曲、受压和脱出，管道上减少三通使用，若有三通必须用肝素帽密封。

(2)定时检查穿刺部位有无渗血、红肿、脓性分泌物。发现管道松动应妥善固定，如渗出鲜红色血液且量较多时，提示有活动性出血，应立即报告医生及时处理。

(3)严禁在管道上输入任何液体和血制品。

(4)定时更换穿刺部位敷料，弹力绷带包扎，严格无菌操作。

(5)密切观察管道内有无血栓形成，尤其是氧合器、泵头和管道接口处，定时监测ACT及APTT。

(6)观察管道有无抖动或异常改变，确认手摇驱动泵位置合适、性能良好，查看流量监测是否准确，严密监测生命体征的变化。

(7)密切观察患者尿量颜色，是否有溶血发生；观察患者意识、瞳孔变化，及时发现神经系统并发症；观察足背动脉搏动、置管侧肢体皮肤温度、末梢循环等情况。

(8)若患者出现不明原因发热、烦躁、寒战等症状，立即报告医生，留取血培养标本送检。

6. 肺功能监测　监测患者血氧饱和度，根据血气分析结果，遵医嘱调整ECMO及呼吸机参数，定期复查胸部X射线或CT，动态了解肺部情况变化。根据患者情况，设定ECMO各报警界限(ALARM)，打开报警系统。在护理记录单上记录各监测指标。

7. 撤离ECMO

(1)核对患者腕带信息。

(2)由医生评估患者血管内有无血栓形成。

(3)缓慢调节转速至1 000 r/min以下，血氧饱和度、血压无明显变化后夹闭氧合器前、后管道。

(4)拔除导管，按压30 min后弹力绷带加压包扎，观察穿刺部位出血情况。

8. 按照垃圾性质进行分类处理，擦拭机器存放仪器间备用，洗手并做好记录。

## 【操作流程图】

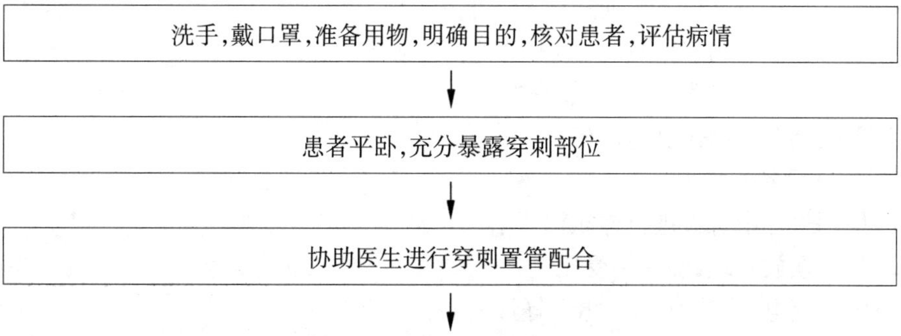

检查机器，连接电源、气源

↓

进行预充

↓

将预充管道与穿刺导管相连

↓

设置报警参数，做好各个环节的监测

↓

观察、记录参数

## 【注意事项】

1. ECMO 上机前的注意事项

(1)用物准备齐全。

(2)做好患者穿刺部位、血管评估和家属解释工作。

(3)75%酒精清洁局部皮肤，清除皮肤角质层和汗渍，络合碘消毒，范围在 15 cm 以上。

(4)医护配合默契，严格无菌操作。

2. 预充管道注意事项

(1)检查管道有效期和包装，严格无菌操作，双扎带固定，连接紧密。

(2)确保管道内无气泡。

(3)ECMO 主机 UPS 电源性能良好，确保转运或检查过程中电量充足。

(4)手摇驱动泵性能良好，位置合适，固定牢固。

(5)空氧混合器、水箱性能良好，各物品摆放合理。

3. 上机后的注意事项

(1)加强镇痛镇静，防止管道打折或脱管。

(2)严格交接班，观察管道内是否有血栓、气泡等。

(3)检查穿刺部位皮肤有无渗血、红肿及脓性分泌物。

(4)严禁在管道上输入任何液体和血制品。

(5)定时更换穿刺部位敷料，弹力绷带包扎固定。

(6)手摇驱动泵位置合适、性能完好。

(7)更换耦合剂动作迅速准确。

4. ECMO 设备的维护

(1)使用过程中每天进行擦拭消毒。

(2)管道摆放合理，确保不受压。

(3)定时充电，保持 UPS 电源良好性能。

(4)驱动泵头位置合理,其连接线无打折、扭曲。
(5)其他仪器与 ECMO 保持一定距离。

## 【操作评分标准】

ECMO 监测护理技术操作评分标准见表 5-8。

表 5-8　ECMO 监测护理技术操作评分标准

| 项目 | | 操作要求 | 分值 | 考试评分 | 备注 |
|---|---|---|---|---|---|
| 操作前准备(10 分) | | 护士准备:着装整洁、洗手、戴口罩 | 5 | | |
| | | 用物准备:用物齐全、放置合理 | 5 | | |
| 评估(10 分) | | 患者年龄、病情、生命体征、皮肤情况 | 3 | | |
| | | 患者心理状态及合作程度 | 2 | | |
| | | ECMO 指征,所需监测的项目 | 3 | | |
| | | ECMO 及相关设备性能 | 2 | | |
| 操作要点(60 分) | 准备 | 核对患者信息,解释目的、注意事项 | 2 | | |
| | | 取平卧位,充分暴露穿刺部位 | 2 | | |
| | | 根据需要进行皮肤准备 | 4 | | |
| | | 连接电源,打开开关,确认 ECMO 性能良好 | 2 | | |
| | 预充 | 连接管路,扎带双固定,无菌操作 | 2 | | |
| | | 氧合器固定牢固、手摇柄位置合适 | 2 | | |
| | | 预充顺序正确 | 3 | | |
| | | 无气泡,气源、参数调节准确 | 3 | | |
| | | 掌握 ECMO 各项参数意义及患者监测指标 | 5 | | |
| | 流量监测 | 正确识别流量报警标识 | 4 | | |
| | | 更换耦合剂手法准确、快捷 | 5 | | |
| | | 识别血容量不足和无效循环表现 | 5 | | |
| | 经皮血氧饱和度监测 | 经皮血氧饱和度监测仪固定方法正确 | 3 | | |
| | | 掌握血氧饱和度正常值和监测的意义 | 3 | | |
| | 血栓监测 | 正确判断血栓部位 | 3 | | |
| | | 理解 ACT、APTT 作用和意义 | 2 | | |
| | 出血监测 | 观察瞳孔变化 | 3 | | |
| | | 观察尿液颜色变化 | 2 | | |
| | 设置报警 | 根据病情,设定各报警范围 | 5 | | |

续表 5-8

| 项目 | 操作要求 | 分值 | 考试评分 | 备注 |
|---|---|---|---|---|
| 操作后终末处置（10 分） | 整理用物，垃圾分类准确，整理床单位 | 3 | | |
| | ECMO 仪器处置合理 | 4 | | |
| | 正确记录护理记录单 | 3 | | |
| 操作后评价（10 分） | 熟悉使用 ECMO 目的和监测要点 | 3 | | |
| | 镇痛、镇静达标 | 1 | | |
| | 使用 ECMO 期间生命体征异常及时发现并处理 | 3 | | |
| | 报警开关始终保持开启状态 | 1 | | |
| | ECMO 运转良好 | 1 | | |
| | 保持患者皮肤完整 | 1 | | |
| 总分 | | 100 | | |

## 【选择题】

1. ECMO 撤机时需要按压穿刺部位至少（　　）
   A. 20 min　　B. 30 min
   C. 40 min　　D. 50 min
   E. 60 min
2. ECMO 运行过程中突然出现断电，应该（　　）
   A. 将泵头更换在手摇泵头上　　B. 立即查找断电原因
   C. 立即夹闭管路，停止运转　　D. 立即观察患者生命体征
   E. 找其他人员帮助
3. 成人 ECMO 血流量应（　　）
   A. 150 mL/(kg·min)　　B. 70～100 mL/(kg·min)
   C. 50～75 mL/(kg·min)　　D. 100 mL/(kg·min)
   E. 120 mL/(kg·min)
4. ECMO 运行过程中出现管路抖动应考虑（　　）
   A. 泵头故障　　B. 容量低
   C. 插管脱出　　D. 转速过低
   E. 血压高
5. 刚上机的 ECMO 氧合器前后管路血液颜色差别不大最主要原因是（　　）
   A. 血栓　　B. 膜肺故障
   C. 血浆渗漏　　D. 气源
   E. 流量低

## 【选择题答案】

1. A　2. A　3. C　4. B　5. D

## 【评判性思考】

1. 转运过程中突然断电怎么办？
2. 在 ECMO 运行过程中，报警 SIG 如何处理？

（朱世超）

# 项目七 俯卧位通气技术

## 【实验学时】

2 学时。

## 【实验类型】

技能型实验。

## 【学习目标】

1. 熟悉俯卧位通气实施与配合要点。
2. 掌握俯卧位通气护理要点。
3. 掌握俯卧位通气注意事项。

## 【实验目的】

熟练为患者安全实施俯卧位通气。

## 【临床案例】

患者王某，男，40 岁。因“咳嗽咳痰 10 d，加重伴发热 4 d”入院，患者明确诊断为重症肺炎、呼吸衰竭。体格检查：体温 38 ℃，双肺呼吸音粗，未闻及干、湿啰音，心率 110 次/min，血氧饱和度 80%，二氧化碳分压 60 mmHg，氧分压 65 mmHg。现遵医嘱实施“俯卧位通气”。

## 【实验准备】

1. 评估病情：评估患者是否能够进行俯卧位通气，是否存在禁忌证。

2. 护患沟通：向患者家属和意识清醒的患者说明俯卧位通气治疗目的、方法、作用及可能出现的并发症，取得患者及其家属理解和配合，减少患者恐惧心理。

3. 用物准备：马蹄形 OKL 垫、俯卧位通气垫、软枕 2 ~ 3 个或啫喱垫、电极片 7 个、压疮贴 6 ~ 8 张等。

4. 人员配备：医护人员至少 6 名（其中呼吸治疗师 1 名）。

5. 皮肤准备：患者额头、下颌角处、胸前、两侧肋弓及髂前上棘均用压疮贴保护。

6. 患者准备

(1)清理患者气道内、口鼻咽腔分泌物，去除牙垫。

(2)患者应处于相对镇静状态，建议 RASS 评分-2 ~ -4 分。

(3)俯卧位前 30 min 暂停肠内营养摄入。

(4)暂时夹闭引流管,妥善固定静脉导管及气管插管,确保负压吸引装置性能良好。

## 【操作步骤】

(一)操作分工

1. 一人(甲)位于右侧床头,负责总指挥及观察生命体征。

2. 一人(乙)位于床头(呼吸治疗师),负责呼吸机管道和人工气道固定、头部安置。

3. 一人(丙)位于左侧床头,负责固定中心静脉导管及该侧管道。

4. 一人(丁)位于患者右侧中部,负责固定该侧管道及摆放肢体位置。

5. 一人(戊)位于患者左侧中部,负责固定该侧管道及摆放肢体位置。

6. 一人(己)位于床尾处,负责放置俯卧位通气垫。

(二)操作过程

1. 俯卧位翻身的指导原则:导管多的一侧向导管少的一侧翻身,有胸腔闭式引流瓶装置的情况下,向胸管对侧翻身,监测导线均沿患者身体延伸至肩部到床头,延长线预留充分。

低卧位通气技术

2. 主管医生再次确认患者血流动力学适宜俯卧位,各人员到位、明确职责。

3. 开始操作

(1)总指挥(甲)发号施令先将患者平移至一侧。

(2)确认各导管、监测导线没有牵拉的情况下,将患者 90°正侧,甲观察生命体征并向医生汇报,HR、ABP 波动在正常范围内,将患者胸部的电极片去除,背部重新粘贴电极片并连接心电监护。

(3)给予患者俯卧位,呼吸治疗师将患者头部放置在马蹄形 OKL 垫上,使其偏向一侧,避免眼球受压,查看人工气道刻度,确认人工气道通畅。人员(己)放置俯卧位通气垫。

(4)甲、丙、丁、戊工作人员负责相应的导管放置、摆放肢体位置、整理监测导线,双足垫上软枕,调整阴囊部位及女性患者乳房部位。

(5)检查各导联线是否连接正确,各管道是否妥善固定,体位摆放是否合理。密切观察患者生命体征变化,做好记录。

## 【操作流程图】

洗手,戴口罩,准备用物,核对患者,解释目的(清醒患者)

↓

先将患者移至一侧(管路较多侧)

↓

将患者朝向对侧 90°正侧(观察生命体征)

↓

将患者胸部电极片去除，背部重新粘贴电极片，连接心电监护

↓

给予患者俯卧位，呼吸治疗师将患者头部放置在马蹄形 OKL 垫上

↓

查看患者生命体征，观察呼吸机，确认人工气道通畅

↓

调整患者肢体摆放位置、各管路位置

↓

调整阴囊部位及女性患者乳房部位

↓

观察、记录

## 【注意事项】

1. 生命体征：密切观察患者生命体征的变化。

2. 肺部护理：俯卧位期间每 8 h 实施高频振动排痰 1 次，每次半小时；采用密闭式吸痰管清除呼吸道分泌物，必要时遵医嘱采取体位引流。

3. 眼部护理：俯卧位期间，每小时搬动头部，避免眼部受压；患者采取头高脚低位 10°～20°，减轻球结膜及颜面部水肿。

4. 营养支持：俯卧位期间，采取头高脚低位，实施肠内营养 20 mL/h。

5. 深静脉血栓的预防：每班监测患者双侧腿围、末梢循环，俯卧位期间持续实施气压治疗，防止患者镇静、肌松期间血栓形成。

6. 皮肤护理：根据患者病情及耐受程度，每小时调整头部、阴囊部位及女性患者乳房部位的受力点，以预防压力性损伤。

## 【操作评分标准】

俯卧位通气技术操作评分标准见表 5-9。

**表 5-9　俯卧位通气技术操作评分标准**

| 项目 | 操作要求 | 分值 | 考试评分 | 备注 |
|---|---|---|---|---|
| 评估（9 分） | 患者病情、生命体征、皮肤情况 | 3 | | |
| | 患者心理状态及合作程度 | 3 | | |
| | 实施俯卧位通气的指征 | 3 | | |

续表 5–9

| 项目 | 操作要求 | 分值 | 考试评分 | 备注 |
|---|---|---|---|---|
| 操作前准备（16 分） | 用物准备:用物齐全、放置合理 | 3 | | |
| | 人员配备:洗手、戴口罩、规范着装、人员充足、分配合理 | 3 | | |
| | 皮肤准备:压力性损伤预防措施正确、完善,合理应用减压贴 | 5 | | |
| | 患者准备:镇静管理、气道管理、管路管理 | 5 | | |
| 操作要点（54 分） | 人员分工:分工明确,责任清楚 | 5 | | |
| | 管路及连接的线路是否整齐清晰、长度适宜 | 5 | | |
| | 再次确认患者血流动力学适宜俯卧位 | 3 | | |
| | 将患者移至管路多的一侧 | 3 | | |
| | 将患者朝向对侧 90°正侧 | 3 | | |
| | 责任护士观察生命体征并向医生汇报 | 4 | | |
| | 患者背部重新粘贴电极片并连接心电监护 | 3 | | |
| | 给予患者俯卧位 | 3 | | |
| | 将患者头部放置在马蹄形 OKL 医用体位垫上 | 3 | | |
| | 头部偏向一侧,避免眼球受压 | 5 | | |
| | 观察患者生命体征、呼吸机、人工气道有无异常 | 5 | | |
| | 调整患者肢体摆放位置、各管路位置 | 6 | | |
| | 调整阴囊部位及女性患者乳房部位,避免受压 | 6 | | |
| 操作后处置（21 分） | 观察患者生命体征及受压处皮肤情况 | 3 | | |
| | 确认各个管路通畅、固定良好,各导联线位置及连接正确 | 3 | | |
| | 整理床单位、洗手、做好护理记录 | 3 | | |
| | 叙述（书写）俯卧位通气注意事项 | 12 | | |
| 总分 | | 100 | | |

## 【选择题】

1. 俯卧位通气技术的目的　　(　　)

   A. 改善 ARDS 患者的氧合

   B. 纠正心源性休克

   C. 改善患者的酸碱失衡

   D. 纠正感染性休克

E. 使患者更舒适

2. 下列哪一个不是俯卧位通气技术的准备工作 ( )

A. 评估病情　　B. 快速补液

C. 人员配备　　D. 皮肤准备

E. 护患沟通

3. 下列哪一个是俯卧位通气过程中的不当行为 ( )

A. 导管多的一侧向导管少的一侧翻身

B. 确认各导管、监测导线没有牵拉的情况下再翻身

C. 未按总指挥要求进行团队合作

D. 观察患者生命体征

E. 管路及连接的线路是否整齐清晰

4. 俯卧位通气的肺部护理 ( )

A. 俯卧位通气时没必要进行叩背及机械排痰

B. 采用密闭式吸痰管清除呼吸道分泌物

C. 无须体位引流

D. 无须监测气囊压力

E. 未关注管路内积水

5. 下列哪一个不是俯卧位通气的皮肤护理 ( )

A. 每小时搬动头部

B. 受压处均用压疮贴保护

C. 俯卧位期间不用评估皮肤状况

D. 每小时调整头部、阴囊部位及女性患者乳房部位的受力点

E. 俯卧位期间需要评估皮肤状况

## 【选择题答案】

1. A　2. B　3. C　4. B　5. C

## 【评判性思考】

1. 俯卧位通气技术操作过程中有什么注意事项？
2. 俯卧位通气过程中如何预防压力性损伤？
3. 俯卧位通气的观察要点有哪些？
4. 针对不同文化背景的家属，如何达到更好的护患交流效果？

（朱世超）

# 项目八　血液灌流技术

## 【实验学时】

3 学时。

## 【实验类型】

技能型实验。

## 【学习目标】

1. 掌握血液灌流适应证。
2. 能正确操作血液灌流机及处理各种报警;熟悉设备基本维护保养方法。
3. 掌握灌流器的预冲方法,使灌流器充分肝素化。
4. 能准确向患者解释治疗目的,适时进行健康教育,使其配合治疗。

## 【实验目的】

促进患者体内毒素或药物的清除。

## 【临床案例】

患者李某,男,47 岁,4 h 前因与家人争吵,气愤之余喝下百草枯一口,量约 5 mL,10 min后家人发现,立即将其送至附近医院急诊室救治,已实施催吐、洗胃、利尿、导泻治疗,为进一步加速毒物排泄,遵医嘱给予血液灌流治疗。

## 【实验准备】

1. 护士准备:规范着装,洗手,戴圆帽、一次性医用外科口罩、清洁手套。

2. 用物准备:血液灌流机、灌流器、配套的血路管、治疗巾、纱布、棉签、皮肤消毒液、注射器、生理盐水、药物(肝素注射液、低分子肝素、地塞米松、葡萄糖酸钙、肾上腺素等)、治疗记录单等。

3. 抢救物品:心电监护仪、抢救车、除颤器、负压吸引器等。

4. 患者准备:建立血管通路,告知清醒患者及家属治疗目的及注意事项,协助患者取舒适体位。对烦躁、昏迷、神志不清等患者加强安全护理,防止坠床,必要时进行约束。

## 【操作步骤】

(一)操作前核对、评估、与患者沟通

1. 核对患者的床号、姓名、性别、治疗模式、灌流器型号、抗凝剂的名称、剂量等。
2. 评估患者的病情、意识状态、凝血情况、血管通路等,监测生命体征。

3. 评估患者周围环境及光照情况。

（参考解释语）

您好，是1床李某吧？李先生，为了进一步治疗您的病情，我现在需要给您做血液灌流，我需要将您的血液通过您身上这个导管引到一个特殊的装置中过滤一遍，再把血液回输到您体内，这个过程一般没有什么痛苦和不适，请您配合一下好吗？李先生，您需要去卫生间吗？还有别的需要吗？（患者：没有。）

（二）操作过程

1. 灌流器静态肝素化

（1）使用一次性注射器（规格2～5 mL），抽取肝素注射液（50～100 mg）。

（2）轻拍灌流器后，打开灌流器上端保护螺帽。

（3）将打开的保护螺帽放置于无菌治疗巾内。

（4）将抽取肝素注射液注射器的针头去除，直接注入灌流器内保存液中。

（5）取出治疗巾中的保护螺帽，覆盖拧紧。

（6）在灌流器标签上注明加入抗凝剂的名称、剂量、时间。

（7）将灌流器上下180°缓慢翻转10次，约20 s。

（8）将灌流器放置于无菌治疗巾内，静置30 min待用。

血液灌流技术

2. 血液灌流器的预充

（1）安装血路管动脉段，连接生理盐水。

（2）启动血泵100 mL/min，将动脉端管路充满生理盐水。

（3）取出静态肝素化的灌流器，一端与动脉端管路连接，另一端与静脉端管路连接。

（4）启动血泵200～300 mL/min，轻拍灌流器排净灌流器内空气，排出液排放至废液收集袋中，预冲生理盐水量2 000 mL。

（参考解释语）

李先生，请您平躺，现在我来为您做血液灌流的治疗。您这样躺着可以吗？请不要紧张！有什么不适请及时告诉我好吗？（患者：好的。）

3. 连接体外循环

（1）携用物至患者床旁，核对医嘱。（检查内容包括患者姓名、性别、治疗模式、灌流器型号、药品名称）

（2）按血流方向检查血路管端口帽和夹子，设置治疗参数。

（3）评估导管口皮肤有无红肿，管口是否有分泌物，是否渗血。

（4）消毒导管口并更换敷料。

（5）去掉导管外层敷料，打开导管内层敷料，将导管放置于无菌治疗巾上面，消毒导管外侧及夹子，放入无菌治疗巾内面。

（6）检查导管夹子处于关闭状态，取下导管肝素帽，彻底消毒导管端口至少2遍。

（7）取10 mL注射器回抽导管静脉端内封管液2 mL，注射在纱布上检查是否有凝血块，若有凝血块，再回抽1 mL，注射在纱布上（注射距离距纱布>10 cm），直至不再有凝血块出现（口述）。如回抽不畅，认真查找原因，严禁用力注射。

（8）取10 mL注射器同法抽取导管动脉端，如动静脉导管均回抽顺利，由静脉端注射抗凝药物首剂。

(9)连接血路管动脉端至患者导管动脉端，打开血泵，以≤100 mL/min 的速度引血上机。

(10)血液引至血路管静脉壶时，停止血泵，连接血路管静脉端至患者导管静脉端，打开血泵，调至医嘱所设血流量。

(11)妥善包扎固定，再次核对各项内容。

(参考解释语)

李先生，血液灌流已经开始了，各项参数我已调整好了，请您和家人不要触碰灌流机器和设备，您活动时幅度不要太大，避免导管血流不畅导致机器报警，进而凝血造成管路堵塞影响您的灌流效果和治疗时间，也避免导管滑脱或断开。(患者：好的，谢谢你。)我会一直守在您的身旁，如有任何不适，请及时告诉我。我已为您上好心电监护，也方便及时观察您的生命体征。谢谢您的配合。

4. 记录　根据需要记录患者生命体征及灌流机上各种压力参数。

5. 治疗结束，停止体外循环

(1)准备用物，携用物至患者床旁。

(2)进入下机模式，血流量调至 100 mL/min 以下。

(3)关闭血路管动脉端夹子同时打开生理盐水，开血泵。

(4)泵管内血液被生理盐水冲洗干净后关血泵，打开血路管动脉端夹子，利用重力把血泵前动脉端血路管血液回输体内。

(5)关闭血路管动脉端夹子，开血泵，全程生理盐水密闭式回血，回血完毕关闭静脉端夹子。

(6)分离血路管和患者中心静脉导管，消毒中心静脉导管端口，根据导管容积，用适量浓度的肝素盐水封管并旋盖新肝素帽。

(7)妥善包扎固定患者中心静脉导管。

(8)按要求从灌流机上卸除血路管、灌流器。

(9)整理床单位，交代注意事项。

(常用解释语)

李先生，您今天的血液灌流已经完成，现在遵医嘱为您回血下机，请您配合好吗？回血过程中有什么不适请及时告诉我好吗？(患者：好的，谢谢你。)已经回血完毕，您这样躺着舒服吗？还有其他需要吗？(患者：没有。)导管已经为您固定妥当，您在活动时请不要牵拉，如果发现敷料卷边、潮湿、渗血请及时告诉我，我会为您及时更换。(患者：好的，谢谢你。)

## 【操作流程图】

洗手，戴口罩，准备用物，核对患者，解释目的

↓

准备好灌流机，预冲灌流器处于备用状态

↓

评估导管口皮肤情况并抽吸导管评估导管功能

↓

连接血路管动脉端与患者导管

↓

以 100 mL/min 以下的速度引血上机

↓

引血完毕,连接血路管静脉端与患者导管,调整血流量

↓

设置报警参数

↓

观察、记录患者生命体征及机器各项压力参数

## 【注意事项】

1. 血液灌流器预冲时的注意事项　预冲生理盐水量一定要达标,排净循环管路中的空气及微粒,使灌流器中的树脂颗粒达到充分湿化。

2. 血液灌流时的注意事项

(1)血液灌流的血液流速一般以 100～200 mL/min 为宜,每隔 2 h 更换一支灌流器,但一次灌流治疗时间不宜超过 6 h。

(2)灌流过程中如果患者出现血压下降,则要降低血泵速度,适当扩容,必要时加用升压药物;如果血压下降是因毒物所致,则应在使用升压药物的同时进行灌注治疗。

(3)灌流治疗开始后 0.5～1.0 h,如果患者出现寒战、发热、胸闷、呼吸困难,可能是发生过敏反应,可适当给予地塞米松、吸氧(百草枯中毒慎用)等处理,无缓解者停止治疗。

(4)严密观察体外循环的情况:观察血液颜色、静脉压、血流量及静脉壶是否有血凝块。

3. 血液灌流下机时的注意事项　采用全程密闭式生理盐水回血,避免空气或者污染物进入循环。

4. 灌流机的维护

(1)地线必须完全接地,避免机器漏电,危及人身安全。

(2)定期检测灌流机各个压力监测装置。

(3)每次使用后用消毒湿巾擦拭机器表面。

## 【操作评分标准】

血液灌流技术操作评分标准见表 5-10。

表 5-10　血液灌流技术操作评分标准

| 项目 | | 操作要求 | 分值 | 考试评分 | 备注 |
|---|---|---|---|---|---|
| 操作前准备（10 分） | | 护士准备：着装整洁、洗手、戴口罩 | 5 | | |
| | | 用物准备：用物齐全、放置合理 | 5 | | |
| 评估（9 分） | | 患者的年龄、病情、生命体征 | 3 | | |
| | | 患者的心理状态及合作程度 | 2 | | |
| | | 环境是否适合操作 | 2 | | |
| | | 灌流器选择 | 2 | | |
| 操作要点（61 分） | 准备 | 正确核对患者信息，向患者解释目的、注意事项 | 2 | | |
| | | 协助患者取舒适体位 | 2 | | |
| | 灌流器预肝素化 | 加入肝素方法及量准确 | 2 | | |
| | | 螺帽取下、安装放置方法正确 | 2 | | |
| | | 灌流器加入肝素后翻转次数及时间正确 | 2 | | |
| | | 灌流器肝素化时间 30 min | 3 | | |
| | 灌流器预冲 | 动脉端管路安装正确 | 2 | | |
| | | 血泵流速设置正确 | 2 | | |
| | | 灌流器与动静脉端管路均连接正确 | 3 | | |
| | | 管路冲满之后将血泵流速改至 200～300 mL/min | 2 | | |
| | | 预冲生理盐水量共 2 000 mL | 2 | | |
| | | 血路管及灌流器中的空气排除干净 | 2 | | |
| | | 废液排至收集袋内 | 2 | | |
| | 导管功能评估 | 正确评估中心静脉导管置管处皮肤情况 | 3 | | |
| | | 消毒中心静脉导管口皮肤方法正确 | 3 | | |
| | | 消毒中心静脉导管口皮肤范围正确 | 3 | | |
| | | 更换中心静脉导管口敷料方法正确，并标注时间日期，有签名 | 4 | | |
| | | 消毒中心静脉导管端口方法正确 | 5 | | |
| | | 判断中心静脉导管通畅与否的方法正确 | 2 | | |
| | | 给予肝素量准确 | 2 | | |
| | 连接体外循环 | 检查管路连接是否正确 | 2 | | |
| | | 血路管动静脉端与导管动静脉端连接正确 | 5 | | |
| | | 血泵上机流速设置为≤100 mL/min | 2 | | |
| | | 连接体外循环后根据病情遵医嘱调整血流量 | 2 | | |

续表 5-10

| 项目 | 操作要求 | 分值 | 考试评分 | 备注 |
| --- | --- | --- | --- | --- |
| 操作后终末处置<br>(8 分) | 妥善固定血路管及患者中心静脉导管 | 3 | | |
| | 整理用物,整理床单位 | 2 | | |
| | 将各项参数正确记录在血液净化护理记录单上 | 3 | | |
| 操作后评价<br>(12 分) | 手卫生方法正确,遵循洗手的 5 个时机 | 3 | | |
| | 动作规范,操作熟练 | 2 | | |
| | 遵循无菌操作原则 | 3 | | |
| | 关心、体贴患者 | 2 | | |
| | 中心静脉导管包扎紧密、规范 | 2 | | |
| 总分 | | 100 | | |

## 【选择题】

1. 血液灌流治疗的目的是什么 (　　)
   A. 清除患者体内多余水分
   B. 调节电解质平衡
   C. 吸附患者体内毒素
   D. 调节酸碱平衡
   E. 减轻炎症状态
2. 血液灌流治疗中发生较轻的过敏反应怎么处理 (　　)
   A. 立即停止血液灌流
   B. 给予抗过敏药物应用
   C. 减慢血流速
   D. 继续进行不用特殊处理
   E. 立即给予氧气吸入
3. 血液灌流治疗时一支灌流器可使用多长时间 (　　)
   A. 1 h
   B. 2 h
   C. 3 h
   D. 4 h
   E. 5 h
4. 血液灌流一次治疗最长不能超过几个小时 (　　)
   A. 2 h
   B. 4 h
   C. 6 h
   D. 8 h
   E. 10 h
5. 血液灌流预冲的注意事项 (　　)
   A. 严格执行查对及无菌操作原则
   B. 预冲盐水量充足以充分湿化吸附剂
   C. 排净循环中的空气防止凝血
   D. 排净脱落的微粒
   E. 排净预先加入灌流器中的肝素

## 【选择题答案】

1. C　2. B　3. B　4. C　5. ABCDE

## 【评判性思考】

1. 灌流器静态肝素化后，预冲是否能冲净灌流器中的肝素？
2. 灌流时是否能够对循环中的血液加温，避免造成患者体温过低？
3. 如何交流才能使患者放松情绪，以便更好地配合诊疗与护理？
4. 灌流间隔多长时间进行第 2 次效果更好？

（岳晓红）

# 项目九 血浆置换技术

## 【实验学时】

3学时。

## 【实验类型】

技能型实验。

## 【学习目标】

1. 能说出血浆置换的适应证，了解设备基本维护及保养方法。
2. 能正确操作血浆置换所用床旁透析机并处理治疗过程中的各种报警。
3. 能准确向患者解释治疗目的及注意事项，适时进行健康教育，使其配合治疗。

## 【实验目的】

1. 清除患者体内与蛋白结合的大分子毒素和抗体。
2. 清除患者体内代谢毒素和致病因子。
3. 补充患者体内所缺乏的白蛋白、凝血因子等必需物质。

## 【临床案例】

患者王某，男，60岁，因“乙肝标志物阳性7年，乏力、纳差、腹胀、尿黄10余天”入院，查体：谷丙转氨酶456 U/L，谷草转氨酶346 U/L，白蛋白25.6 g/L，总胆红素461.3 μmol/L，直接胆红素264 μmol/L。诊断为慢性加急性肝功能衰竭。遵医嘱行血浆置换治疗。

## 【实验准备】

1. 护士准备：规范着装，洗手，戴圆帽、一次性医用外科口罩、清洁手套。

2. 用物准备：血浆置换机器、血浆分离器、血浆置换管路、治疗巾、纱布、棉签、皮肤消毒液、注射器、生理盐水、抗凝剂、血浆、药物（肝素注射液、低分子肝素、地塞米松、葡萄糖酸钙、肾上腺素）、治疗记录单等。

3. 抢救物品：心电监护、抢救车、除颤器、负压吸引器等。

4. 患者准备：建立血管通路，向清醒患者解释使用目的及注意事项，协助患者取舒适体位。对烦躁、昏迷、神志不清等患者加强安全护理，防止坠床，必要时进行约束。

## 【操作步骤】

（一）操作前核对、评估、与患者沟通

1. 核对患者的床号、姓名、性别等信息。

2. 评估患者的病情、意识状态、凝血情况等，监测生命体征。

3. 双人核对血浆。

4. 评估患者周围环境、光照情况。

（参考解释语）

您好，是1床王某先生吧。为了进一步治疗您的疾病，我现在需要给您做血浆置换，我需要将您的血通过您身上这个导管引到一个特殊的装置中，将您的血浆过滤出来，把新鲜的血浆输入到血液中再回输到您体内，这个过程一般没有什么痛苦和不适，请您配合一下好吗？王先生，您需要去卫生间吗？还有别的需要吗？（患者：没有。）

（二）操作过程

1. 血浆置换管路的预充

（1）根据血浆置换机器的机型安装配套的管路及血浆分离器。

（2）准备适量生理盐水。

（3）启动血泵，预冲管路及血浆分离器，排净管路及滤器中的空气。

（4）预冲完毕，将置换液端盐水更换为血浆，遵医嘱准备钙剂。

（5）根据医嘱设置治疗参数。

血浆置换技术

（参考解释语）

王先生，请您平躺，现在我来为您进行血浆置换，您这样躺着可以吗？请不要紧张！有什么不适请及时告诉我好吗？（患者：好的。）

2. 连接体外循环

（1）携用物至患者床旁，核对医嘱：检查内容包括患者姓名、性别、床号、住院号、治疗项目、血浆分离器、血浆量、药品名称。

（2）按血流方向检查血路管，设置治疗参数。

（3）评估导管口皮肤有无红肿，管口是否有分泌物，是否渗血。

（4）消毒导管口并更换敷料。

（5）去掉导管外层敷料，打开导管内层敷料，将导管放置于无菌治疗巾上面，消毒导管夹子后，放入无菌治疗巾内面。

（6）检查导管夹子处于关闭状态，取下导管肝素帽，螺旋形消毒导管端口至少2遍。

（7）取10 mL注射器回抽导管静脉端内封管液2 mL，注射在纱布上检查是否有凝血块，如有凝血块，再次回抽1 mL，推注在纱布上，直至不再有凝血块出现。如回抽不畅，认真查找原因，严禁用力注射。

（8）取10 mL注射器同法抽取导管动脉端，如动静脉导管均回抽顺利，由静脉端注射药物。

(9)连接血路管动脉端至患者导管动脉端，打开血泵，以 50～80 mL/min 的速度引血上机。

(10)连接体外循环，调至医嘱所设血流量。

(11)妥善包扎固定，再次核对各项内容。

(参考解释语)

王先生，血浆置换已经开始了，各项参数我已调整好了，请您和家人不要随意触碰和调节设备好吗？您在活动时幅度不要太大，避免导管血流不畅导致机器报警，进而凝血造成管路堵塞影响您的血浆置换效果和治疗时间，也避免导管脱出或断开。(患者：好的，谢谢你。)我会一直守在您的身旁，如有任何不适，请及时告诉我。我已为您上好心电监护，也方便及时观察您的生命体征。谢谢您的配合。

3. 记录　根据需要记录患者生命体征及血浆置换机器上的各种压力参数。

4. 治疗结束，停止体外循环

(1)准备用物，携用物至患者床旁。

(2)进入下机模式，血流量调至 100 mL/min 以下。

(3)关闭血路管动脉端夹子同时打开生理盐水，开血泵。

(4)泵管内血液被盐水冲洗干净后关血泵，打开血路管动脉端夹子，利用重力把泵管下动脉端血液冲洗干净。

(5)关闭血路管动脉端夹子，开血泵，全程生理盐水密闭式回血，回血完毕关闭静脉端夹子。

(6)分离血路管和患者导管，消毒患者导管端口，根据导管容积，用适量浓度的肝素盐水封管并旋盖新肝素帽。

(7)妥善包扎固定患者导管。

(8)整理床单位，交代注意事项。

(9)按要求卸除血浆置换机器上血路管、血浆分离器、废液袋等。

(常用解释语)

王先生，您今天的血浆置换已经完成，现在遵医嘱为您回血下机，请您配合好吗？回血过程中有什么不适请及时告诉我好吗。(患者：好的，谢谢你。)已经回血完毕，您这样躺着舒服吗？还有其他需要吗？(患者：没有。)导管已经为您固定妥当，您在活动时请不要牵拉，如果发现敷料卷边、潮湿、渗血请及时告诉我，为您及时更换。(患者：好的，谢谢你。)

## 【操作流程图】

洗手，戴口罩，准备用物，核对患者、血浆，解释目的

↓

准备好血浆置换机，预冲管路及血浆分离器

↓

评估导管口皮肤情况并抽吸导管，评估导管功能

↓

连接血路管动脉端与患者导管

↓

以 50～80 mL/min 的速度引血上机

↓

引血完毕，连接血路管静脉端与患者导管，调整血流量

↓

设置报警参数

↓

观察、记录患者生命体征及机器各项压力参数

## 【注意事项】

1. 血浆置换时的注意事项

（1）血浆保存温度低，应在室温下复温后再进行置换。

（2）置换时机器加温不宜设置过高，避免血浆蛋白变性。

（3）血浆置换时，应使用后置换模式。

（4）治疗期间应严密观察患者有无过敏反应，如发生过敏反应，应立即停止治疗，对症处理。

（5）密切观察机器运行情况，包括全血流速、血浆流速、动脉压、静脉压、跨膜压的变化等。

（6）运行期间严禁其他人员触碰机器。

2. 血液置换下机时的注意事项　采用全程密闭式生理盐水回血，避免空气或者污染物进入循环。

3. 血浆置换机器的维护

（1）地线必须完全接地，避免机器漏电，危及人身安全。

（2）定期检测机器的各个泵及压力监测。

（3）非运行状态，机器的秤上不准放置任何物品。

（4）每次使用后用消毒湿巾擦拭机器表面。

## 【操作评分标准】

血浆置换技术操作评分标准见表 5-11。

表 5-11　血浆置换技术操作评分标准

| 项目 | | 操作要求 | 分值 | 考试评分 | 备注 |
|---|---|---|---|---|---|
| 操作前准备（6 分） | | 护士准备:着装整洁、洗手、戴口罩 | 3 | | |
| | | 用物准备:用物齐全、放置合理 | 3 | | |
| 评估（9 分） | | 患者的年龄、病情、生命体征 | 3 | | |
| | | 患者有无过敏史 | 2 | | |
| | | 患者的心理状态及合作程度 | 2 | | |
| | | 环境是否适合操作 | 2 | | |
| 操作要点（64 分） | 准备 | 正确核对患者,向患者解释目的、注意事项 | 2 | | |
| | | 双人核对患者血浆 | 3 | | |
| | | 协助患者取舒适体位 | 2 | | |
| | 管路安装及预冲 | 管路安装正确 | 4 | | |
| | | 各个压力接头安装正确 | 2 | | |
| | | 废液袋安装正确 | 3 | | |
| | | 置换液所放位置正确 | 2 | | |
| | | 预冲所需生理盐水量正确 | 2 | | |
| | | 管路及血浆分离器中的空气均排除干净 | 3 | | |
| | | 废液均排至废液袋内 | 2 | | |
| | | 预冲完毕,根据医嘱设置治疗参数 | 3 | | |
| | 导管功能评估 | 正确评估导管口皮肤情况 | 3 | | |
| | | 消毒导管口皮肤方法正确 | 3 | | |
| | | 消毒导管口皮肤范围正确 | 3 | | |
| | | 更换导管口敷料方法正确,并标注时间日期 | 4 | | |
| | | 消毒导管端口方法正确 | 4 | | |
| | | 判断导管通畅方法正确 | 4 | | |
| | | 准确给予肝素量及所需药物 | 3 | | |
| | 连接体外循环 | 检查管路连接是否正确 | 3 | | |
| | | 血路管动静脉端与导管动静脉端连接正确 | 5 | | |
| | | 血泵上机流速设置为 50～80 mL/min | 2 | | |
| | | 引血后连接完毕根据医嘱更改血流量 | 2 | | |

续表 5-11

| 项目 | 操作要求 | 分值 | 考试评分 | 备注 |
|---|---|---|---|---|
| 操作后终末处置（8 分） | 妥善固定血路管及患者导管 | 3 | | |
| | 整理用物，整理床单位 | 2 | | |
| | 将各项参数正确记录在血液净化护理记录单上 | 3 | | |
| 操作后评价（13 分） | 洗手方法正确，遵循洗手的 5 个时机 | 3 | | |
| | 动作规范，操作熟练 | 3 | | |
| | 遵循无菌操作原则 | 3 | | |
| | 关心、体贴患者 | 2 | | |
| | 导管包扎紧密、规范 | 2 | | |
| 总分 | | 100 | | |

## 【选择题】

1. 血浆置换治疗过程中患者发生过敏反应处理不正确的是（　　）
   A. 立即停止血浆置换　　B. 减慢血浆输注速度
   C. 加用抗过敏药物　　D. 给予吸氧等对症处理
   E. 过敏反应缓解可继续进行血浆置换
2. 血浆置换治疗初始引血速度是（　　）
   A. 80 mL/min　　B. 100 mL/min
   C. 120 mL/min　　D. 150 mL/min
   E. 180 mL/min
3. 治疗前如何对导管口进行评估（　　）
   A. 敷料有无潮湿、破损　　B. 导管口是否清洁干燥
   C. 导管口有无分泌物　　D. 导管口有无血肿
   E. 导管口有无渗血

## 【选择题答案】

1. A　2. A　3. ABCD

## 【评判性思考】

1. 置换过程中出现较轻的血浆过敏应该怎么办，是否丢弃血浆？
2. 应用葡萄糖酸钙的目的、时机及用量为多少？
3. 如何与患者交流，让其放松情绪，更好地配合诊疗与护理？

（岳晓红）

# 项目十 血液滤过技术

## 【实验学时】

3 学时。

## 【实验类型】

技能型实验。

## 【学习目标】

1. 能说出血液滤过适应证,了解设备基本维护保养方法等。
2. 能正确操作血液滤过机器,并处理治疗过程中的常见报警。
3. 能准确向患者解释治疗目的及注意事项,适时进行健康教育,使其配合治疗。

## 【实验目的】

1. 清除患者体内代谢废物和多余的水分。
2. 清除患者体内各种细胞因子、炎症介质。
3. 纠正患者体内水、电解质和酸碱平衡紊乱,确保药物和营养支持。

## 【临床案例】

患者张某,男,56 岁,3 d 前因“恶心、呕吐”入院,查血清肌酐 2 000 μmol/L,尿素 50 μmol/L,明确诊断慢性肾脏病 5 期,需给予紧急透析治疗,今遵医嘱进行血液滤过治疗。

## 【实验准备】

1. 护士准备:着装整洁,洗手,戴口罩。

2. 用物准备:血液滤过机、血液过滤器、配套体外循环管路、透析导管护理包、皮肤消毒液、抗凝药物、生理盐水、治疗记录单、5 mL 注射器、10 mL 注射器、置换液 1 袋。

3. 抢救物品:心电监护、抢救车、除颤器等。

4. 患者准备:建立血管通路,向患者解释使用目的及注意事项,协助患者取舒适体位。对烦躁、昏迷、神志不清等的患者加强安全护理,防止坠床,必要时进行约束。

## 【操作步骤】

（一）操作前核对、评估、与患者沟通

1. 核对患者的床号、姓名、性别等信息。

2. 评估患者的病情、意识状态、血管通路，监测生命体征、凝血情况等。

3. 评估患者周围环境、光照情况。

（参考解释语）

您好，是1床张某吧。为了更好地清除您体内的毒素，缓解不适症状，我现在需要为您做血液滤过，就是将您的血液通过一个特殊的装置滤过一遍再将血液回输到您体内，这个过程没有什么痛苦和不适，请您配合一下好吗？（患者：好的。）张先生，您需要去卫生间吗？还有别的需要吗？（患者：没有。）

（二）操作过程

1. 血液滤过器的预冲

（1）检查血路管和滤器外包装完整，在有效期内。

（2）打开滤器外包装，放至机器滤器钳内。

（3）打开血路管外包装，取出配套血路管，拧紧肝素帽，按血流方向依次安装完毕。

（4）按医嘱配制所需置换液，并将置换液悬挂或放置在机器置换液秤钩上。

（5）连接生理盐水，按机器预冲显示步骤，逐步预冲整套管路，预冲结束后，待机状态，等待连接患者。

血液滤过技术

（参考解释语）

张先生，请您平躺，现在我来为您进行血液滤过治疗，您这样躺着可以吗？请不要紧张，有什么不适请及时告诉我好吗？（患者：好的。）

2. 连接体外循环

（1）携用物至患者床旁，核对医嘱；检查内容包括患者姓名、性别、治疗项目、血滤器型号、药品名称。

（2）按照血流方向检查血路管，设置治疗参数。

（3）评估导管置管处皮肤有无红肿、分泌物及渗血。

（4）消毒导管置管处并更换敷料。

（5）去掉导管外层敷料，打开导管内层敷料，将导管放置于无菌治疗巾上面，消毒导管夹子后，放入无菌治疗巾内面。

（6）检查导管夹子处于关闭状态，取下导管肝素帽，彻底消毒导管端口至少2遍。

（7）取10 mL注射器回抽导管静脉端内封管液2 mL，注射在纱布上检查是否有凝血块，若有凝血块，再回抽1 mL，注射在纱布上，直至不再有凝血块出现。如回抽不畅，认真查找原因，严禁用力注射。

（8）取10 mL注射器同法抽取导管动脉端，如动静脉导管均回抽顺利，由静脉端注射抗凝药物首剂。

（9）连接血路管动脉端至患者导管动脉端，打开血泵，以≤100 mL/min的速度引血上机。

(10)连接体外循环后,调至医嘱所设血流量。

(11)妥善包扎固定,再次核对各项内容。

(参考解释语)

张先生,血液滤过已经开始了,各项参数我已调整好了,请您和家人不要随意触碰和调节设备好吗?您在活动时动作幅度不要太大,避免导管血流不畅导致机器报警进而凝血造成管路堵塞影响您的血滤效果和治疗时间,也避免导管脱出或断开。(患者:好的,谢谢你。)我会一直守在您的身旁,如有任何不适,请及时告诉我。我已为您连接好心电监护,可及时观察您的生命体征。谢谢您的配合。

3. 记录　根据需要记录患者生命体征及血液滤过机上相关治疗参数。

4. 停止体外循环

(1)准备用物,携用物至患者床旁。

(2)进入下机模式,血流量调至100 mL/min以下。

(3)关闭血路管动脉端夹子,同时打开生理盐水,开血泵。

(4)泵管内血液被盐水冲洗干净后关血泵,打开血路管动脉端夹子,利用重力把泵前动脉端血液冲洗干净。

(5)关闭动脉端血路管动脉端夹子,开血泵,全程生理盐水密闭式回血,回血过程中轻揉滤器及管路,回血完毕关闭静脉端夹子。

(6)分离血路管和患者导管,消毒患者导管端口,根据导管动静脉容积,用适量浓度的肝素盐水封管并旋盖新肝素帽。

(7)妥善包扎固定患者导管。

(8)整理床单位,交代注意事项。

(9)按要求从血滤机上卸除血路管、血滤器等。

(参考解释语)

张先生,您今天的血液滤过已经完成,现在遵医嘱为您回血下机,请您配合好吗?回血过程中有什么不适请及时告诉我好吗?(患者:好的,谢谢你。)已经回血完毕,您这样躺着舒服吗?还有其他需要吗?(患者:没有。)导管已经为您固定妥当,您在活动时请不要牵拉,如果发现敷料卷边、潮湿、渗血请及时告诉我,为您及时更换,我也会定时过来看您的。

## 【操作流程图】

洗手,戴口罩,准备用物,核对患者,解释目的

↓

准备好床旁血滤机,预冲血路管及滤器,处于备用状态

↓

评估导管口皮肤情况并抽吸导管评估导管功能

↓

连接血路管动脉端与患者导管
↓
以 100 mL/min 以下的速度引血上机
↓
引血完毕，连接血路管静脉端与患者导管，调整血流量
↓
设置报警参数
↓
观察、记录患者生命体征及机器各项压力参数

## 【注意事项】

1. 血液滤过器预冲时的注意事项　预冲时轻轻拍打滤器，排净循环中的空气，使滤器膜达到充分湿化。

2. 血液滤过时的注意事项

(1) 血液滤过的血流速一般以 180～220 mL/min 为宜，遵医嘱设定其他治疗参数。

(2) 血液滤过过程中如果患者出现血压下降，则要降低血泵速度，适当扩容，必要时加用升压药物。如果血压下降，则应停止超滤，回输生理盐水，必要时应用升压药物。

(3) 血液滤过开始后 0.5～1.0 h，如果患者出现胸闷、发热、呼吸困难，可能是发生滤器膜生物不相容，可适当给予地塞米松、吸氧等处理，无缓解者停止治疗。

(4) 严密观察体外循环的情况：观察血液颜色、各个压力监测（静脉压、动脉压、TMP、滤器前压、废液压）、血流量及静脉壶是否有血凝块。

(5) 运行期间严禁其他人员触碰机器。

3. 血液滤过下机时的注意事项　采用全程密闭式生理盐水回血，避免空气或者污染物进入循环。

4. 血液滤过机的维护

(1) 地线必须完全接地，避免机器漏电，危及人身安全。

(2) 定期检测机器的各个泵及压力监测。

(3) 非治疗状态，机器的秤上不准放置任何物品。

(4) 每次使用后用消毒湿巾擦拭机器表面。

## 【操作评分标准】

血液滤过技术操作评分标准见表 5-12。

表 5-12　血液滤过技术操作评分标准

| 项目 | | 操作要求 | 分值 | 考试评分 | 备注 |
|---|---|---|---|---|---|
| 操作前准备（10 分） | | 护士准备：着装整洁、洗手、戴口罩 | 5 | | |
| | | 用物准备：用物齐全、放置合理 | 5 | | |
| 评估（9 分） | | 患者的年龄、病情、生命体征 | 3 | | |
| | | 患者的心理状态及合作程度 | 2 | | |
| | | 环境是否适合操作 | 2 | | |
| | | 血滤器选择 | 2 | | |
| 操作要点（60 分） | 准备 | 正确核对患者，向患者解释目的、注意事项 | 3 | | |
| | | 协助患者取舒适体位 | 2 | | |
| | 血液过滤器预冲 | 动脉端管路安装正确 | 3 | | |
| | | 血泵流速设置正确 | 2 | | |
| | | 血滤器与动静脉端管路均连接正确 | 3 | | |
| | | 血路管及滤器中空气均排除干净 | 3 | | |
| | | 预冲生理盐水量应根据机器要求保证足量 | 2 | | |
| | | 管路及滤器中的空气均排除干净 | 3 | | |
| | | 废液均排至收集袋内 | 2 | | |
| | 导管功能评估 | 正确评估导管口皮肤情况 | 3 | | |
| | | 消毒导管口皮肤方法正确 | 3 | | |
| | | 消毒导管口皮肤范围正确 | 3 | | |
| | | 更换导管口敷料方法正确，并标注时间日期 | 4 | | |
| | | 消毒导管头方法正确 | 5 | | |
| | | 判断导管通畅方法正确 | 3 | | |
| | | 给予肝素量准确 | 3 | | |
| | 连接体外循环 | 检查管路连接是否正确 | 3 | | |
| | | 血路管动静脉端与导管动静脉端连接正确 | 5 | | |
| | | 血泵上机流速设置为≤100 mL/min | 3 | | |
| | | 引血后连接完毕根据医嘱更改血流量 | 2 | | |
| 操作后终末处置（8 分） | | 妥善固定血路管及患者导管 | 3 | | |
| | | 整理用物，整理床单位 | 2 | | |
| | | 将各项参数正确记录在血液净化护理记录单上 | 3 | | |

续表 5-12

| 项目 | 操作要求 | 分值 | 考试评分 | 备注 |
|---|---|---|---|---|
| 操作后评价（13 分） | 洗手方法正确，遵循洗手的 5 个时机 | 3 | | |
| | 动作规范，操作熟练 | 2 | | |
| | 遵循无菌操作原则 | 3 | | |
| | 关心、体贴患者 | 2 | | |
| | 导管包扎紧密、规范 | 3 | | |
| 总分 | | 100 | | |

## 【选择题】

1. 血液滤过治疗的目的是　（　　）
   A. 持续均匀清除过多体液
   B. 容易施行深静脉营养和静脉给药，通过连续超滤可调节的余地很大
   C. 血流动力学耐受性好，几乎不改变血浆渗透压
   D. 很好控制氮质血症和酸碱平衡及电解质平衡
   E. 以上都是
2. 血液滤过下机时的注意事项　（　　）
   A. 全程空气回血　B. 全程密闭式盐水回血
   C. 如果发生凝血应尽量将血回输干净　D. 可先用盐水回血再用空气回血
   E. 患者如不适可适当减慢回血流速
3. 血液滤过治疗时的血液流速是　（　　）
   A. 80 ~ 100 mL/min　B. 100 ~ 120 mL/min
   C. 100 ~ 150 mL/min　D. 180 ~ 250 mL/min
   E. 250 ~ 350 mL/min
4. 血液滤过治疗过程中需严密观察哪些情况　（　　）
   A. 患者的一般生命体征　B. 体外循环管路是否凝血或堵塞
   C. 导管的固定情况　D. 患者的出入水量
   E. 机器的运行状态
5. 血液滤过治疗前体外循环管路的预冲量最低是　（　　）
   A. 300 mL　B. 500 mL
   C. 800 mL　D. 1 000 mL
   E. 1 500 mL

## 【选择题答案】

1. E　2. BE　3. C　4. ABCDE　5. D

## 【评判性思考】

1. CRRT 管路是否使用肝素钠循环管路？预冲是否能冲净管路中的肝素？
2. 置管患者，因操作原因置管侧肢体制动后，怎样提高患者的舒适度？
3. 降低躁动患者拔管率的干预措施是什么？
4. 首次透析患者的心理健康指导，如何让患者放松情绪，更好地配合诊疗和护理？

（岳晓红）

# 模块六 急危重症综合实践能力训练

# 项目一　急性胸痛患者院前急救护理

## 【实验学时】

3 学时。

## 【实验类型】

综合型实验。

## 【学习目标】

1. 能对胸痛患者进行正确的分诊，预判病情的严重程度，实施快速、及时、正确、合理的救护。

2. 能综合运用心电监护、吸氧、静脉穿刺、静脉注射等基础护理操作，熟练掌握电除颤、心肺复苏等抢救技术。

3. 能在救护中进行合理、有效的团队合作与分工。

4. 能及时、恰当地与患者及家属沟通，实施人文关怀。

## 【实验准备】

1. 物品准备：救护车、监护仪、吸氧装置、除颤器、心电图机、急救箱、静脉输液用物等。

2. 学生课前准备：每实验小班学生分组，每组选出组长 1 人。课前通过复习、查阅文献等小组学习强化急性胸痛患者急救处理的相关知识。

## 【情境案例】

患者王某，男，41 岁，以“间断性胸痛 1 个月，再发并加重 2 h”为主诉入院。患者近 1 个月来自觉胸骨后压榨性疼痛，疼痛向左肩部放射，常于体力活动或情绪激动后发作，持续时间 5 ~ 10 min，休息或含服硝酸甘油后缓解，未予重视。5 h 前晚饭后突发胸痛，伴大汗、恶心、呕吐，含服硝酸甘油不能缓解。遂来我院急诊就诊。

## 【实验内容与步骤】

（一）案例讨论

1. 患者进入急诊科，检诊分诊护士如何接诊患者？

学生分组，每组选 4 位同学进行角色扮演，2 名护士、1 名家属、1 名患者。分别进行评析。

2. 如何为该患者进行专科体格检查?

2 名同学进行角色扮演,1 名患者、1 名急诊护士,进行生命体征检查和心电图检查。讨论并评析。

3. 情境一:患者胸痛剧烈,大汗淋漓。立刻送患者进入抢救室,测量生命体征:心率 115 次/min,呼吸 28 次/min,血压 155/96 mmHg,遵医嘱给予患者吸氧、心电监护、描记心电图、建立静脉通路、抽取血标本(血常规、心肌酶、凝血功能等),给予扩张冠脉、抗血小板凝集、镇痛镇静等药物应用,备除颤器,心电图示 $V_1 \sim V_5$ 呈 ST 段抬高约 0.3 mV。

分析以下问题:

(1)各项抢救措施是否正确实施?操作是否正确?

(2)抢救方案是否正确?分工是否合理?

(3)团队协作是否协调、有序,能否发挥每个成员的能力?

4. 情境二:30 min 后患者突发意识丧失,呼之不应,心电监护示患者发生室颤。遵医嘱给予非同步双向波 200 J 电除颤。

分析以下问题:

(1)此时护士应重点观察患者哪些病情变化?

(2)请帮助护士制订应对室颤的预案?

5. 情境三:经过除颤及用药治疗,患者恢复窦性心律。家属询问患者是否还会出现这样的情况,是否会留后遗症。

分析以下问题:

(1)此时护士如何回答患者家属的问题?

(2)请帮助护士制订急性胸痛患者健康教育计划。

### (二)学生分组

每组学生代表发言,教师点评分析。

### (三)技能训练

1. 监护仪的使用详见模块一项目一:多功能监护仪应用技术。
2. 除颤器的使用详见模块三项目二:除颤器及自动体外除颤器应用技术。
3. 成人心肺复苏术详见模块三项目四:成人心肺复苏术。

## 【操作评分标准】

急性胸痛患者院前急救护理操作评分标准见表 6-1。

表6-1　急性胸痛患者院前急救护理操作评分标准

| 项目 | 评价内容 | 分值 | 技术实施要点 | 扣分情况及存在问题 |
|---|---|---|---|---|
| 案例分析（20分） | | 4 | 临床思维清晰 | |
| | | 8 | 制订病情紧急预案迅速、全面 | |
| | | 8 | 思考题回答正确 | |
| 护理技能操作（48分） | 心电监护技术 | 4 | 电极片粘贴位置准确，避开除颤部位 | |
| | | 4 | 各导联线连接正确 | |
| | 心电图检查 | 4 | 各导联连接正确 | |
| | | 4 | 能够识别异常心电图 | |
| | | 4 | 动作轻柔，操作熟练，保护患者隐私 | |
| | 病情观察 | 4 | 意识、生命体征变化 | |
| | | 4 | 胸痛发作情况、用药反应 | |
| | | 4 | 心率及节律变化，辅助检查及实验室检查结果等 | |
| | 除颤技术 | 4 | 掌握除颤的适应证 | |
| | | 4 | 除颤部位准确 | |
| | | 4 | 除颤方法无误 | |
| | 静脉穿刺、静脉注射技术 | 4 | 穿刺部位选择合适，操作方法无误 | |
| 人文关怀（12分） | | 4 | 态度亲切、语言恰当 | |
| | | 4 | 沟通有效 | |
| | | 4 | 宣教内容正确 | |
| 团队合作（20分） | | 4 | 医护人员衣帽整齐 | |
| | | 4 | 情景设计合理，准备充分 | |
| | | 4 | 组织有序，限时内完成操作 | |
| | | 4 | 情景模拟生动 | |
| | | 4 | 总结分析客观、全面 | |
| 总分 | | 100 | | |

## 【选择题】

1. 电除颤的适应证是　　（　　）

A. 心肌梗死　　B. 心绞痛

C. 室颤　　　　　　　　　D. 室性心动过速
E. 房颤

2. 急性心梗首选检查是　　　　　　　　　　　　　　　　（　　）
A. 心电图　　　　　　　　B. 心脏彩超
C. 冠脉造影术　　　　　　D. CT 检查
E. MRI 检查

## 【选择题答案】

1. C　2. A

## 【评判性思考】

1. 该患者的护理问题可能还有哪些没有想到？
2. 如何交流，才能让患者放松情绪，更好地配合诊疗与护理？
3. 如何对患者进行健康宣教与出院指导？
4. 急性胸痛还有哪些急危症状？如何鉴别？

（李　博）

# 项目二 腹痛患者的急救护理

## 【实验学时】

3 学时。

## 【实验类型】

综合型实验。

## 【学习目标】

1. 能对腹痛患者进行准确分诊,并实施快速、及时、正确、合理的救护。
2. 能综合实施监护、吸氧、静脉注射、静脉采血等基础护理操作。
3. 能在救护中进行合理、有效的团队合作与分工。
4. 能及时、恰当地与患者家属沟通,实施人文关怀。

## 【实验准备】

1. 物品准备:监护仪、吸痰仪、吸氧装置、急救车、急救箱、静脉输液及静脉采血用物等。

2. 学生课前准备:学生分组,每组选出组长 1 人。课前通过复习、查阅文献等小组学习强化腹痛患者急救护理的相关知识。

## 【情境案例】

患者王某,男,45 岁,以"突发上腹剧烈疼痛 2 h"为主诉入院,无外伤史,有乙肝病史及胃病史 10 余年。2 h 前,患者突然左上腹腹痛、腹胀,疼痛难忍,阵发性加剧。即刻入院,神志清,自述口渴。查体:腹部膨隆,全腹压痛,腹肌紧张,反跳痛明显,叩诊有移动性浊音,初步诊断为胃溃疡穿孔。生命体征:体温 36.8 ℃,脉搏 95 次/min,呼吸 20 次/min,血压 100/70 mmHg。

## 【实验内容与步骤】

(一)案例讨论

1. 患者初入病房,护士如何接诊患者及其家属?

学生分组,每组选 4 位同学进行角色扮演,1 名护士、2 名家属、1 名患者,分别进行评析。

2. 如何为该患者进行专科体格检查?

2名同学进行角色扮演,1名患者、1名病房责任护士,进行体格检查练习。讨论并评析。

3. 情境一:该患者在病房接诊时,突然呼吸急促,面色苍白,四肢湿冷,测血压73/40 mmHg,脉搏120次/min,呼吸24次/min。医生给予口头医嘱“立即吸氧;建立静脉通路,给予生理盐水500 mL,快速输入”。

分析以下问题:

(1)各项抢救措施是否正确实施?操作是否正确?

(2)抢救方案是否正确?分工是否合理?

(3)团队协作是否协调、有序?能否发挥每个成员的能力?

4. 情境二:经过半小时的抢救,患者腹痛加重,生命体征好转:体温36.5 ℃,脉搏103次/min,呼吸20次/min,血压90/60 mmHg、血氧饱和度94%,全腹压痛、反跳痛和肌紧张明显,移动性浊音阳性,肠鸣音消失。

分析以下问题:

(1)患者拟转手术治疗,术前半小时准备工作有哪些?

(2)请帮助护士制订应对出血性休克的预案。

5. 情境三:经过2周积极治疗,患者各项生命体征正常,准备出院。患者家属询问患者以后是否还会出现这样的情况。

分析以下问题:

(1)此时护士如何回答患者家属的问题,实施人文关怀?

(2)请帮助护士制订出院健康教育计划。

(二)学生分组

每组学生代表发言,教师点评分析。

(三)技能训练

1. 监护仪的使用方法详见模块一项目一:多功能监护仪应用技术。

2. 密闭式周围静脉输液法详见《基础护理学综合实践能力训练教程》模块十三项目一密闭式周围静脉输液法。

3. 休克患者的急救措施

适应证:各种原因导致的休克(如过敏性休克、出血性休克、感染性休克等)。

方法与步骤:①安置休克体位。②测量或使用心电监护了解目前患者的生命体征,并详细记录。③清除呼吸道异物,保持呼吸道通畅,吸氧。④迅速建立静脉通路,输液。⑤留置导尿管。⑥抽血,查血常规、凝血时间、肝肾功能;血型和交叉配血试验,迅速输血。⑦禁食、胃肠减压。

## 【操作评分标准】

腹痛患者的急救护理操作评分标准见表6-2。

表 6-2　腹痛患者的急救护理操作评分标准

| 项目 | 评价内容 | 分值 | 技术实施要点 | 扣分情况及存在问题 |
|---|---|---|---|---|
| 案例分析（20 分） | | 4 | 临床思维清晰 | |
| | | 8 | 制订病情紧急预案迅速、全面 | |
| | | 8 | 思考题回答正确 | |
| 护理技能操作（48 分） | 维持气道通畅 | 4 | 体位摆放正确 | |
| | | 5 | 清理呼吸道，必要时吸痰 | |
| | | 4 | 吸氧 | |
| | 休克处理 | 5 | 遵医嘱给药，操作无误且迅速 | |
| | | 5 | 保持休克体位 | |
| | | 5 | 遵循无菌原则，操作熟练 | |
| | 病情观察 | 4 | 生命体征测量 | |
| | | 4 | 瞳孔大小、对光反射及神志改变 | |
| | | 4 | 记录发作情况、用药反应 | |
| | 监护仪的使用 | 4 | 部位、方法无误 | |
| | | 4 | 操作熟练 | |
| 人文关怀（12 分） | | 4 | 态度亲切、语言恰当 | |
| | | 4 | 沟通有效 | |
| | | 4 | 宣教内容正确 | |
| 团队合作（20 分） | | 4 | 医护人员衣帽整齐 | |
| | | 4 | 情景设计合理，准备充分 | |
| | | 4 | 组织有序，限时内完成操作 | |
| | | 4 | 情景模拟生动 | |
| | | 4 | 总结分析客观、全面 | |
| 总分 | | 100 | | |

## 【选择题】

1. 对未明确诊断的急腹症患者，下列哪项处置是错误的　（　　）

A. 严密观察

B. 禁用吗啡、哌替啶等止痛剂

C. 禁用泻药和灌肠

D. 流食

E. 抗感染治疗

2. 腹膜炎患者治疗中出现大便次数增多，里急后重，黏液便，应考虑并发　(　　)

A. 膈下脓肿　　B. 肠面脓肿

C. 细菌性痢疾　　D. 盆腔脓肿

E. 中毒性痢疾

3. 十二指肠溃疡并发穿孔引起的急腹症早期症状中，下列哪项是错误的　(　　)

A. 腹肌紧张　　B. 呕吐

C. 早期出现休克症状　　D. 发热

E. 肠鸣音消失

4. 患者，女性，41 岁，出现黑便近 2 个月，近日突然出现剧烈腹痛，护士对其采取的措施不应包括　(　　)

A. 监测生命体征　　B. 给予禁食

C. 给予强效镇痛剂　　D. 给予心理安抚

E. 给予胃肠减压

5. 急性腹膜炎患者发生休克的主要原因是　(　　)

A. 剧烈腹痛　　B. 大量呕吐失液

C. 呼吸循环功能不全　　D. 胃肠道渗出液刺激

E. 毒素大量吸收

6. 患者，男性，50 岁，饱餐酗酒后 2 h，上腹部持续性剧痛并向左肩及腰背部放射，伴恶心呕吐，12 h 后来院急诊，日前有助于诊断检查的是　(　　)

A. 腹腔穿刺

B. 血、尿淀粉酶测定

C. 血常规

D. 腹部 B 超

E. 胸、腹 X 射线片

7. 患者，男性，49 岁。饱餐后突发上腹部持续剧烈疼痛，伴反复恶心，呕出胆汁。查体：上腹部压痛，腹壁轻度紧张，测血清淀粉酶明显增高，对患者首选的处理措施为　(　　)

A. 禁食、胃肠减压　　B. 适当补钾、补钙

C. 外科手术准备　　D. 屈膝侧卧位

E. 应用抗生素

8. 下列有关急性腹痛的处理不正确的是　(　　)

A. 详细了解患者腹痛的特点，严密观察腹痛的变化情况

B. 剧烈腹痛患者明确诊断前应先禁食

C. 协助患者采取有利于减轻疼痛的体位

D. 急腹症患者可采用腹部热敷缓解疼痛

E. 患者疼痛剧烈时应立即给予强效镇痛剂

## 【选择题答案】

1. D　2. D　3. C　4. C　5. E　6. B　7. A　8. DE

## 【评判性思考】

1. 腹痛患者如何做好心理安抚?
2. 腹痛患者康复后的健康宣教内容有哪些?

（裴永菊）

# 项目三 多发性创伤患者的急救护理(以车祸伤为例)

## 【实验学时】

3 学时。

## 【实验类型】

综合型实验。

## 【学习目标】

1. 能对患者进行创伤严重程度评估,判断有无致命性损伤,实施快速、及时、正确、合理的救护。

2. 能综合实施心电监护、吸氧、止血、包扎、固定、搬运等护理操作。

3. 能熟练掌握体格检查、创伤评估等方法。

4. 能在救护中进行合理、有效的团队合作与分工。

5. 能及时、恰当地与患者及家属沟通,实施人文关怀。

## 【实验准备】

1. 物品准备:监护仪、吸氧装置、吸痰装置、转运平车、脊柱板、急救箱、夹板、颈托、纱布、绷带、静脉输液用物等。

2. 学生课前准备:学生分组,每组选出组长 1 人。课前通过复习、查阅文献等小组学习强化多发伤急救处理的相关知识。

## 【情境案例】

患者丁某,男,31 岁,以“车祸伤后 1 h,伴意识不清半小时”为代主诉入院。因酒后骑摩托车躲避路人,与路边树木相撞并翻车。入院时患者全身多处擦伤,左上肢骨折,疑似颈椎骨折,腹部触诊示:腹部有压痛、反跳痛,移动性浊音阳性,腹腔抽出不凝血,患者意识不清,呼之不应。生命体征:体温 36.4 ℃,心率 108 次/min,呼吸 35 次/min,血压 85/60 mmHg。

## 【实验内容与步骤】

(一)案例讨论

1. 患者送入急诊科后,分诊护士应如何对患者进行体格检查和创伤评估?

学生分组，每组选4位同学进行角色扮演，2名护士、1名路人、1名患者，分别进行评析。

2. 如何区分该患者意识不清是由于醉酒还是外伤？

2名同学进行角色扮演，1名患者、1名急诊护士，对患者进行昏迷评估。讨论并评析。

3. 情境一：该患者入抢救室后突然出现面色苍白、全身湿冷，血压64/47 mmHg，心率140次/min。医生给予口头医嘱"立即心电监护、吸氧，建立2条静脉通路，给予补液、扩充血容量等治疗，抽取血常规、血型、传染病筛查等血标本，并给予保暖"。

分析以下问题：

(1)各项抢救措施是否正确实施？操作是否正确？

(2)抢救方案是否正确？分工是否合理？

(3)团队协作是否协调、有序，能否发挥每个成员的能力？

4. 情境二：半小时后患者血压回升，心率110次/min，四肢回暖。患者意识恢复，诉腹痛剧烈，要求尽快止痛。

分析以下问题：

(1)此时护士应重点评估患者哪些症状，是否应该给予患者立即止痛？

(2)请帮助护士制订评估患者腹痛的方案？

5. 情境三：经积极治疗，患者各项生命体征平稳，需外出行X射线、CT检查。患者家属询问患者是否可以喝水。

分析以下问题：

(1)此时患者外出检查及搬运过程中应注意哪些问题？

(2)此时护士如何回答患者家属的问题，实施人文关怀？

### (二)学生分组

每组学生代表发言，教师点评分析。

### (三)技能训练

1. 监护仪的使用目的及操作方法与步骤详见模块一项目一：多功能监护仪应用技术。

2. 创伤患者的止血、包扎、固定及搬运技术详见模块二：创伤患者护理技术。

3. 成人心肺复苏术的目的及操作方法与步骤详见模块三项目四：成人心肺复苏术。

## 【操作评分标准】

多发性创伤患者的急救护理操作评分标准见表6-3。

**表6-3　多发性创伤患者的急救护理操作评分标准**

| 项目 | 评价内容 | 分值 | 技术实施要点 | 扣分情况及存在问题 |
|---|---|---|---|---|
| 案例分析（20分） | | 4 | 临床思维清晰 | |
| | | 8 | 制订病情紧急预案迅速、全面 | |
| | | 8 | 思考题回答正确 | |
| 护理技能操作（48分） | 体格检查 | 4 | 体格检查全面、准确 | |
| | 创伤急救 | 4 | 评估受伤部位、严重程度 | |
| | | 4 | 能够熟练止血、包扎 | |
| | | 4 | 对骨折部位正确固定 | |
| | | 4 | 迅速建立2条以上静脉通路，并遵医嘱给药，操作无误 | |
| | | 4 | 准确观察患者尿量、休克指数 | |
| | 病情观察 | 4 | 生命体征持续监测 | |
| | | 4 | 瞳孔大小、对光反射及意识改变 | |
| | | 4 | 观察用药反应 | |
| | 骨折患者的搬动 | 4 | 轴线搬运，避免加重损伤 | |
| | | 4 | 正确处理四肢骨折及疑似颈椎骨折 | |
| | | 4 | 遵循节力原则，动作轻柔 | |
| 人文关怀（12分） | | 4 | 态度亲切、语言恰当 | |
| | | 4 | 沟通有效 | |
| | | 4 | 宣教内容正确 | |
| 团队合作（20分） | | 4 | 医护人员衣帽整齐 | |
| | | 4 | 情景设计合理，准备充分 | |
| | | 4 | 组织有序，限时内完成操作 | |
| | | 4 | 情景模拟生动 | |
| | | 4 | 总结分析客观、全面 | |
| 总分 | | 100 | | |

## 【选择题】

1. 格拉斯哥昏迷评分法进行意识评估主要包括　　（　　）

A. 睁眼反应　　B. 语言反应

C. 肢体运动　　D. 疼痛反应

E. 瞳孔对光反射

2. 颈椎骨折患者可能有哪些体征 （ ）

A. 颈部疼痛肿胀
B. 肢体触觉消失
C. 大小便失禁
D. 双侧瞳孔不等大
E. 意识障碍

3. 休克患者有哪些体征 （ ）

A. 四肢僵冷
B. 收缩压下降
C. 尿量减少
D. 心率加快
E. 心率减慢

4. 对于外伤患者应优先处理哪一问题 （ ）

A. 出血不止
B. 剧烈疼痛
C. 严重呼吸困难
D. 尿量减少
E. 四肢骨折

5. 在腹部闭合性损伤导致腹内脏器破裂时，下列论述正确的是 （ ）

A. 实质性脏器破裂的突出表现为腹痛
B. 肝破裂较脾破裂多见
C. 实质性脏器破裂时腹穿均可抽到不凝血
D. 空腔脏器破裂时突出表现是腹膜炎
E. 肠破裂较脾破裂多见

6. 昏迷患者病情观察时应注意什么 （ ）

A. 瞳孔
B. 尿量
C. 体温
D. 大小便
E. 血压

## 【选择题答案】

1. ABC　2. ABC　3. ABCD　4. C　5. D　6. A

## 【评判性思考】

1. 患者存在的护理问题可能还有哪些没有想到？
2. 休克指数指什么？具体意义是什么？
3. 对于诊断尚未明确的腹痛，是否可以给予立即止痛，为什么？
4. 对于多发创伤患者如何分级？分别对应哪些急救措施？

（李　博）

# 项目四 急性中毒患者的急救护理(以有机磷中毒合并呼吸衰竭患者为例)

## 【实验学时】

3 学时。

## 【实验类型】

综合型实验。

## 【学习目标】

1. 能及时对中毒患者实施正确、合理的救护。

2. 能综合运用洗胃机、心电监护、呼吸机等设备,实施吸氧、吸痰等护理操作。

3. 能正确判断阿托品化、阿托品中毒、中间型综合征和“反跳”现象,并进行合理、有效的救护。

4. 能给予患者及家属心理护理,实施人文关怀。

## 【实验准备】

1. 物品准备:洗胃机、解毒药物、静脉输液用物、监护仪、吸痰装置、吸氧装置、呼吸机、气管插管包等。

2. 学生课前准备:学生分组,每组选出组长 1 人。课前通过复习、查阅文献等小组学习,强化急性有机磷中毒患者急救处理的相关知识。

## 【情境案例】

患者赵某,女,45 岁,因与家人发生口角后口服“乐果”约 80 mL,30 min 后被家人发现,送入医院。来时神志模糊,双侧瞳孔等大等圆,直径约 1 mm,对光反射均迟钝,听诊肺部有湿啰音,面色苍白,时有恶心,呼吸有大蒜味,以“急性有机磷中毒”收入急诊抢救室救治。来时生命体征:体温 35.5 ℃,脉搏 78 次/min,呼吸 23 次/min,血压 95/55 mmHg。

## 【实验内容与步骤】

(一)案例讨论

1. 患者就诊,护士如何接诊患者及其家属?

学生分组,每组选4位同学进行角色扮演,1名护士、2名家属、1名患者,分别进行评析。

2. 情景一:在接诊时该患者身上衣物沾有农药,呼吸加快,咳嗽、咳痰,谵妄,烦躁不安,瞳孔呈针尖样。医生给予口头医嘱"立即洗胃,给予解毒药物应用,吸氧,吸痰"。

分析以下问题:

(1)各项抢救措施是否正确实施?操作是否正确?

(2)抢救方案是否正确?分工是否合理?

(3)团队协作是否协调、有序,能否发挥每个成员的能力?

3. 情境二:遵医嘱给予解毒药物应用(阿托品静脉注射,碘解磷定肌内注射),1 h后患者全身肌肉痉挛,呼吸困难,口唇发绀,出现呼吸衰竭,血氧饱和度85%,医嘱立即进行气管插管。

分析以下问题:

(1)应用解毒药物后护士应重点观察患者哪些症状?怎样区分阿托品化和阿托品中毒?

(2)请帮助护士制订应对患者并发呼吸衰竭的预案?

4. 情境三:患者经过治疗症状逐渐好转,4 d后突然出现大汗淋漓,气道分泌物增多,瞳孔呈针尖样,心率减慢。

分析以下问题:

(1)患者为什么病情突然加重?

(2)护士应该怎么做?

5. 情景四:患者治疗7 d后,出现眼睑下垂、睁眼困难,上肢无力,呼吸困难,继而昏迷。

分析以下问题:患者发生了什么?为什么会出现上述症状?

6. 情境五:经过积极治疗,患者各项生命体征正常,准备出院。患者及家属询问该病是否会有后遗症,需要注意什么。

分析以下问题:

(1)此时护士如何回答患者及家属的问题,实施人文关怀?

(2)请帮助护士制订出院健康教育计划。

(二)学生分组

每组学生代表发言,教师点评分析。

(三)技能训练

1. 洗胃技术详见模块五项目一:洗胃术。

2. 呼吸机的安装与使用

适应证:心肺复苏术后。①各种原因引起的各种类型的呼吸衰竭。②中重度急性肺水肿。③重度哮喘持续状态。④神经肌肉病变引起的呼吸麻痹。⑤大手术和术后呼吸支持。

方法与步骤:

（1）操作前准备

1）用物准备：呼吸机、呼吸机管路、湿化罐、模拟肺、听诊器、输液器 1 根、灭菌注射用水 1 瓶、棉签、碘伏、快速手消毒剂、治疗车 1 辆、弯盘 1 个。物品有序地摆放于治疗车上，检查电源、气源。

2）人员准备：衣帽整齐，操作前洗手、戴口罩。将备用物推至患者床旁，核对患者床头卡及腕带的床号、姓名等信息。

（2）快速手卫生消毒，准备呼吸机。

1）连接电源。

2）连接气源。

3）连接湿化瓶，打开灭菌注射用水，消毒瓶口，打开输液器与湿化罐口连接，加灭菌水至湿化罐标准水位。

4）连接呼吸机管路：用单根短管路将呼吸机送气口与湿化罐进气口连接，将其余 4 根管路按要求连接形成呼吸回路，分别与湿化罐出气口、呼吸机出气口连接（积水杯处于最低位）。

5）打开模拟肺外包装，将模拟肺与呼吸机 Y 管连接，将连接好的呼吸机管路用支架固定。

（3）开机自检，打开湿化器开关，调节湿化器湿度。

（4）根据患者具体情况和所选呼吸机机型设置呼吸模式及参数，设置模式（A/C、SIMV、PSV、CPAP 等）。

（5）设置参数及报警值。

1）潮气量：4 ~ 12 mL/kg。

2）呼吸频率：10 ~ 15 次/min。

3）呼吸比：正常成人为 1 ∶（1.5 ~2.5）。

4）氧浓度：根据病情设置给氧浓度；可先初始给予 100%，以后根据病情逐渐向下调节。

5）压力支持：0 ~ 20 $cmH_2O$。

6）PEEP：0 ~ 5 $cmH_2O$。

7）峰压：20 ~ 40 $cmH_2O$。

8）触发灵敏度：流量触发 3 ~ 5 L/min（压力触发 -3 ~ -1 $cmH_2O$）。

9）低压报警：≥5 $cmH_2O$；高压报警：≤50 $cmH_2O$。

低分钟通气量报警：3 L/min；高分钟通气量报警：10 L/min。

（6）初始参数设置好后，使呼吸机处于工作状态或 STAND. BY，观察模拟肺充放气情况，检查有无漏气，管道是否畅通，湿化瓶温度及报警功能，观察通气参数是否与设置相符。

（7）再次核实患者信息，神志清醒的患者做好解释工作，取得配合。

（8）连接呼吸机与气管插管，如有分泌物，首先清理呼吸道，去除模拟肺后与气管插管连接，听诊两肺呼吸音是否对称，测试人工气道通气与密闭情况。

1）观察呼吸机是否正常工作、患者生命指标是否趋向正常。

2）记录上机时间及相关参数。

3)根据患者的生命体征、指脉氧、意识状态、临床表现及血气等调整相关参数。

(9)撤机:将呼吸机与患者分离,关机、关湿化开关,切断气源、电源。整理用物,洗手,记录护理记录单。

## 【操作评分标准】

急性中毒患者的急救护理操作评分标准见表6-4。

**表6-4　急性中毒患者的急救护理操作评分标准**

| 项目 | 评价内容 | 分值 | 技术实施要点 | 扣分情况及存在问题 |
|---|---|---|---|---|
| 案例分析(20分) | | 4 | 临床思维清晰 | |
| | | 8 | 制订病情紧急预案迅速、全面 | |
| | | 8 | 思考题回答正确 | |
| 护理技能操作(48分) | 洗胃技术 | 4 | 体位正确 | |
| | | 4 | 胃管插入正确,判断胃管位置 | |
| | | 4 | 用物处置正确 | |
| | 药物应用 | 4 | 遵医嘱给予解毒药,操作无误 | |
| | | 4 | 遵循无菌原则,操作熟练 | |
| | | 4 | 及时观察用药后反应 | |
| | 病情观察 | 4 | 生命体征测量 | |
| | | 4 | 瞳孔大小、对光反射、神志、胆碱酯酶改变 | |
| | | 4 | 记录发作情况及病情变化 | |
| | 维持气道通畅 | 4 | 正确安装呼吸机并调节参数 | |
| | | 4 | 吸氧,及时吸痰,清理呼吸道 | |
| | | 4 | 做好气管插管护理 | |
| 人文关怀(12分) | | 4 | 态度亲切、语言恰当 | |
| | | 4 | 沟通有效 | |
| | | 4 | 宣教内容正确 | |
| 团队合作(20分) | | 4 | 医护人员衣帽整齐 | |
| | | 4 | 情景设计合理,准备充分 | |
| | | 4 | 组织有序,限时内完成操作 | |
| | | 4 | 情景模拟生动 | |
| | | 4 | 总结分析客观、全面 | |
| 总分 | | 100 | | |

## 【选择题】

1. 男性，20 岁，误服有机磷农药，瞳孔缩小、面肌颤动、呼吸有大蒜味，最好选用哪种溶液来洗胃　（　）

A. 1：5 000 高锰酸钾　B. 硫酸铜溶液
C. 碳酸氢钠水　D. 生理盐水
E. 清水

2. 某患者因有机磷中毒住院治疗，在应用阿托品治疗时，下列哪项指标不是阿托品治疗的有效指标　（　）

A. 口干、皮肤干燥　B. 颜面潮红
C. 心率加快　D. 瞳孔较前缩小
E. 肺部湿啰音减少

3. 重度有机磷中毒时，全血胆碱酯酶活力应为　（　）

A. 70% 以下　B. 60% 以下
C. 50% 以下　D. 40% 以下
E. 30% 以下

4. 诊断有机磷中毒的主要指标是　（　）

A. 确切的接触史　B. 出现毒蕈碱和烟碱样症状
C. 血胆碱酯酶活性降低　D. 阿托品试验诊断阳性
E. 呕吐物和衣物有大蒜味

5. 治疗有机磷中毒时，下列哪一项是错误的　（　）

A. 阿托品用量应根据中毒的程度适当掌握
B. 出现阿托品化应减量，延长给药时间
C. 中度以上中毒，阿托品疗效差，可合用胆碱酯酶复活剂
D. 阿托品与复活剂合用时，减少阿托品的用量
E. 各种复活剂只选一种即可

6. 有机磷中毒所致的呼吸肌麻痹用　（　）

A. 新斯的明　B. 阿托品
C. 可拉明　D. 碳酸氢钠
E. 解磷定

7. 敌百虫中毒时，不宜采用碱性溶液洗胃的原因是　（　）

A. 损伤胃食管黏膜　B. 抑制毒物吸收
C. 增加毒物溶解度　D. 生成毒性更强的敌敌畏
E. 降低毒物溶解度

8. 下列哪类患者可以洗胃　（　）

A. 吞服硫酸者　B. 口服敌百虫中毒者
C. 肝硬化伴食管静脉曲张者　D. 近期有胃穿孔者
E. 近期有上消化道出血者

9. 百草枯中毒给氧的原则是 （　　）

A. 任何时候均应给氧

B. 出现缺氧表现，$PO_2$<40 mmHg 时给予低流量给氧

C. 始终不能给氧

D. 应高流量给纯氧

E. 视情况而定

10. 胃管洗胃术在服毒多久内洗胃效果最好 （　　）

A. 6 h 内　　B. 7 h 内

C. 8 h 内　　D. 9 h 内

E. 10 h 内

## 【选择题答案】

1. C　2. D　3. E　4. C　5. C　6. E　7. D　8. B　9. B　10. A

## 【评判性思考】

1. 患者存在的护理问题可能还有哪些没有想到？
2. 针对不同文化背景的患者及家属，如何达到更好的护患交流效果？
3. 除生理盐水外，还可以使用什么为急性中毒患者洗胃？
4. 如何预防阿托品中毒？

（臧舒婷）

# 项目五　窒息患者的急救护理

## 【实验学时】

3 学时。

## 【实验类型】

综合型实验。

## 【学习目标】

1. 能在患者发生危急情况时实施快速、及时、正确、合理的判断与救护。
2. 能综合实施体位引流、吸痰技术、静脉穿刺、静脉注射等基础护理操作。
3. 能在救护中进行合理、有效的团队合作与分工。
4. 能及时、恰当地与患者家属沟通,实施人文关怀。

## 【实验准备】

1. 物品准备:监护仪、吸痰仪、吸痰用物、吸氧装置、成人模型、急救车、急救箱、静脉输液用物等。

2. 学生课前准备:学生分组,每组选出组长 1 人。课前通过复习、查阅文献等小组学习强化窒息急救处理的相关知识。

## 【情境案例】

患者陈某,女,61 岁,以“反复咯血 2 年,血量增多 5 d”为主诉入院。2 年多前因受凉出现咳嗽、咳白痰,伴有咯血不适,多为 2 ~ 3 口/d,咯血多于凌晨 5 点左右出现,起病后多次查胸片及胸部 CT,多提示“支气管炎”,近日咯血量增至 4 ~ 5 口/d,为鲜红色血,遂来我院就诊。入院时查体:体温 36. 5 ℃,血压 118/66 mmHg,脉搏 82 次/min,呼吸 20 次/min,血氧饱和度 99%,神志清楚;自动体位、检查合作,全身皮肤黏膜无黄染,浅表淋巴结无明显肿大;五官正;气管居中;甲状腺无肿大;双肺呼吸音粗,双肺未闻及明显干、湿啰音;腹平软,肝脾肋下未及;脊无畸形,双肾区无叩击痛;双下肢无水肿;病理征阴性。

## 【实验内容与步骤】

(一)案例讨论

1. 患者初入病房,护士如何接诊患者及其家属?

学生分组，每组选4位同学进行角色扮演，1名护士、2名家属、1名患者，分别进行评析。

2. 如何为该患者进行专科体格检查？

2名同学进行角色扮演，1名患者、1名病房责任护士，进行体格检查练习。讨论并评析。

3. 情境一：该患者在病房接诊时突然剧烈咳嗽，咯出大量血块，此时自诉胸闷、胸内发热，随即出现咯血停止、呼吸困难，喉部有痰鸣音。医生给予口头医嘱“垂体后叶素10 U，溶于20 mL 0.9%氯化钠注射液稀释，缓慢静脉注射（10 min以上）；立即进行体位引流、清除积血，吸氧”。

分析以下问题：

（1）各项抢救措施是否正确实施？操作是否正确？

（2）抢救方案是否正确？分工是否合理？

（3）团队协作是否协调、有序，能否发挥每个成员的能力？

4. 情境二：经抢救患者病情稳定，医生临时医嘱给绝对卧床、禁食的处理。患者家属不解地询问护士，我们为什么不能吃东西，还动都不能动。

分析以下问题：

（1）此时护士应重点观察患者哪些症状？

（2）如果你是护士，该如何回答患者家属的问题？

5. 情境三：经过2周积极治疗，患者各项生命体征正常，准备出院。患者家属询问这样的咯血是否还会反复，回去我们该注意些什么。

分析以下问题：

（1）此时护士如何回答患者家属的问题，实施人文关怀？

（2）请帮助护士制订出院健康教育计划。

### （二）学生分组

每组学生代表发言，教师点评分析。

### （三）技能训练

1. 体位引流

适应证：①分泌物或细胞滞留引起的大面积肺不张、结构异常而引起分泌物聚集，长期无法排出（如支气管扩张、囊性肺纤维化或肺脓肿）。②由于用力呼气受限（如慢性阻塞性肺疾病、肺纤维化）而无力排出分泌物的患者急性感染时。③咳嗽无力者（如老年或恶病质患者，神经肌肉疾病、术后或创伤性疼痛、气管切开术患者支气管碘油造影检查前后）。

方法与步骤：①根据肺部病变部位采取不同姿势做体位引流。如病变在下叶、舌叶或中叶，取头低足高略向健侧卧位；如在上叶，则采取坐位或半坐卧位，以利引流。②引流时，嘱患者行间歇深呼吸后用力咳嗽，护理人员用手（手心屈曲呈凹状）轻拍患者胸或背部，自下向上进行，直到痰液排尽，或使用机械震动器，每日3~4次，每次15~30 min，将聚积的分泌物松动，并使其移动，易于咳出或引流。

2. 经口/鼻腔吸痰技术

适应证:①患者无力咳嗽咳痰或不能充分排痰;②气管插管或气管切开术后患者,需通过吸痰协助清理呼吸道;③溺水者;④大量咯血者。

方法与步骤:①携用物至患者床旁,核对患者,协助患者取舒适卧位;②接通电源,打开吸引器开关,检查吸引装置性能是否良好,根据患者的情况及痰黏稠度调节负压;③吸引器胶管与吸痰管相接,试吸生理盐水(放于治疗碗中),检查是否通畅;④患者平卧或侧卧头转向操作者并略向后仰张口。昏迷患者可用压舌板或开口器帮助张口;⑤一只手将导管末端折叠(连接玻璃接管处),以免负压吸附黏膜,引起损伤,另一只手戴无菌手套持吸痰管头端;⑥轻轻插入口腔或鼻腔,吸出口腔及咽部分泌物;⑦另换吸痰管,折叠导管末端,插入气管内适度深度,然后放开导管末端,轻柔、灵活、迅速地左右旋转向上提吸痰管吸痰;⑧拔出吸痰管后吸入生理盐水冲洗吸痰管;⑨每次吸痰时间不超过 15 s,如痰未吸尽,休息 3 ~5 min 再吸;⑩清洁患者口鼻;⑪关闭电源,观察口腔黏膜有无损伤及患者反应。协助患者取舒适卧位;⑫清洁用物、洗手,做好记录。

## 【操作评分标准】

窒息患者的急救护理操作评分标准见表 6-5。

**表 6-5　窒息患者的急救护理操作评分标准**

| 项目 | 评价内容 | 分值 | 技术实施要点 | 扣分情况及存在问题 |
|---|---|---|---|---|
| 案例分析(20 分) | | 4 | 临床思维清晰 | |
| | | 8 | 制订病情紧急预案迅速、全面 | |
| | | 8 | 思考题回答正确 | |
| 护理技能操作(48 分) | 维持气道通畅 | 4 | 体位摆放正确 | |
| | | 4 | 清理呼吸道,必要时吸痰 | |
| | | 4 | 吸氧 | |
| | 窒息的处理 | 4 | 遵医嘱给药,操作无误 | |
| | | 4 | 反应迅速、判断正确 | |
| | | 4 | 遵循无菌原则,操作熟练 | |
| | 病情观察 | 4 | 生命体征测量 | |
| | | 4 | 瞳孔大小、对光反射及神志改变 | |
| | | 4 | 记录发作情况、用药反应 | |
| | 体位引流 | 4 | 体位摆放正确 | |
| | | 4 | 叩击部位及手法无误 | |
| | | 4 | 引流过程中注意观察患者反应 | |

续表 6–5

| 项目 | 评价内容 | 分值 | 技术实施要点 | 扣分情况及存在问题 |
| --- | --- | --- | --- | --- |
| 人文关怀（12 分） | | 4 | 态度亲切、语言恰当 | |
| | | 4 | 沟通有效 | |
| | | 4 | 宣教内容正确 | |
| 团队合作（20 分） | | 4 | 医护人员衣帽整齐 | |
| | | 4 | 情景设计合理，准备充分 | |
| | | 4 | 组织有序，限时内完成操作 | |
| | | 4 | 情景模拟生动 | |
| | | 4 | 总结分析客观、全面 | |
| 总分 | | 100 | | |

## 【选择题】

1. 初产妇，33 岁。行会阴侧切及产钳术结束分娩，新生儿轻度窒息，抢救的措施应首先（　　）

A. 吸氧　　B. 保暖

C. 清理呼吸道　　D. 心外按摩

E. 建立补液通道

2. 大咯血时最危险的并发症是（　　）

A. 出血性休克　　B. 贫血

C. 肺不张　　D. 肺部感染

E. 窒息

3. 抢救大咯血窒息患者时患者体位应是（　　）

A. 仰卧位　　B. 俯卧位

C. 头低脚高位　　D. 平卧位

E. 头高脚低位

4. 患者，女性，32 岁，咯血约 250 mL，突然中断，呼吸极度困难，喉部有痰鸣音，表情恐怖，两手乱抓，护士首先应该（　　）

A. 立即通知医生　　B. 给予低流量吸氧

C. 立即气管插管　　D. 建立静脉通道

E. 清除呼吸道积血

5. 患者女性，36 岁。因重度甲亢行甲状腺大部切除术，术后 5 h 出现呼吸困难，逐渐加重，并出现烦躁、发绀。首要的处理措施是（　　）

A. 人工呼吸　　B. 大剂量激素治疗

C. 立即行气管插管　　D. 立即剪开伤口缝线进行探查

E. 立即送手术室进行检查处理

6. 窒息复苏的方案包括　　(　　)

A. 尽量吸净呼吸道黏液

B. 建立呼吸通路,增加通气

C. 维持正常循环,保证足够心排血量

D. 药物治疗

E. 评价

## 【选择题答案】

1. C　2. E　3. C　4. E　5. D　6. ABCDE

## 【评判性思考】

1. 如何预防患者窒息?

2. 患者窒息解除后如何做好心理护理?

3. 人工气道患者如何预防窒息的发生?

(裴永菊)

# 项目六 循环系统急症患者的急救护理(以急性心肌梗死并突发心搏骤停患者为例)

## 【实验学时】

3 学时。

## 【实验类型】

综合型实验。

## 【学习目标】

1. 准确识别异常心电图,迅速对心搏骤停做出判断。
2. 能在患者突发心搏骤停时实施快速、及时、正确、合理的救护。
3. 能掌握胸外心脏按压、简易呼吸气囊、电除颤的操作要领。
4. 能综合实施吸氧、心电监护、静脉给药、吸痰等基础护理和抢救操作。
5. 能在救护中进行合理、有效的团队合作与分工。
6. 能及时、恰当地与患者家属沟通,实施人文关怀。

## 【实验准备】

1. 物品准备:多功能心电监护仪、吸痰仪、吸氧装置、简易呼吸气囊、除颤器、急救车、静脉输液用物等。

2. 学生课前准备:学生分组,每组选出组长 1 人。课前通过复习、查阅文献等小组学习强化心搏骤停患者急救处理的相关知识。

## 【情景案例】

患者,王某,男,60 岁,因"发作性心前区疼痛 2 年,加重 4 h"为主诉入院。患者因通宵打麻将于凌晨 4 时出现心前区疼痛,呈压榨性,向左肩及后背放射,伴胸闷、大汗,无恶心、呕吐,有濒死感,含服速效救心丸,疼痛持续不缓解。患者既往冠心病病史,遂急送我院就诊。急诊以"急性心肌梗死"为主要诊断收入。生命体征:体温 36.3 ℃,脉搏 42 次/min,呼吸 26 次/min,血压 80/50 mmHg。急性面容,心电图提示:急性下壁心肌梗死。

## 【实验内容及步骤】

（一）案例讨论

1. 患者入院时，主要的抢救措施是什么？

学生分组，每组选出 3 位同学进行角色扮演，2 名护士、1 名患者，分别进行评析。

2. 患者及家属自诉缺少心肌梗死的相关知识，如何向患者及家属进行健康宣教？

1 名护士、1 名患者、1 名家属进行角色扮演，分别进行评析。

3. 情景一：护士巡视病房时发现患者呼之不应，意识丧失。心电监护示形态、频率及振幅均为完全不规则的颤动波，频率 150 ~ 250 次/min。

分析以下问题：

（1）患者的心电图波形是什么？

（2）患者发生了什么？如何判断？

（3）患者应该如何进行抢救？

（4）团队协作是否协调、有序，能否发挥每个成员能力？

4. 情景二：抢救过程中，医生下达口头医嘱，“开放 2 条静脉通路，肾上腺素 1 mg，静脉注射”。

分析以下问题：

（1）口头医嘱执行是否正确？操作是否正确？

（2）抢救方案是否正确？分工是否合理？

5. 情景三：经抢救 10 min 后，心电监护示患者心律转为窦性，心率 110 次/min，血压 80/40 mmHg。

分析以下问题：

（1）此时实施的护理重点有哪些？应重点观察患者哪些症状与体征？

（2）请帮助护士制订应对心搏骤停的应急预案。

6. 情景四：经过 1 周的积极治疗，患者各项生命体征平稳，准备出院。患者很担忧地询问他急性心肌梗死，已经发生过一次心搏骤停过了，以后是否还会再突然骤停。

分析以下问题：

（1）此时护士如何回答患者问题，实施人文关怀？

（2）请帮助护士制订出院健康教育计划。

（二）学生分组

每组学生代表发言，教师点评分析。

（三）技能训练

1. 急性心肌梗死患者的护理方案

（1）快速和有效的急救处置：①立即让患者取舒适体位，合并心力衰竭者取半卧位；②常规给予吸氧，3 ~ 5 L/min；③连接好心电监护（注意电极位置应避开除颤区域和心电图胸前导联位置），监测心电、无创血压及血氧饱和度；④协助给患者做全导联心电图作为基础心电图，以便对照；⑤在左上肢和左下肢建立静脉通路，给予静脉留置针（以备抢救和急诊介入手术中方便用药);⑥备好急救药品和除颤器。

(2)严密病情监测和持续心电、血压、呼吸监护:①认真观察患者精神状况、面色、意识、呼吸,注意有无出冷汗、四肢末梢发凉等。常规持续心电图、血压监护 3 ~ 5 d,严密观察心率(律)、心电图示波形变化,对各种心律失常及时识别,并报告医生及时处理。②定时进行心电图检查和心肌酶的检测,了解急性心肌梗死的演变情况。

(3)急诊冠状动脉介入治疗(PCI)的术前准备:①向家属介绍介入诊断和治疗的目的、方法、优点。②急查血常规、凝血全套、心肌酶学、病毒快检等。③嚼服肠溶阿司匹林 0.3 g,氯吡格雷片 300 mg,备好沙袋及止血绷带,氧气袋,全程监护,护送患者到导管室。

(4)用药监护:①应用抗凝药时应注意观察患者有无出血倾向,观察患者皮肤、黏膜、牙龈有无出血,观察尿液的颜色。②询问有无腹痛、腰痛、头痛现象。

(5)急诊 PCI 术后监测:①急诊 PCI 患者术后常规进行心电、血压监测,注意心率(律)变化;②术区加压包扎,观察有无渗血,触摸双侧足背动脉(或腕动脉)波动情况,皮肤颜色和肢体温度变化;③保持包扎局部清洁无菌,严格交接班并做好记录。及时发现皮下血肿、假性动脉瘤等,应重新包扎,使血肿逐渐消失。

(6)心理疏导:①护士应重视对患者个体的心理护理,掌握患者的心理特点,了解患者的心理需要,并给予心理支持,使患者的负性心理向积极的方向转化;②将仪器声音调至最低,保持室内安静、舒适,建立良好的护患关系,关心体贴患者,有针对性地进行耐心解释、安慰和鼓励,增强患者康复的信心;③必要时让家属在旁边陪护,满足其归属感。

(7)健康教育和康复训练相结合:①对绝对卧床患者示范、协助和指导患者活动肢体、按摩身体腰背部及以下、预防下肢静脉血栓和缓解腰背部酸痛症状的方法,介绍便秘的防治知识等;②对患者进行健康宣教,尽量改变患者的不良饮食习惯,向患者介绍可进饮食的种类、进食量、科学搭配的方法;③疾病知识:包括急性心肌梗死疾病发生的简单过程、诱因、监护的意义,用药的目的、作用及注意事项,下床活动的时间、量、戒除不良嗜好等;④PCI 术的目的,以及术前、术后注意事项。

2. 患者心搏骤停的急救措施详见模块三项目四:成人心肺复苏术。

3. 心脏电除颤技术详见模块三项目二:除颤器及自动体外除颤器应用技术。

## 【操作评分标准】

急性心肌梗死并突发心搏骤停患者急救操作评分标准见表 6-6。

**表 6-6 急性心肌梗死并突发心搏骤停患者急救操作评分标准**

| 项目 | 评价内容 | 分值 | 技术实施要点 | 扣分情况及存在问题 |
|---|---|---|---|---|
| 案例分析(20 分) | | 4 | 临床思维清晰 | |
| | | 8 | 制订病情紧急预案迅速、全面 | |
| | | 8 | 思考题回答正确 | |

续表 6-6

| 项目 | 评价内容 | 分值 | 技术实施要点 | 扣分情况及存在问题 |
|---|---|---|---|---|
| 护理技能操作（48 分） | 急性心肌梗死的救护要点 | 4 | 绝对卧床，吸氧，心电血压监测，完善心电图等相关检查，健康教育内容正确 | |
| | 心肺复苏质量 | 4 | 评估判断准确，操作连贯 | |
| | | 8 | 胸外按压方法正确，质量符合要求 | |
| | | 4 | 简易呼吸气囊使用正确 | |
| | 电除颤 | 4 | 除颤方式、能量、部位的选择正确 | |
| | | 4 | 除颤质量及效果 | |
| | 药物治疗 | 4 | 给药方式、剂量及用法正确 | |
| | | 4 | 遵循无菌原则，操作熟练 | |
| | | 4 | 抢救时口头医嘱执行正确 | |
| | 病情观察 | 4 | 生命体征的监测 | |
| | | 4 | 瞳孔大小、对光反射及神志改变 | |
| 人文关怀（12 分） | | 4 | 注意保护患者隐私 | |
| | | 4 | 态度亲切、语言恰当、沟通有效 | |
| | | 4 | 宣教内容正确 | |
| 团队合作（20 分） | | 4 | 医护人员衣帽整齐 | |
| | | 4 | 情景设计合理，准备充分 | |
| | | 4 | 组织有序，限时内完成操作 | |
| | | 4 | 情景模拟生动 | |
| | | 4 | 总结分析客观、全面 | |
| 总分 | | 100 | | |

## 【选择题】

1. 成人心肺复苏 2018 年国际新标准中指出：使用简易呼吸器时，每次送气量和频率为（　　）

A. 400 ~ 600 mL，10 ~ 12 次/min
B. 300 ~ 400 mL，15 ~ 16 次/min
C. 600 ~ 700 mL，10 ~ 14 次/min
D. 700 ~ 800 mL，15 ~ 16 次/min
E. 600 ~ 700 mL，12 ~ 14 次/min

2. 成人胸外心脏按压时,按压部位为 (　　)
   A. 两乳头连线中点,胸骨中下 1/3 处
   B. 胸骨中上 1/3 处
   C. 胸骨柄处
   D. 胸骨左缘第 3 肋间
   E. 胸骨右缘第 3 肋间
3. 成人心肺复苏 2018 年国际新标准中指出:胸外心脏按压的频率和深度为 (　　)
   A. 100 次/min,5 cm
   B. 120 次/min,4 ~ 6 cm
   C. <100 次/min,5 ~ 6 cm
   D. 100 ~ 120 次/min,5 ~ 6 cm
   E. >120 次/min,5 ~ 6 cm
4. 心肺复苏时,胸外心脏按压与人工呼吸的比例为 (　　)
   A. 30 ∶ 2　　B. 30 ∶ 4
   C. 20 ∶ 2　　D. 25 ∶ 2
   E. 40 ∶ 2

## 【选择题答案】

1. A　2. A　3. D　4. A

## 【评判性思考】

1. 患者存在的护理问题可能还有哪些没有想到?
2. 针对不同文化背景的患者及家属,如何达到更好的护患交流效果?
3. 患者进一步高级生命支持有哪些?
4. 相关并发症有哪些? 如何预防?

(陶　琳)

# 项目七 急性肺栓塞患者的急救护理

## 【实验学时】

3 学时。

## 【实验类型】

综合型实验。

## 【学习目标】

1. 加深对肺栓塞临床表现的识别及诊断。
2. 正确进行急性肺栓塞患者的护理。
3. 正确进行呼吸困难患者的护理。
4. 了解肺栓塞患者溶栓药物的使用原则，并掌握其使用注意事项。
5. 选择适宜的方式对患者进行健康教育。

## 【实验准备】

1. 物品准备：心电监护仪、吸氧装置、心电图机、动脉血气分析仪、静脉采血针、动脉采血针、止血带、棉签、静脉输液所需用物、医嘱单、护理记录单等。

2. 学生课前准备：学生分组，每组选出组长 1 人。课前通过复习、查阅文献等小组学习强化急性肺栓塞的急救处理的相关知识。

## 【情境案例】

患者张某，女，64 岁，因“突发呼吸困难 1 d 伴胸痛急诊”入院。既往有骨盆骨折、腰椎骨折、长期卧床史。门诊以“①多发性骨折；②右胫骨髓内钉内固定术后；③急性肺栓塞”收入我科。护理查体示：体温 38.7 ℃，脉搏 143 次/min，心率 39 次/min，血压 74/42 mmHg，患者神志模糊，四肢皮肤湿冷，血氧饱和度测不到，口唇发绀，咳嗽咳痰，痰中带血丝。辅助检查：动脉血气分析示血氧饱和度 87%，动脉氧分压 44 mmHg，二氧化碳分压 60 mmHg。血浆 D-二聚体示 590 μg/L。胸部 X 射线片示肺纹理稀疏、纤细，提示肺动脉栓塞。

## 【实验内容与步骤】

（一）案例讨论

1. 患者初入病房，护士如何接诊患者及其家属？

学生分组，每组选 4 位同学进行角色扮演，1 名护士、2 名家属、1 名患者，分别进行评析。

2. 如何为该患者进行专科体格检查？

2 名同学进行角色扮演，1 名患者、1 名病房责任护士，进行体格检查练习。讨论并评析。

3. 情境一：患者于抢救室卧床，等待进一步检查和治疗。患者神志清楚，痛苦面容，烦躁不安，主诉胸口疼痛，憋气，右下肢肿胀。生命体征如下：体温 37.4 ℃，脉搏 147 次/min，呼吸 30 次/min，血压 90/50 mmHg，血氧饱和度 86%。评估患者，考虑患者为急性肺动脉栓塞。

分析以下问题：

(1) 该患者现阶段最主要的护理问题有哪些？收集的病情资料是否全面？

(2) 此时护士应为患者采取何种体位？

(3) 请帮助护士制订符合该患者目前情况的护理措施？

4. 情境二：遵医嘱立即给予患者吸氧，并连接心电监护，建立外周静脉通路并补液，患者诉胸痛明显，遵医嘱给予镇痛处理。

分析以下问题：

(1) 此时，护士除遵医嘱用药外，应监测患者哪些指标？

(2) 护士应如何与患者及家属沟通，实施人文关怀？

5. 情境三：患者主诉疼痛缓解，呼吸困难程度降低，脉搏 97 次/min，呼吸 22 次/min，遵医嘱拟溶栓治疗。

分析以下问题：

(1) 请帮助护士评估溶栓的适应证和禁忌证？

(2) 在溶栓前护士应做何准备？溶栓过程中有哪些注意事项？

(3) 请帮助护士对患者及家属做健康宣教？

(二) 学生分组

每组学生代表发言，教师点评分析。

(三) 技能训练

1. 吸氧法详见《基础护理学综合实践能力训练教程》模块十四项目一：吸氧法。

2. 心电监护详见模块一项目一：多功能监护仪应用技术。

3. 密闭式周围静脉输液法详见《基础护理学综合实践能力训练教程》模块十三项目一：密闭式周围静脉输液法。

## 【操作评分标准】

急性肺栓塞患者的急救护理操作评分标准见表 6-7。

表6-7　急性肺栓塞患者的急救护理操作评分标准

| 项目 | 评价内容 | 分值 | 技术实施要点 | 扣分情况及存在问题 |
|---|---|---|---|---|
| 案例分析（20分） | | 4 | 临床思维清晰 | |
| | | 8 | 制订病情紧急预案迅速、全面 | |
| | | 8 | 思考题回答正确 | |
| 护理技能操作（50分） | 吸氧 | 5 | 吸氧装置的正确连接 | |
| | | 5 | 流量调节合理 | |
| | | 5 | 是否告诉患者及家属吸氧过程中的注意事项 | |
| | 心电监护 | 5 | 电极片的位置正确 | |
| | | 5 | 血压计袖带位置及氧饱和探头位置正确 | |
| | 静脉输液 | 5 | 遵医嘱给药，操作无误 | |
| | | 5 | 遵循无菌原则，操作熟练 | |
| | 病情观察 | 5 | 生命体征测量 | |
| | | 5 | 瞳孔大小、对光反射及神志改变 | |
| | | 5 | 记录病情情况、用药反应 | |
| 人文关怀（15分） | | 5 | 态度亲切、语言恰当 | |
| | | 5 | 沟通有效 | |
| | | 5 | 宣教内容正确 | |
| 团队合作（15分） | | 2 | 医护人员衣帽整齐 | |
| | | 4 | 情景设计合理，准备充分 | |
| | | 4 | 组织有序，限时内完成操作 | |
| | | 2 | 情景模拟生动 | |
| | | 3 | 总结分析客观、全面 | |
| 总分 | | 100 | | |

## 【选择题】

1. 下列哪项不是给氧的适应证　　（　　）

A. 气胸　　B. 肺水肿

C. 急性胃炎　　D. 安眠药中毒

E. 哮喘

2. 下列哪项不是缺氧的主要临床表现　　（　　）

A. 烦躁不安　　B. 喘息、鼻翼扇动

C. 四肢末梢发绀　　D. 血压下降

E. 脉搏增快

3. 当患者血气分析提示 $PaO_2$ 37 mmHg, $PaCO_2$>69 mmHg，患者应采用下列哪项用氧方式　（　）

A. 低流量、高浓度持续给氧　　B. 低浓度、高流量持续给氧

C. 低流量、低浓度持续给氧　　D. 低流量、低浓度间断给氧

E. 高流量、高浓度间断给氧

4. 下列关于正常窦性心律的描述哪项不正确　（　）

A. 冲动起源于窦房结　　B. 频率为 60～100 次/min

C. PR 间期为 0.12～0.20 s　　D. 心律绝对整齐

E. P 波在Ⅰ、Ⅱ、aVF 导联中是直立的，aVR 导联中是倒置

5. 王某在输液过程中感到胸闷异常不适，并出现呼吸困难和严重发绀，心前区听诊可闻及一个响亮持续的“水泡声”，应考虑　（　）

A. 过敏反应　　B. 发热反应

C. 肺水肿　　D. 空气栓塞

E. 右心衰竭

6. 静脉输液的目的不包括　（　）

A. 补充营养，供给热能　　B. 输入药物，治疗疾病

C. 纠正水和电解质失调，维持酸碱平衡　　D. 增加血红蛋白，纠正贫血

E. 增加血容量，维持血压

7. 林先生在输液过程中由于输液过快，短时间内输入大量液体，引起急性肺水肿。以下有利于减轻肺内液体渗出的措施是　（　）

A. 加压给氧　　B. 停止输液

C. 头低脚高位　　D. 给予扩血管药物

E. 30% 酒精湿化给氧

8. 下列输液所致的发热反应的处理措施，哪一项是错误的　（　）

A. 出现反应，立即停止输液　　B. 通知医生及时处理

C. 寒战者给予保温处理　　D. 高热者给予物理降温

E. 及时应用抗过敏药物

## 【选择题答案】

1. C　2. D　3. C　4. D　5. D　6. D　7. A　8. A

## 【评判性思考】

1. 肺栓塞的病因及发病机制是什么？
2. 当患者合并严重的呼吸衰竭时应如何处理？
3. 如何预防肺栓塞的发生？

（崔嬿嬿）

# 项目八　过敏性休克患者的急救护理

## 【实验学时】

3 学时。

## 【实验类型】

综合型实验。

## 【学习目标】

1. 加深对过敏性休克临床表现的识别及诊断。
2. 能正确进行过敏性休克患者的护理。
3. 能正确进行呼吸困难患者的护理。
4. 了解过敏性休克的药物使用原则,并掌握其使用注意事项。
5. 能选择适宜的方式对患者进行健康教育。

## 【实验准备】

1. 物品准备:床旁心电监护仪、壁式氧气及各种抢救仪器、监护仪,吸氧用物、心电图机、血气分析机、负压吸引器、静脉采血及输液等用物、医嘱单、护理记录单。

2. 课前准备:学生分组,每组选出组长 1 人。课前通过复习、查阅文献等小组学习强化过敏性休克患者急救处理的相关知识。

## 【情境案例】

患者丁某,男,39 岁,以“1 h 前进食海鲜,出现皮肤瘙痒,皮疹,逐渐加重,心慌、头晕、呼吸困难”为主诉急诊入院。入抢救室后监测生命体征,血压下降,尿量减少,心电图示窦性心动过速,呼吸困难。急入 ICU,监测生命体征:体温 37.4 ℃,心率 121 次/min,呼吸 30 次/min,血压 85/50 mmHg,血氧饱和度 86%。

## 【实验内容与步骤】

(一)案例讨论

1. 患者初入 ICU,护士如何接诊患者及其家属?

学生分组,每组选 4 位同学进行角色扮演,2 名护士、1 名家属、1 名患者,分别进行评析。

2. 如何为该患者进行专科体格检查？

3 名同学进行角色扮演，1 名患者、2 名 ICU 护士，进行体格检查练习。讨论并评析。

3. 情境一：现患者神志模糊，心率 130 次/min、呼吸 36 次/min、血氧饱和度 85%，血压 86/46 mmHg，四肢湿冷，考虑为过敏性休克。遵医嘱立即给予吸氧并给予肾上腺素 1 mg皮下注射。

分析以下问题：

(1) 患者生命体征是否符合休克指征？休克分期是什么？

(2) 除正确用药外还应给予的护理措施有哪些？

4. 情境二：患者生命体征无明显好转，遵医嘱立即建立外周静脉通路并补液，帮助患者取合适体位，并密切观察患者生命体征，保持呼吸道通畅。

分析以下问题：

(1) 能否找出最应先处理的问题？

(2) 补液应首选什么液体？

5. 情境三：经过积极治疗，患者病情好转，体温 37.2 ℃，脉搏 92 次/min，呼吸 17 次/min，血压 112/79 mmHg，血氧饱和度 96%。询问护士该注意哪些事项。

护士观察患者生命体征并进行健康教育，嘱咐患者：①查清变应原，远离过敏物质；②减少不必要的用药；③如果必须使用有可能过敏的物质，宜先使用抗组胺药及激素；④如发现皮疹等过敏症状及时就近就诊。

分析以下问题：

(1) 健康教育内容是否全面、准确？

(2) 患者学习的效果如何？

(二) 学生分组

每组学生代表发言，教师点评分析。

(三) 技能训练

1. 吸氧法详见《基础护理学综合实践能力训练教程》模块十四项目一。

2. 密闭式周围静脉输液法详见《基础护理学综合实践能力训练教程》模块十三项目一。

3. 皮下注射法详见《基础护理学综合实践能力训练教程》模块十二项目四。

## 【操作评分标准】

过敏性休克患者的急救护理操作评分标准见表 6-8。

表 6-8　过敏性休克患者的急救护理操作评分标准

| 项目 | 评价内容 | 分值 | 技术实施要点 | 扣分情况及存在问题 |
|---|---|---|---|---|
| 案例分析（15 分） | | 5 | 临床思维清晰 | |
| | | 5 | 制订病情紧急预案迅速、全面 | |
| | | 5 | 思考题回答正确 | |
| 护理技能操作（50 分） | 心电监护 | 5 | 核对患者 | |
| | | 5 | 体位摆放、导联连接正确 | |
| | | 5 | 病情观察准确 | |
| | 氧气疗法 | 5 | 遵医嘱正确给氧，氧流量准确 | |
| | | 5 | 避免氧气管道打折 | |
| | | 5 | 交代患者及家属氧疗注意事项 | |
| | 皮下注射 | 5 | 遵循无菌原则，三查七对 | |
| | | 5 | 交代注射后注意事项 | |
| | 健康教育 | 5 | 完善健康教育 | |
| | | 5 | 患者反馈 | |
| 人文关怀（10 分） | | 5 | 态度亲切、语言恰当 | |
| | | 5 | 宣教内容正确 | |
| 团队合作（25 分） | | 5 | 医护人员衣帽整齐 | |
| | | 5 | 情景设计合理，准备充分 | |
| | | 5 | 组织有序，限定时间内完成操作 | |
| | | 5 | 情景模拟生动 | |
| | | 5 | 总结分析客观、全面 | |
| 总分 | | 100 | | |

## 【练习题】

1. 鼻导管给氧，导管插入长度多少？

2. 吸氧浓度的计算方式是什么？

3. 患者刘某，有肺心病史，有明显呼吸困难及口唇发绀，血气分析：$PaO_2$ 37 mmHg，$PaCO_2$>69 mmHg，根据患者症状及血气分析，判断其缺氧程度。

4. 氧疗的注意事项是什么？

5. 氧中毒的表现有哪些？

6. 二型呼吸衰竭的氧疗原则是什么？

7. 密闭式静脉输液成人及儿童的正常滴速各是多少?
8. 密闭式静脉输液器多长时间更换?
9. 静脉输液的原则是什么?
10. 输液速度及时间的计算方法是什么?
11. 静脉输液发生空气栓塞时采取何种卧位,避免气栓阻塞哪个入口?
12. 皮下注射进针时与皮肤所呈角度是多少?
13. 皮下注射药量以少于多少为宜?
14. 皮下注射的常用部位有哪些?
15. 皮下注射的并发症有哪些?

## 【练习题答案】

1. 鼻尖至耳垂的2/3。
2. 吸氧浓度=21%+4×氧流量。
3. 中度缺氧。
4. 防火、防油、防震、防热。
5. 恶心、烦躁不安、胸骨下不适、呼吸增快。
6. 应给予患者低流量、低浓度持续吸氧。
7. 成人的正常滴速为40~60滴/min,儿童的正常滴速为20~40滴/min。
8. 24 h更换。
9. 静脉输液通常遵循“先晶后胶、先盐后糖、宁酸勿碱”的原则。
10. 每分钟滴数×输液时间=液体总量×点滴系数。
11. 取左侧卧位,避免气栓阻塞在肺静脉入口。
12. 皮下注射进针时与皮肤呈30°~40°角。
13. 皮下注射药量以少于2 mL为宜。
14. 上臂三角肌下缘、两侧腹壁、大腿的前侧和外侧。
15. 出血、硬结形成、低血糖反应、针头弯曲、针体折断。

## 【评判性思考】

1. 如何评估患者病情?
2. 如何询问患者病史、告知患者病情、给患者出院饮食指导等。
3. 如何为患者进行吸氧、心电监护、动脉血气分析、做心电图及皮下注射?

(崔嬿嬿)

# 项目九　急性脑卒中患者的急救护理

## 【实验学时】

3学时。

## 【实验类型】

综合型实验。

## 【学习目标】

1. 能够快速识别急性脑卒中，并能在患者发生危急情况时快速、及时、正确、合理地实施救护。

2. 能综合实施静脉穿刺，吸氧，气道保护，呼吸支持及生命体征监测等基础护理操作。

3. 能够在救护中进行合理有效的团队合作与分工。

4. 能及时、恰当地与患者家属沟通，实施人文关怀。

## 【实验准备】

1. 物品准备：瞳孔笔、监护仪、吸痰装置、吸氧装置、实验用病床、成人模型、呼吸机、抢救车、输液泵、微量注射泵、听诊器、气管插管和静脉输液用物等。

2. 学生课前准备：学生分组，每组选出组长1人。课前通过复习、查阅文献等小组学习强化急性脑卒中患者护理的相关知识。

## 【情境案例】

患者高某，女，68岁，以“进行性左侧肢无力2 d，言语不清，口角歪斜1 d”为代主诉入院。2 d前无明显诱因出现左侧肢体无力，尚可持物，能行走，无头晕，头痛，至当地诊所纠正，输液治疗，具体不详，效果不佳，当天下午出现肢体无力加重，表现为持物不稳，仍可自行走动。1 d前晨起时出现言语不清、口角歪斜，至医院就诊，查头部CT提示脑梗死，给予输液治疗，具体不详，患者上述症状进一步加重，为求进一步诊治来我院。急诊以“①脑干梗死；②高血压；③糖尿病；④冠心病”为诊断收入我科。入院时患者神志为嗜睡状态，双侧瞳孔2.5 mm，对光反射灵敏，生命体征：体温36.9 ℃，脉搏72次/min，呼吸18次/min，血压187/97 mmHg。

## 【实验内容与步骤】

（一）案例讨论

1. 患者初入病房，护士如何接诊患者及其家属？

学生分组，每组选4位同学进行角色扮演，1名护士、2名家属、1名患者，分别进行评析。

2. 如何为该患者进行专科评估（意识、瞳孔、言语、吞咽功能及大小便失禁情况等）？如何评估患者的肌力？

2名同学进行角色扮演，1名患者、1名病房责任护士，进行神经内科体格检查练习。讨论并评析。

3. 情境一：该患者在病房接诊时神志为嗜睡状态，GCS评分为12分；生命体征示体温37 ℃，脉搏75次/min，呼吸20次/min，血压190/98 mmHg，双侧瞳孔2.5 mm，对光反射均灵敏；左侧肢体肌力1级。遵医嘱迅速建立静脉通路，脱水降颅压及合理控制血压。

分析以下问题：

（1）能否根据患者的既往史及现病史迅速识别脑卒中？

（2）能否快速建立静脉通路，给患者及时、正确用药？

（3）此时护士应重点观察患者哪些症状？能否明确主要护理诊断，制订合理护理措施？

（4）请帮助护士制订应对脑疝的预案。

4. 情境二：该患者突发脑疝，无自主呼吸，血压下降，立即通知医生，1名护士遵医嘱应用甘露醇脱水降颅压及多巴胺、去甲肾上腺素等升血压药物；另1名护士配合医生给予患者床旁可视喉镜下经口气管插管，连接呼吸机辅助呼吸。

分析以下问题：

（1）能否快速判断脑疝的发生？各项抢救措施是否正确实施？操作是否正确？

（2）抢救方案是否正确？分工是否合理？

（3）团队协作是否协调、有序？能否发挥每个成员的能力？

5. 情境三：经过2周的积极治疗，患者病情基本稳定，神志清，撤离呼吸机，拔除气管插管，给予吞咽功能锻炼，准备转入普通病房。家属询问到普通病房应如何护理及后期如何进行康复锻炼。

分析以下问题：

（1）如何在患者病情稳定期预防患者非计划性拔管？

（2）能否准确评估撤机指征？

（3）能否充分评估患者气管插管拔管前的气道情况？能否准确评估拔管指征？如何预防气管插管拔管后的并发症？

（4）此时护士如何回答家属的问题，实施人文关怀？

（5）请帮助护士制订转科健康教育计划。

（二）学生分组

每组学生代表发言，教师点评分析。

（三）技能训练

1. 密闭式周围静脉输液法详见《基础护理学综合实践能力训练教程》模块十三项目一：密闭式周围静脉输液法。

2. 吸氧法详见《基础护理学综合实践能力训练教程》模块十四项目一：吸氧法。

3. 气管插管术的护理配合技术详见模块四项目五：气管插管术的护理配合技术。

4. 有创呼吸机辅助呼吸应用详见模块四项目十一：有创机械通气技术。

## 【操作评分标准】

急性脑卒中患者的急救护理操作评分标准见表6-9。

**表6-9 急性脑卒中患者的急救护理操作评分标准**

| 项目 | 评价内容 | 分值 | 技术实施要点 | 扣分情况及存在问题 |
|---|---|---|---|---|
| 案例分析（20分） | | 4 | 临床思维清晰 | |
| | | 8 | 制订病情紧急预案迅速、全面 | |
| | | 8 | 思考题回答正确 | |
| 护理技能操作（48分） | 急救护理 | 4 | 生命体征监测 | |
| | | 4 | 准确判断意识 | |
| | | 4 | 迅速建立静脉通路 | |
| | 血压管理 | 4 | 遵医嘱给药 | |
| | | 4 | 合理监测 | |
| | | 4 | 遵循无菌原则，操作熟练 | |
| | 病情观察 | 4 | 生命体征测量 | |
| | | 4 | 瞳孔大小、对光反射及神志改变 | |
| | | 4 | 严格记录出入量 | |
| | 并发症管理 | 4 | 预防压疮护理 | |
| | | 4 | 预防跌倒、坠床护理 | |
| | | 4 | 自理能力降低的护理 | |
| 人文关怀（12分） | | 4 | 态度亲切、语言恰当 | |
| | | 4 | 沟通有效 | |
| | | 4 | 宣教内容正确 | |

续表 6-9

| 项目 | 评价内容 | 分值 | 技术实施要点 | 扣分情况及存在问题 |
|---|---|---|---|---|
| 团队合作（20 分） | | 4 | 医护人员衣帽整齐 | |
| | | 4 | 情景设计合理，准备充分 | |
| | | 4 | 组织有序，限定时间内完成操作 | |
| | | 4 | 情景模拟生动 | |
| | | 4 | 总结分析客观、全面 | |
| 总分 | | 100 | | |

## 【选择题】

1. 反映大脑皮质和脑干的功能状态、分析颅内压增高患者病情进展的重要指标是（　）
   A. 生命体征　B. 意识
   C. 瞳孔　D. 肢体活动
   E. 病理反射
2. 颅内压升高的“两慢一高”指的是（　）
   A. 血压升高，脉搏慢，呼吸慢　B. 颅内压升高，脉搏慢，心率慢
   C. 体温升高，脉搏慢，呼吸慢　D. 血压升高，反应慢，呼吸慢
   E. 体温升高，反应慢，呼吸慢
3. 处理脑疝常用脱水剂为（　）
   A. 25% 葡萄糖　B. 50% 葡萄糖
   C. 20% 甘露醇　D. 呋塞米
   E. 白蛋白
4. 对于昏迷患者首要的处理措施是（　）
   A. 促醒　B. 保持呼吸道通畅
   C. 解除尿潴留　D. 给予充足的营养
   E. 头部升高 15°
5. 成年人的颅内压正常值为（　）
   A. 70 ~ 200 $mmH_2O$　B. 80 ~ 210 $mmH_2O$
   C. 90 ~ 190 $mmH_2O$　D. 60 ~ 180 $mmH_2O$
   E. 70 ~ 150 $mmH_2O$

## 【选择题答案】

1. B　2. A　3. C　4. B　5. A

## 【评判性思考】

1. 患者存在的护理问题还有哪些？
2. 抢救患者时如何做到高效的医护合作？
3. 如何有效地与清醒患者沟通？
4. 烦躁患者如何护理？
5. 使用呼吸机患者如何有效预防 VAP 的发生？

（王水雨）

# 项目十 重症肌无力患者的急救护理

## 【实验学时】

3学时。

## 【实验类型】

综合型实验。

## 【学习目标】

1. 能对重症肌无力患者实施专科检查和护理。
2. 能综合实施吸氧、吸痰、抽吸药液、气管插管等护理操作。
3. 能正确鉴别有无重症肌无力危象和胆碱能危象的发生,并做好急救与护理措施。
4. 能及时、恰当地与患者及家属沟通,实施人文关怀。

## 【实验准备】

1. 物品准备:监护仪、吸痰仪、吸氧装置、呼吸机、气管插管包、气管切开包、急救车、急救箱、静脉输液用物等。

2. 学生课前准备:学生分组,每组选出组长1人。课前通过复习、查阅文献等小组学习强化重症肌无力患者急救与护理的相关知识。

## 【情境案例】

患者李某,男,55岁,以"反复双眼睑下垂伴视物重影10年,四肢力弱3个月,咀嚼、吞咽困难1个月"为主诉急诊入院。患者10年前无明显诱因出现右眼睑下垂,伴有视物重影,随后出现左眼睑下垂,上述症状呈波动性,劳累后加重,休息后减轻,无明显的晨轻暮重,10年来双眼睑下垂及视物重影反复出现。3个月前出现四肢无力,行走困难。1个月前出现咀嚼无力,吞咽困难,尚能进软食,偶有饮水呛咳。入院时查体:体温36.7 ℃,脉搏70次/min,呼吸18次/min,血压125/68 mmHg,意识清,精神欠佳,言语流利,双侧瞳孔等大等圆,对光反射均灵敏。眼球运动不受限,右眼睑下垂,四肢肌力3级,四肢疲劳试验阳性(25 s),肌张力正常,新斯的明试验阳性,诊断为重症肌无力。

## 【实验内容与步骤】

(一)案例讨论

1. 患者初入病房,护士如何接诊患者及家属?

学生分组，每组选 4 位同学进行角色扮演，1 名护士、1 名患者、2 名家属，分别进行评析。

2. 如何为该患者进行包括肌力、肌张力和吞咽能力等在内的专科检查？

2 名同学进行角色扮演，1 名患者、1 名病房责任护士，进行体格检查练习。讨论并评析。

3. 情境一：该患者在医生查房时突然出现呼吸困难，烦躁，血氧饱和度下降至 80%、大汗淋漓。医生给予口头医嘱"立即给予吸痰，保持呼吸道通畅，调整氧流量为 6 L/min。并准备气管插管物品"。

分析以下问题：

(1) 各项抢救措施是否正确实施？操作是否正确？

(2) 窒息急救方法是否正确？分工是否合理？

(3) 团队协作是否协调、有序？能否发挥每个成员的能力？

4. 情境二：吸痰后患者仍表现为呼吸困难，大汗淋漓，出现了口唇和指甲发绀等缺氧症状。遵医嘱给予经口气管插管，呼吸机辅助呼吸，并给予硫酸新斯的明 1.5 mg 肌内注射。

分析以下问题：

(1) 患者出现了哪种危象？

(2) 经口气管插管过程中责任护士应如何配合？

5. 情境三：患者住院期间出现了恶心、呕吐、腹痛、腹泻，同时伴有口腔分泌物增多、肌束震颤以及情绪激动，此时遵医嘱立即停用抗胆碱酯酶药，并给予阿托品 2 mg 肌内注射。

分析以下问题：

(1) 此时护士应重点观察患者的哪些表现和症状？

(2) 制订帮助患者防止胆碱能危象发生的预案。

6. 情境四：经过 2 周积极治疗，患者各项生命体征正常，四肢疲劳试验阴性，肌张力正常，准备出院。患者询问"我出院以后需要注意哪些方面来避免疾病复发呢？"

分析以下问题：

(1) 此时责任护士应如何回答患者的问题，实施人文关怀？

(2) 请帮助护士制订出院健康教育计划。

(二) 学生分组

每组学生代表发言，教师点评分析。

(三) 技能训练

1. 呼吸肌无力导致窒息的急救与处理详见模块六项目五：窒息患者的急救护理。

2. 吸痰法详见《基础护理学综合实践能力训练教程》模块十四项目二：吸痰法。

3. 气管插管术的配合详见模块四项目五：气管插管术的护理配合技术。

## 【操作评分标准】

重症肌无力患者的急救护理操作评分标准见表 6-10。

表 6-10　重症肌无力患者的急救护理操作评分标准

| 项目 | 评价内容 | 分值 | 技术实施要点 | 扣分情况及存在问题 |
|---|---|---|---|---|
| 案例分析（20 分） | | 4 | 临床思维清晰 | |
| | | 8 | 制订病情紧急预案迅速、全面 | |
| | | 8 | 思考题回答正确 | |
| 护理技能操作（48 分） | 窒息急救 | 4 | 体位摆放正确 | |
| | | 4 | 清理呼吸道，及时吸痰 | |
| | | 4 | 适当提高氧流量 | |
| | 吸痰 | 4 | 掌握吸痰时机 | |
| | | 4 | 遵循无菌原则，操作熟练 | |
| | | 4 | 指导吸痰时的关键点及注意事项 | |
| | 病情观察 | 4 | 生命体征测量 | |
| | | 4 | 瞳孔大小、对光反射及神志改变 | |
| | | 4 | 重症肌无力危象的识别 | |
| | 重症肌无力危象 | 4 | 用物准备齐全，性能良好 | |
| | | 4 | 正确识别各种危象的症状与表现 | |
| | | 4 | 正确预防和处理各种危象 | |
| 人文关怀（12 分） | | 4 | 态度亲切、语言恰当 | |
| | | 4 | 沟通有效 | |
| | | 4 | 宣教内容正确 | |
| 团队合作（20 分） | | 4 | 医护人员衣帽整齐 | |
| | | 4 | 情景设计合理，准备充分 | |
| | | 4 | 组织有序，限定时间内完成操作 | |
| | | 4 | 情景模拟生动 | |
| | | 4 | 总结分析客观、全面 | |
| 总分 | | 100 | | |

## 【选择题】

1. 重症肌无力患者应保持呼吸道通畅，其做法不正确的是　（　　）

   A. 抬高床头　　B. 鼓励患者咳嗽

   C. 深呼吸　　D. 及时吸痰，保持呼吸道通畅

   E. 给予庆大霉素雾化吸入

2. 吸痰时,每次吸痰管插入时间不应超过　(　　)

A. 5 s　B. 10 s

C. 15 s　D. 20 s

E. 25 s

3. 两次吸痰时间应间隔　(　　)

A. 30 s　B. 1 min

C. 90 s　D. 2 min

E. 3 min

4. 重症肌无力患者首先受累的肌群为　(　　)

A. 眼外肌　B. 咀嚼肌

C. 咽喉肌　D. 面肌

E. 四肢肌

5. 在重症肌无力危象患者治疗中,不可应用的药物是　(　　)

A. 新斯的明　B. 溴吡斯的明

C. 泼尼松　D. 环磷酰胺

E. 氨基糖苷类

6. 区别重症肌无力患者胆碱能危象和肌无力性危象的根据是　(　　)

A. 血压高低　B. 瞳孔大小及唾液和出汗多少

C. 呼吸的深浅和快慢　D. 是否出现病理反射

E. 肌无力程度

7. 成人男性经口气管插管距门齿的深度是　(　　)

A. 16～20 cm　B. 20～22 cm

C. 22～24 cm　D. 24～26 cm

E. 26～28 cm

## 【选择题答案】

1. C　2. C　3. D　4. A　5. E　6. B　7. C

## 【评判性思考】

1. 患者还存在哪些护理问题?
2. 针对不同文化背景的患者,如何达到更好的护患交流效果?
3. 患者出现呼吸肌麻痹时,如何与患者及家属沟通来配合急救处理?
4. 患者认为使用激素类药物会出现很多不良反应,此时应如何向患者解释说明?

（臧舒婷）

# 项目十一 产后出血患者的急救护理

## 【实验学时】

3 学时。

## 【实验类型】

综合型实验。

## 【学习目标】

1. 产妇产后发生出血时能够快速、及时、正确、合理实施救护。

2. 掌握产后出血的定义及紧急处理措施，掌握产后大出血时按摩子宫的正确手法，综合应用各项护理基本操作。

3. 能在救护中进行合理有效的团队合作、争分夺秒。

4. 做好产妇的心理护理，及时有效地与患者家属沟通，体现人文关怀。

## 【实验准备】

1. 物品准备：监护仪、吸氧装置、宫腔纱布、无菌卵圆钳、急救车、急救箱、静脉输液、输血用品。

2. 学生课前准备：每 6 个人分为 1 组，选出 1 名组长，由组员自行报名担任角色，2 名护士、1 名产妇、1 名家属、1 名医生。课前通过复习、查阅相关文献等小组学习强化产后大出血的相关知识。

## 【情景案例】

产妇赵某，女，31 岁，于 2018 年 11 月 11 日以“停经 8 月余，入院待产”为主诉平诊步行入院。入院诊断为：①凶险性前置胎盘；②孕 2 产 1，宫内孕 $35^{+1}$ 周，头位；③瘢痕子宫。于 2018 年 11 月 14 日 09:00 在局麻下行剖宫产手术，于 09:27 剖宫取出一活男婴，术后血压 105/63 mmHg，患者神志清醒，双侧鼻导管 3 L/min 吸氧，术毕送至病房。

## 【实验内容与步骤】

(一)病案讨论

1. 病房护士接到通知，患者于 20 min 后到达，护士应该做好哪些准备？

2. 患者转接至病房后，护士需要立即进行哪些工作？

选出 1 组进行表演，结束后，先由组员统一讨论，说出这样做的理由，再由其他同学进行点评，最后由老师进行点评。

3. 情境一：将患者安置妥当后，血压突降至 87/43 mmHg，面色、口唇发白，会阴部有大量鲜血流出，立即通知医生，下达口头医嘱“吸氧、快速补液、缩宫素 10 U 加入 500 mL 生理盐水中，静脉滴注，用宫腔纱布填塞止血、按摩子宫”。

分析以下问题：

(1) 如何执行口头医嘱？

(2) 如何抢救出血性休克？

(3) 分析出血原因，出血量如何估计？

4. 情景二：患者出血量减少，此时化验结果示血红蛋白为 50 g/L，由医生申请悬浮红细胞 4 U、血浆 300 mL，扩充血容量。

分析以下问题：

(1) 输血前、输血过程中及输血后应注意哪些问题？

(2) 如果此时患者出血没有控制住，应如何处理？

5. 情景三：患者生命体征平稳，准备转回普通病房继续治疗，家属询问回到病房后是否还会出血。

分析以下问题：

(1) 如何回答家属的问题并做好产妇的心理护理？

(2) 如何做好产后并发症的预防及健康教育？

(3) 如何与病房护士进行交接？

### (二) 学生分组

由每组学生轮流表演，由老师点评。

### (三) 技能训练

1. 监护仪的使用详见模块一项目一：多功能监护仪应用技术。

2. 静脉输血详见《基础护理学综合实践能力训练教程》模块十三项目三：静脉输血法。

3. 子宫按摩技术详见《助产学综合实践能力训练教程》模块四项目一：子宫按摩技术。

## 【操作评分标准】

产后出血患者的急救护理操作评分标准见表 6-11。

表 6-11　产后出血患者的急救护理操作评分标准

| 项目 | 评价内容 | 分值 | 技术实施要点 | 扣分情况及存在问题 |
|---|---|---|---|---|
| 案例分析（18 分） | | 4 | 临床思维清晰 | |
| | | 8 | 制订病情紧急预案迅速、全面 | |
| | | 6 | 思考题回答正确 | |
| 护理技能操作（50 分） | 监护仪的使用 | 6 | 导联线的连接正确 | |
| | | 4 | 袖带的松紧适宜 | |
| | | 4 | 报警参数设置合理 | |
| | 产后出血的护理 | 4 | 生命体征的测量 | |
| | | 4 | 瞳孔大小、对光反射及神志改变 | |
| | | 4 | 快速摆放正确体位 | |
| | | 4 | 吸氧、保暖 | |
| | | 4 | 记录出血情况、用药及输血反应 | |
| | | 4 | 遵医嘱给药操作无误 | |
| | | 4 | 遵循无菌原则，操作熟练 | |
| | 正确输血 | 4 | 双人核对 | |
| | | 4 | 遵循无菌原则，操作熟练 | |
| 人文关怀（12 分） | | 4 | 态度亲切、语言恰当 | |
| | | 4 | 沟通有效 | |
| | | 4 | 宣教内容正确 | |
| 团队合作（20 分） | | 4 | 医护人员衣帽整齐 | |
| | | 4 | 情景设计合理，准备充分 | |
| | | 4 | 组织有序，限时内完成操作 | |
| | | 4 | 情景模拟生动 | |
| | | 4 | 总结分析客观、全面 | |
| 总分 | | 100 | | |

## 【选择题】

1. 产后出血是指胎儿娩出后 24 h 内出血量超过　（　　）

A. 100 mL　　B. 200 mL

C. 500 mL　　D. 1 000 mL

E. 1 500 mL

2. 监护仪的 LA 导联应该贴于患者哪个部位　（　　）

A. 胸骨右缘锁骨中线第 1 肋间　B. 胸骨左缘锁骨中线第 1 肋间

C. 右锁骨处中线剑突水平处　D. 左锁骨处中线剑突水平处

E. 剑突处

3. 产后出血最常见的原因是什么　（　　）

A. 子宫收缩乏力　B. 凝血机制障碍

C. 软产道裂伤　D. 胎盘因素

E. 遗传因素

4. 抢救工作结束后，抢救记录应于多久后补录　（　　）

A. 1 h　B. 2 h

C. 3 h　D. 6 h

E. 12 h

5. 休克卧位指　（　　）

A. 头和躯干抬高 20°~30°，下肢平躺

B. 头和躯干抬高 20°~30°，下肢抬高 5°~10°

C. 头和躯干抬高 15°~20°，下肢抬高 20°~30°

D. 下肢抬高 20°~30°，头和躯干平躺

E. 头和躯干抬高 20°~30°，下肢抬高 15°~20°

6. 常用估计产后出血的方法有　（　　）

A. 称重法或容积法　B. 休克指数法

C. 血红蛋白测定　D. 监测生命体征、尿量、精神状态

E. 凭经验估计法

7. 产后出血休克的护理，下列不妥的是　（　　）

A. 及时切除子宫　B. 迅速建立静脉通路

C. 立即平卧位、吸氧、保暖　D. 遵医嘱给予缩宫素，配合按摩子宫

E. 及时准确执行医嘱

8. 输血反应有哪些　（　　）

A. 发热　B. 过敏反应

C. 溶血反应　D. 空气栓塞

E. 肺水肿

9. 晚期产后出血多发生在　（　　）

A. 24~48 h　B. 72 h 内

C. 1~2 周内　D. 4 周内

E. 4 周后

10. 输液反应有哪些　（　　）

A. 发热　B. 肺水肿

C. 静脉炎　D. 空气栓塞

E. 溶血反应

## 【选择题答案】

1. C  2. B  3. A  4. D  5. E  6. ABCD  7. A  8. ABC  9. C  10. ABCD

## 【评判性思考】

1. 如何预防产后出血？
2. 除了以上方法，还有哪些方法可以止血？
3. 针对不同文化程度的产妇，应该如何沟通？
4. 在快速补液时，应该注意什么？

（杨　慧）

# 项目十二　羊水栓塞患者的急救护理

## 【实验学时】

3 学时。

## 【实验类型】

综合型实验。

## 【学习目标】

1. 能够在产妇发生羊水栓塞时实施快速、及时、正确、合理的救护。
2. 综合实施吸氧、静脉穿刺、静脉注射等基础护理操作。
3. 救护中进行合理、有效的团队合作与分工。
4. 及时、恰当地与患者家属沟通，实施人文关怀。

## 【实验准备】

1. 物品准备：心电监护仪、吸痰装置、吸氧装置、急救车、急救箱、静脉输液用物、导尿包等。

2. 课前准备：学生分组，每组选出组长 1 人；课前通过复习、查阅文献等小组学习强化羊水栓塞患者急救处理的相关知识。

## 【情境案例】

患者王某，女，35 岁，孕 2 产 1，以“停经 39 周，规律下腹痛 3 h”为主诉 22:20 入院。体格检查：体温 36.2 ℃，脉搏 80 次/min，呼吸 18 次/min，血压 120/80 mmHg，枕右前位，宫缩规律，胎心 142 次/min，宫口开大 3 cm，先露 S+2，未破膜。入院后完善实验室检查，血常规：WBC $12.6\times10^9$/L，Hb 10.9 g/dL。HCT 34%，尿常规(-)。23:50 自然破膜，羊水混浊，胎心 145 次/min，3:30 宫口开全，先露 S+3，宫缩规律，胎心良，待产过程中未出现异常。4:10 经阴道娩出一活女婴。

## 【实验内容与步骤】

(一)案例讨论

1. 羊水栓塞的病理生理是什么?(讨论并评析)

2. 情境一:该患者分娩后突然出现寒战、烦躁不安,咳嗽并呼吸困难,口唇发绀,阴道流血不凝,检查宫底脐上二横指,血压 90/60 mmHg,考虑为羊水栓塞。

分析以下问题:

(1)该患者发生羊水栓塞的原因可能是什么?

(2)羊水栓塞抢救时护理措施有哪些?

(3)抢救时如何分工及配合?

3. 情境二:遵医嘱给予加强子宫收缩药物应用后,产妇阴道仍流血不止,量达 800 mL,产房助产士立即给予双手压迫按摩子宫法。

分析以下问题:

(1)此时如何评估患者情况?

(2)按摩子宫时护士应重点观察患者哪些症状?

4. 情境三:产妇子宫收缩仍不佳,阴道流血量达 1 500 mL,血压降至 70/50 mmHg,征得家属同意后立即完善术前准备,急行子宫全切术。

分析以下问题:

(1)术前准备工作有哪些?

(2)请帮助护士制订术后护理计划。

(二)学生分组

每组学生代表发言,教师点评分析。

(三)技能训练

子宫按摩技术详见《助产学综合实践能力训练教程》模块四项目一:子宫按摩技术。

## 【操作评分标准】

羊水栓塞患者的急救护理操作评分标准见表 6-12。

**表 6-12 羊水栓塞患者的急救护理操作评分标准**

| 项目 | 评价内容 | 分值 | 技术实施要点 | 扣分情况及存在问题 |
|---|---|---|---|---|
| 案例分析(20 分) | | 4 | 临床思维清晰 | |
| | | 8 | 制订病情紧急预案迅速、全面 | |
| | | 8 | 思考题回答正确 | |

续表 6-12

| 项目 | 评价内容 | 分值 | 技术实施要点 | 扣分情况及存在问题 |
|---|---|---|---|---|
| 护理技能操作（51 分） | 保持呼吸道通畅 | 4 | 体位摆放正确 | |
| | | 4 | 清理呼吸道，必要时吸痰 | |
| | | 4 | 吸氧 | |
| | 病情处理 | 4 | 遵医嘱用药，给药剂量、方法无误 | |
| | | 4 | 记录用药时间、用药效果 | |
| | | 4 | 遵循无菌原则，操作熟练 | |
| | 病情观察 | 4 | 生命体征测量 | |
| | | 4 | 瞳孔大小、对光反射及神志改变 | |
| | | 4 | 阴道出血量、性状 | |
| | | 3 | 尿量颜色、量、性状 | |
| | 按摩子宫 | 4 | 部位、手法无误 | |
| | | 4 | 操作熟练 | |
| | 手术前准备 | 4 | 准备齐全 | |
| 人文关怀（9 分） | | 3 | 态度亲切、语言恰当 | |
| | | 3 | 沟通有效 | |
| | | 3 | 宣教内容正确 | |
| 团队合作（20 分） | | 4 | 医护人员衣帽整齐 | |
| | | 4 | 情景设计合理，准备充分 | |
| | | 4 | 抢救组织有序，限时内完成操作 | |
| | | 4 | 情景模拟生动 | |
| | | 4 | 总结分析客观、全面 | |
| 总分 | | 100 | | |

## 【选择题】

1. 羊水栓塞发生的原因是　　　　（　　）

A. 胎儿血液有形成分进入母体血液循环

B. 胎粪进入母体血液循环

C. 子宫破裂可诱发羊水栓塞

D. 初产妇易发生

E. 羊膜腔内压力降低

2. 确诊羊水栓塞的检查是 （ ）

A. 床旁 X 射线摄片

B 心脏彩色多普勒超声检查

C. 心电图

D. 血图片查找羊水有形成分

E. CT

3. 羊水栓塞的临床经过分为哪 3 个阶段 （ ）

A. 休克期

B. 出血期

C. 凝血期

D. 肾功能衰竭期

E. 恢复期

4. 羊水栓塞出血期的临床表现是 （ ）

A. 难以控制的阴道流血

B. 切口渗血

C. 全身皮肤及黏膜出血

D. 消化道出血

E. 血液不凝固

5. 急性肾衰竭期的临床表现是 （ ）

A. 少尿

B. 无尿

C. 尿毒症

D. 血尿

E. 血压下降

## 【选择题答案】

1. B　2. D　3. ABD　4. ABCDE　5. ABC

## 【评判性思考】

1. 预防羊水栓塞的措施有哪些?
2. 抢救时分工是否合理?
3. 团队协作是否协调、有序? 能否发挥每个成员的能力?
4. 患者存在的护理问题还有哪些?

（朱世超）

# 参考文献


[1]Short BL,Willams L. 体外膜肺氧合治疗专家培训手册[M]. 赵举,金振晓,译. 北京:人民卫生出版社,2015.

[2]龙村,侯晓彤,赵举. ECMO:体外膜肺氧合[M].2 版. 北京:人民卫生出版社,2016.

[3]张波,桂莉. 急危重症护理学 [M].4 版. 北京:人民卫生出版社,2017.

[4]李小寒,尚少梅. 基础护理学 [M].6 版. 北京:人民卫生出版社,2017.

[5]尤黎明,吴瑛. 内科护理学 [M].6 版. 北京:人民卫生出版社,2017.

[6]杨辉. 新编 ICU 常用护理操作指南[M]. 北京:人民卫生出版社,2015.

[7]孙红,吴欣娟. 重症医学科护理工作指南[M]. 北京:人民卫生出版社,2016.

[8]王为民,来和平. 急救护理技术[M].3 版. 北京:人民卫生出版社,2015.

[9]李秀华,李庆印. 重症专科护理 [M]. 北京:人民卫生出版社, 2018.

[10]李乐之,路潜. 外科护理学 [M].6 版. 北京:人民卫生出版社,2017.

[11]周郁秋. 护理心理学 [M].5 版. 北京:人民卫生出版社,2017.

[12]张海燕. 急救护理学[M]. 北京:北京大学医学出版社,2017.

[13]孙红,詹艳春. 急危重症护理技术规范[M]. 北京:人民卫生出版社,2017.

[14]侯桂华,陆荟岚. 心血管病护理及技术专业知识:心血管介入护理分册[M]. 北京:北京大学医学出版社,2019.

[15]郭曲练,姚尚龙. 临床麻醉学 [M].4 版. 北京:人民卫生出版社,2016.

[16]张美琴,邢爱红. 护理综合实训 [M].2 版. 北京:人民卫生出版社,2018.

[17]沈犁. 气管插管患者非计划拔管的研究进展[J]. 中华护理杂志,2006,41(1):68-71.

[18]吴琪,包招兰,冯国和,等. 急性胸痛护理分诊工具的应用进展[J]. 中国护理管理,2018,18(7):991-995.

[19]王飒,陈水红,金静芬. 急诊创伤团队的护理时效分析[J]. 中华护理杂志,2016,51(7):814.